# NUTRIÇÃO E DIETÉTICA

Um percurso pela história, nutrientes e fases da vida

ALINE VERONEZE DE MELLO CESAR

# NUTRIÇÃO E DIETÉTICA

## Um percurso pela história, nutrientes e fases da vida

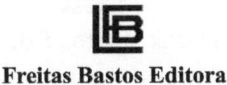

Freitas Bastos Editora

*Copyright © 2024 by Aline Veroneze de Mello Cesar.*

Todos os direitos reservados e protegidos pela Lei 9.610, de 19.2.1998.
É proibida a reprodução total ou parcial, por quaisquer meios,
bem como a produção de apostilas, sem autorização prévia,
por escrito, da Editora.

Direitos exclusivos da edição e distribuição em língua portuguesa:
**Maria Augusta Delgado Livraria, Distribuidora e Editora**

**Direção Editorial:** *Isaac D. Abulafia*
**Gerência Editorial:** *Marisol Soto*
**Copidesque:** *Doralice Daiana da Silva*
**Revisão:** *Tatiana Paiva*
**Diagramação e Capa:** *Denilson Gomes*

**Dados Internacionais de Catalogação na Publicação (CIP) de acordo com ISBD**

| | |
|---|---|
| C421n | Cesar, Aline Veroneze de Mello |
| | Nutrição e Dietética: Um percurso pela história, nutrientes e fases da vida / Aline Veroneze de Mello Cesar. - Rio de Janeiro, RJ : Freitas Bastos, 2024. |
| | 356 p. ; 15,5cm x 23cm. |
| | Inclui bibliografia. |
| | ISBN: 978-65-5675-411-6 |
| | 1. Nutrição. 2. Dietética. 3. Nutrientes. I. Título. |
| 2023-1732 | CDD 613.2 |
| | CDU 613.2 |

**Elaborado por Odilio Hilario Moreira Junior - CRB-8/9949**

Índices para catálogo sistemático:
1. Nutrição 613.2
2. Nutrição 613.2

**Freitas Bastos Editora**
atendimento@freitasbastos.com
www.freitasbastos.com

## SOBRE A AUTORA

Nutricionista e professora, é doutora e mestra em Ciências, na área de Nutrição em Saúde Pública. Trabalha como educadora desde 2018, comprometida com o propósito de transformar vidas e ser mediadora do processo ensino-aprendizagem em sua área de atuação. Ao longo de sua trajetória profissional, tem produzido pesquisas, artigos científicos, textos e livros, tendo recebido, inclusive, prêmios em congressos científicos. Está sempre em busca da criatividade, educação continuada e excelência. É guiada pela fé em Deus. Em seu tempo livre, aprecia bons livros, séries e viagens. É autora do livro "Nutrição em Saúde Coletiva – Guia Prático Sobre Políticas, Programas e Estratégias", lançado pela editora Freitas Bastos.

## DEDICATÓRIA

*Este livro é dedicado a Deus, o autor da vida e quem guia meus passos, tudo é para Ele. Ao meu marido, Wallace, que me motiva e me inspira todos os dias. Aos meus pais, Patricia e Carlos, que me ensinaram a trabalhar com dedicação, excelência e a persistir nos meus sonhos. Aos meus sogros, Lia e Joaquim, por todo o apoio e suporte. À minha querida companheira e irmã, Caroline. E à minha amiga de quatro patas, Pepê.*

# SUMÁRIO

**APRESENTAÇÃO** ..................................................................... 19

**INTRODUÇÃO** ........................................................................ 21

**CAPÍTULO 1** ............................................................................ 25
1. Introdução à nutrição e dietética ........................................ 26
   1.1 Breve histórico da nutrição............................................ 26
   1.2 Alimentação e alimentos *versus* nutrição e nutrientes.... 27
   1.3 Leis da alimentação ...................................................... 30
      1.3.1 Quantidade............................................................ 30
      1.3.2 Qualidade .............................................................. 30
      1.3.3 Harmonia............................................................... 32
      1.3.4 Adequação ............................................................. 33
   1.4 Guias alimentares.......................................................... 33
   1.5 Hábitos alimentares ...................................................... 36
Referências bibliográficas..................................................... 39

**CAPÍTULO 2** ............................................................................ 42
2. Dietética ............................................................................. 43
   2.1 Grupos alimentares, regionalidade e preparo ............... 43
      2.1.1 Carnes e ovos ........................................................ 49
      2.1.2 Leguminosas ......................................................... 51
      2.1.3 Cereais................................................................... 51
      2.1.4 Raízes e tubérculos ............................................... 52
      2.1.5 Leite e derivados ................................................... 53
      2.1.6 Oleaginosas ........................................................... 53
      2.1.7 Frutas..................................................................... 53
      2.1.8 Legumes e verduras .............................................. 54
   2.2 Alimentação sustentável e regionalidade ..................... 57
Referências bibliográficas..................................................... 63

**CAPÍTULO 3** ............................................................................ 68
3. Planejamento nutricional .................................................. 69
   3.1 Recomendações e necessidades nutricionais ................ 71
      3.1.1 Faixa de distribuição aceitável de macronutrientes .... 71
      3.1.2 *Dietary reference intakes* (DRIs)............................ 72
         3.1.2.1 *Estimated average requirement* ou necessidade média estimada *(EAR)* ...........................................................74

      3.1.2.2 Ingestão dietética recomendada (RDA) .................. 75
      3.1.2.3 Ingestão adequada (IA) ............................................. 75
      3.1.2.4 Nível superior tolerável de ingestão (UL) .............. 75
  3.2 Ingestão energética ................................................................... 77
  3.3 Gasto energético ........................................................................ 81
  3.4 Equilíbrio energético ................................................................ 82
  3.5 Necessidade energética ............................................................ 83
Referências bibliográficas ................................................................... 96

## CAPÍTULO 4 .................................................................................. 99
4. Macronutrientes ............................................................................ 100
  4.1 Carboidratos ............................................................................ 100
  4.2 Proteínas .................................................................................. 106
  4.3 Lipídios ou gorduras .............................................................. 109
  4.4 Semiologia nutricional .......................................................... 113
  4.5 Conteúdo de macronutrientes nos alimentos .................... 115
Referências bibliográficas ................................................................. 116

## CAPÍTULO 5 ................................................................................ 120
5. Micronutrientes ............................................................................ 120
  5.1 Vitaminas lipossolúveis ......................................................... 121
    5.1.1 Vitamina A ...................................................................... 121
    5.1.2 Vitamina D ...................................................................... 128
    5.1.3 Vitamina E ....................................................................... 134
    5.1.4 Vitamina K ...................................................................... 140
  5.2 Vitaminas hidrossolúveis ...................................................... 144
    5.2.1 Vitaminas do complexo B ............................................. 145
      5.2.1.1 Vitamina B1 (tiamina) ........................................ 145
      5.2.1.2 Vitamina B2 (riboflavina) .................................. 148
      5.2.1.3 Vitamina B3 (Niacina) ....................................... 151
      5.2.1.4 Vitamina B5 (ácido pantotênico) ..................... 154
      5.2.1.5 Vitamina B6 (piridoxina) ................................... 156
      5.2.1.6 Vitamina B7 (biotina) ......................................... 158
      5.2.1.7 Vitamina B9 (ácido fólico) ................................. 160
      5.2.1.8 Vitamina B12 (cobalamina) ............................... 163
    5.2.2 Vitamina C ...................................................................... 176
  5.3 Minerais ................................................................................... 179
    5.3.1 Macrominerais ................................................................ 180
      5.3.1.1 Cálcio .................................................................... 180
      5.3.1.2 Magnésio .............................................................. 183
      5.3.1.3 Sódio e potássio .................................................. 188
      5.3.1.4 Fósforo ................................................................. 190

    5.3.2 Microminerais .................................................................. 192
        5.3.2.1 Ferro ..................................................................... 192
        5.3.2.2 Cobre .................................................................... 197
        5.3.2.3 Zinco .................................................................... 200
        5.3.2.4 Selênio ................................................................. 202
        5.3.2.5 Manganês ............................................................ 206
        5.3.2.6 Iodo ..................................................................... 208
        5.3.2.7 Cromo .................................................................. 211
  5.4 Semiologia nutricional ..................................................... 214
Referências bibliográficas ............................................................. 225

**CAPÍTULO 6** ............................................................................... 230
6. Biodisponibilidade dos nutrientes ........................................... 231
  6.1 Biodisponibilidade de micronutrientes ............................. 232
    6.1.1 Vitamina A ................................................................... 232
    6.1.2 Vitamina D ................................................................... 235
    6.1.3 Vitamina E .................................................................... 235
    6.1.4 Vitamina K ................................................................... 237
    6.1.5 Vitamina B1 .................................................................. 238
    6.1.6 Vitamina B2 .................................................................. 239
    6.1.7 Vitamina B3 .................................................................. 240
    6.1.8 Vitamina B5 .................................................................. 241
    6.1.9 Vitamina B6 .................................................................. 242
    6.1.10 Vitamina B7 ................................................................ 243
    6.1.11 Vitamina B9 ................................................................ 244
    6.1.12 Vitamina B12 .............................................................. 246
    6.1.13 Vitamina C .................................................................. 247
    6.1.14 Cálcio .......................................................................... 248
    6.1.15 Magnésio .................................................................... 252
    6.1.16 Sódio e potássio ......................................................... 254
    6.1.17 Fósforo ....................................................................... 254
    6.1.18 Ferro ........................................................................... 255
    6.1.19 Cobre .......................................................................... 257
    6.1.20 Zinco ........................................................................... 259
    6.1.21 Selênio ........................................................................ 263
    6.1.22 Manganês ................................................................... 265
    6.1.23 Iodo ............................................................................. 267
    6.1.24 Cromo ......................................................................... 268
  6.2 Fatores antinutricionais ..................................................... 270
  6.3 Suplementação nutricional ................................................ 274
Referências bibliográficas ............................................................. 277

**CAPÍTULO 7** ............................................................................................ 281
7. Necessidade de fibras e água ................................................................ 282
   7.1 Água.................................................................................................. 282
   7.2 Fibras ................................................................................................ 286
Referências bibliográficas............................................................................ 291

**CAPÍTULO 8** ............................................................................................ 294
8. Nutrição e dietética no ciclo vital............................................................ 295
   8.1 A gestação ........................................................................................ 295
   8.2 Infância ............................................................................................. 307
      8.2.1 Do nascimento aos dois anos.................................................. 307
      8.2.2 Pré-escolar (dos 2 aos 6 anos)................................................. 318
      8.2.3 Pré-escolar (dos 7 aos 10 anos)............................................... 321
   8.3 Adolescência..................................................................................... 322
   8.4 Fase adulta ........................................................................................ 326
   8.5 Velhice............................................................................................... 331
Referências bibliográficas............................................................................ 339

**GABARITO: PARA CONCLUIR E REFLETIR...** ................................ 344

**CONSIDERAÇÕES FINAIS** ................................................................... 356

## LISTA DE FIGURAS

**Figura 1** – Representação dos grupos alimentares propostos pelo "Guia Alimentar para a População Brasileira" ..................................................31

**Figura 2** – Sazonalidade de legumes comercializados pela Companhia de Entrepostos e Armazéns Gerais de São Paulo (CEAGESP)..........................38

**Figura 3** – Pirâmide alimentar adaptada (1999) ..............................................44

**Figura 4** – Pirâmide alimentar adaptada (2013) ..............................................46

**Figura 5** – Pirâmide alimentar atualizada (2024) ............................................47

**Figura 6** – Pirâmide alimentar invertida, proposta pela Bélgica...................49

**Figura 7** – Objetivos do desenvolvimento sustentável até 2023 .....................58

**Figura 8** – Pirâmide de orientação e operacionalização para uma alimentação mais saudável e sustentável ..................................................................59

**Figura 9** – Valores dietéticos de referência ......................................................74

**Figura 10** – Representação do gasto energético total (GET) ..........................82

**Figura 11** – Fórmula estrutural da glicose de cadeia aberta. .................... 101

**Figura 12** – Tabela de informação nutricional de rótulos de produtos alimentícios, alterada pela Anvisa em 2021 ...................................... 105

**Figura 13** – Ganho de peso recomendado na gestação para gestantes com baixo peso ................................................................................................. 302

**Figura 14** – Ganho de peso recomendado na gestação para gestantes eutróficas.................................................................................................. 303

**Figura 15** – Ganho de peso recomendado na gestação para gestantes com sobrepeso................................................................................................. 304

**Figura 16** – Ganho de peso recomendado na gestação para gestantes com obesidade................................................................................................. 305

**Figura 17** – Composição do colostro e do leite materno de transição e maduro .................................................................................................... 308

**Figura 18** – Evolução da consistência das preparações: almoço e jantar.. 315

# LISTA DE TABELAS

**Tabela 1** – Exemplo de recomendação de energia total da dieta para macronutrientes entre adultos e idosos.................................................. 32

**Tabela 2** – Dimensão nutricional, econômica e ambiental de dietas sustentáveis.......................................................................................... 60

**Tabela 3** – Faixa de distribuição aceitável de macronutrientes para crianças, adolescentes, adultos e idosos.................................................. 72

**Tabela 4** – Resumo dos valores de referência de um nutriente.................. 76

**Tabela 5** – Composição centesimal dos alimentos que compõem o PF brasileiro (Brasil, 2023)................................................................... 79

**Tabela 6** – Macronutrientes presentes em um bolo de chocolate, conforme Tabela Brasileira de Composição de Alimentos (Taco, 2011) ................. 80

**Tabela 7** – Comparação ente os métodos de estimativa de gasto energético........................................................................................ 86

**Tabela 8** – Equação preditiva para TMB................................................ 88

**Tabela 9** – Equação preditiva para TMB................................................ 88

**Tabela 10** – Equações preditivas para TMB........................................... 89

**Tabela 11** – Equações de EER por idade, atividade física e energia de depósito de crescimento: crianças e adolescentes do sexo feminino......... 90

**Tabela 12** – Equações de EER por idade, atividade física e energia de depósito de crescimento: crianças e adolescentes do sexo masculino....... 91

**Tabela 13** – Equações de EER por idade, sexo, atividade física e energia de depósito de crescimento: adultos ................................................... 92

**Tabela 14** – Exemplos de atividades diárias associadas às categorias de nível de atividade física (NAF) em adultos.............................................. 94

**Tabela 15** – Principais fontes e teor de fruto-oligossacarídeos (FOS), em porcentagem de massa fresca........................................................... 103

**Tabela 16** – Benefícios dos FOS em produtos alimentícios .................... 103

**Tabela 17** – Tipos de aminoácidos classificados conforme sua função..107

**Tabela 18** – Equivalência de substituição da carne por leguminosas, considerando uma porção de 190 kcal ...................108

**Tabela 19** – Principais características dos ácidos graxos ..............110

**Tabela 20** – Recomendações para lipídios .................113

**Tabela 21** – Manifestações clínicas nutricionais decorrentes da deficiência de macronutrientes acordo as diferentes regiões corporais e alguns nutrientes ................ 114

**Tabela 22** – Conduta de suplementação do PNSVA .............126

**Tabela 23** – Conduta de suplementação do PNSF...............196

**Tabela 24** – Biodisponibilidade do zinco, segundo IOM e IZiNCG.......261

# LISTA DE QUADROS

**Quadro 1** – Valores diários de referência para EAR, AI* ou RDA e UL para vitamina A..................................................................................................124

**Quadro 2** – Resumo das principais características da vitamina A................127

**Quadro 3** – Valores diários de referência para EAR, AI* ou RDA e UL para vitamina D..................................................................................................131

**Quadro 4** – Resumo das principais características da vitamina D................134

**Quadro 5** – Valores diários de referência para EAR, AI* ou RDA e UL para vitamina E α-tocoferol equivalentes ...............................................................137

**Quadro 6** – Resumo das principais características da vitamina E ................139

**Quadro 7** – Valores diários de referência para EAR, AI* ou RDA e UL para vitamina K..................................................................................................142

**Quadro 8** – Resumo das principais características da vitamina K................144

**Quadro 9** – Valores diários de referência para EAR, AI* ou RDA e UL para vitamina B1 (tiamina)................................................................................147

**Quadro 10** – Valores diários de referência para EAR, AI* ou RDA e UL para vitamina B2 (riboflavina).........................................................................149

**Quadro 11** – Valores diários de referência para EAR, AI* ou RDA e UL para vitamina B3 (niacina) ...............................................................................152

**Quadro 12** – Valores diários de referência para EAR, AI* ou RDA e UL para vitamina B5 (ácido pantotênico)..............................................................155

**Quadro 13** – Valores diários de referência para EAR, AI* ou RDA e UL para vitamina B6 (piridoxina)...........................................................................157

**Quadro 14** – Valores diários de referência para EAR, AI* ou RDA e UL para vitamina B7 (biotina)................................................................................159

**Quadro 15** – Valores diários de referência para EAR, AI* ou RDA e UL para vitamina B9 (ácido fólico)** ..................................................................162

**Quadro 16** – Valores diários de referência para EAR, AI* ou RDA e UL para vitamina B12 (cobalamina) ..................................................................165

**Quadro 17** – Resumo das principais características daS vitaminas do complexo B ..................................................................................................................167

**Quadro 18** – Valores diários de referência para EAR, AI* ou RDA e UL para vitamina C (ácido ascórbico) ..............................................................177

**Quadro 19** – Resumo das principais características da vitamina C ...............179

**Quadro 20** – Valores diários de referência para EAR, AI* ou RDA e UL para cálcio ............................................................................................................181

**Quadro 21** – Resumo das principais características do Cálcio ........................183

**Quadro 22** – Valores diários de referência para EAR, AI* ou RDA e UL para magnésio ....................................................................................................185

**Quadro 23** – Resumo das principais características do Magnésio ................187

**Quadro 24** – Resumo das principais características do sódio e do potássio 189

**Quadro 25** – Valores diários de referência para EAR, AI* ou RDA e UL para fósforo ........................................................................................................190

**Quadro 26** – Resumo das principais características do Fósforo .....................192

**Quadro 27** – Valores diários de referência para EAR, AI* ou RDA e UL para ferro ..............................................................................................................194

**Quadro 28** – Resumo das principais características do ferro ..........................197

**Quadro 29** – Valores diários de referência para EAR, AI* ou RDA e UL para cobre ............................................................................................................198

**Quadro 30** – Resumo das principais características do Cobre .......................200

**Quadro 31** – Valores diários de referência para EAR, AI* ou RDA e UL para zinco ............................................................................................................201

**Quadro 32** – Resumo das principais características do Zinco ........................202

**Quadro 33** – Valores diários de referência para EAR, AI* ou RDA e UL para selênio ........................................................................................................204

**Quadro 34** – Resumo das principais características do Selênio ....................205

**Quadro 35** – Valores diários de referência para EAR, AI* ou RDA e UL para manganês ..............................................................................................................207

**Quadro 36** – Valores diários de referência para EAR, AI* ou RDA e UL para iodo .......................................................................................................................209

**Quadro 37** – Resumo das principais características do iodo .........................211

**Quadro 38** – Valores diários de referência para EAR, AI* ou RDA e UL para cromo ...................................................................................................................212

**Quadro 39** – Resumo das principais características do cromo .....................213

**Quadro 40** – Manifestações clínicas nutricionais decorrentes da deficiência de micronutrientes (vitaminas lipossolúveis) acordo as diferentes regiões corporais e alguns nutrientes.............................................................................................214

**Quadro 41** – Manifestações clínicas nutricionais decorrentes da deficiência de micronutrientes (vitaminas hidrossolúveis) acordo as diferentes regiões corporais e alguns nutrientes.............................................................................................216

**Quadro 42** – Manifestações clínicas nutricionais decorrentes da deficiência de micronutrientes (minerais) acordo as diferentes regiões corporais e alguns nutrientes..............................................................................................................222

**Quadro 43** – Fatores que interferem na biodisponibilidade da vitamina A.....234

**Quadro 44** – Fatores que interferem na biodisponibilidade da vitamina D ....235

**Quadro 45** – Fatores que interferem na biodisponibilidade da vitamina E .....236

**Quadro 46** – Fatores que interferem na biodisponibilidade da vitamina K.....238

**Quadro 47** – Fatores que interferem na biodisponibilidade da vitamina B1 ...239

**Quadro 48** – Fatores que interferem na biodisponibilidade da vitamina B2...240

**Quadro 49** – Fatores que interferem na biodisponibilidade da vitamina B3...241

**Quadro 50** – Fatores que interferem na biodisponibilidade da vitamina B6...243

**Quadro 51** – Fatores que interferem na biodisponibilidade da vitamina B9...245

**Quadro 52** – Fatores que interferem na biodisponibilidade de cálcio...........251

**Quadro 53** – Fatores que interferem na biodisponibilidade de magnésio....253

**Quadro 54** – Fatores que interferem na biodisponibilidade de ferro ............257

**Quadro 55** – Fatores que interferem na biodisponibilidade de cobre ............259

**Quadro 56** – Fatores que interferem na biodisponibilidade de zinco ............263

**Quadro 57** – Fatores que interferem na biodisponibilidade de selênio..........265

**Quadro 58** – Fatores que interferem na biodisponibilidade de manganês ...266

**Quadro 59** – Fatores que interferem na biodisponibilidade de cromo ..........269

**Quadro 60** – Fatores antinutricionais, alimentos em que estão presentes e seus efeitos ............271

**Quadro 61** – Valores diários de referência do IOM (AI), EFSA para água total............284

**Quadro 62** – Tipos de fibra alimentar, grupos, componentes e principais fontes ............287

**Quadro 63** – Valores diários de referência do IOM (AI), EFSA para água total............289

**Quadro 64** – Recomendações de macronutrientes na gestação ............298

**Quadro 65** – Recomendações diárias de vitaminas e minerais no período gravídico puerperal ............298

**Quadro 66** – Classificação do IMC ............301

**Quadro 67** – Estrutura e planejamento das refeições aos 6 meses............312

**Quadro 68** – Estrutura e planejamento das refeições entre 7 e 8 meses........313

**Quadro 69** – Estrutura e planejamento das refeições entre 9 e 11 meses......314

**Quadro 70** – Estrutura e planejamento das refeições entre 1 e 2 anos ...........315

**Quadro 71** – Comparação entre o leite materno e o leite de vaca quanto às calorias e macronutrientes ............316

**Quadro 72** – Alimentação complementar de crianças de 6 meses a 2 anos em uso de fórmulas infantis ............317

**Quadro 73** – Recomendações de macronutrientes para pré-escolares..........319

**Quadro 74** – Percentual de gordura ingerida: recomendação para crianças maiores de 2 anos ............320

**Quadro 75** – Estadiamento maturacional de Tanner..........................................324

**Quadro 76** – Classificação do estado nutricional de adultos por IMC..........329

**Quadro 77** – Classificação do estado nutricional de idosos por IMC............333

# APRESENTAÇÃO

É com grande alegria que apresento a você o livro "Nutrição e Dietética: um Percurso pela História, Nutrientes e Fases da Vida". Ele nasce com o objetivo de apoiar, de forma rápida, prática e didática, os estudantes da área de nutrição em formação, bem como nutricionistas já formados, outros profissionais de saúde e demais interessados.

Em cada página deste livro, mergulharemos nos diferentes aspectos da nutrição, desde a ciência por trás dos nutrientes até a aplicação prática de princípios alimentares. Exploraremos as necessidades nutricionais em diferentes fases da vida, desde a gestação até a velhice, destacando a importância da adaptação e da variedade na alimentação.

Nesta obra, convidamos você a embarcar em uma jornada fascinante pelo mundo da nutrição, pois este livro não é apenas uma fonte de conhecimento, mas também um convite para uma reflexão sobre nossos hábitos alimentares e seu impacto em nossa saúde e qualidade de vida.

O volume apresenta oito capítulos, incluindo tópicos com conteúdo relevante e de qualidade baseados nas evidências científicas mais atuais, contando com informações atualizadas sobre as curvas para gestantes brasileiras e como fazer o acompanhamento do peso, além de trazer as equações preditivas mais atualizadas para cálculo das necessidades energéticas, bem como de sua aplicação. Ao longo dos capítulos, você encontrará recursos como: **Principais tópicos do capítulo, Conceitos e definições** e **Para concluir e refletir**, para associação aos conteúdos a serem estudados, além de suporte para aprofundar a compreensão de cada assunto abordado. Para concluir e refletir apresentará exercícios com resoluções que se encontram ao final do livro.

Que esta jornada pela nutrição e dietética seja enriquecedora e transformadora!

Desejo uma excelente leitura!

Aline Veroneze de Mello Cesar
Professora doutora em Nutrição em Saúde Pública

# INTRODUÇÃO

A nutrição e a dietética são áreas do conhecimento que se dedicam ao estudo da relação entre a alimentação e a saúde humana. A nutrição é a ciência que investiga os nutrientes e outros componentes dos alimentos, como eles são absorvidos, metabolizados e utilizados pelo organismo, e como influenciam a saúde e o bem-estar (Whitney e Rolfes, 2018). Já a dietética, por sua vez, é um campo mais prático, em que podemos aplicar os conhecimentos nutricionais para promover a saúde e prevenir doenças por meio da alimentação (Whitney e Rolfes, 2018).

Em uma inicial perspectiva histórica, podemos observar que as antigas civilizações já reconheciam a importância dos alimentos para a saúde e a sobrevivência. Práticas dietéticas e rituais alimentares eram comuns em culturas, por exemplo, egípcia, grega, romana e chinesa. Nas eras grega e romana (século IX a.C.-476 d.C.), a ênfase era voltada às explicações naturais ou fisiológicas (Cairus e Alsina, 2007).

Hipócrates (460-377 a.C.), conhecido como o "pai da medicina moderna", que escreveu sobre a higiene, o repouso e a boa alimentação e formulou a Teoria Humoral. Nessa teoria, os médicos buscam nos alimentos e nas bebidas as mesmas características do que as reveladas nos quatro humores corporais, sendo a bile negra (seco e frio), pela bile amarela (seco e quente), pela fleuma (úmido e frio) e pelo sangue (úmido e quente), relacionando a saúde e a doença ao equilíbrio ou desequilíbrio destes quatro fluidos corporais (Cairus e Alsina, 2007; Denegri; Amestoy; Heck, 2017).

Mais para frente, durante a Idade Média na Europa, as práticas alimentares estavam muitas vezes ligadas à religião e ao status social (Vasconcelos, 2010). Com o Renascimento e o advento da era moderna, a compreensão da nutrição começou a se desenvolver. Os marinheiros das grandes viagens dos séculos XVI e XVII apresentavam sangramento nas gengivas, perda de dentes e grande fraqueza, seguida de pneumonia e morte que mais para frente descobre-se que estava intimamente ligado à dieta (falta de vitamina C, a doença era o escorbuto) (Denegri; Amestoy; Heck, 2017).

O período pré-científico caracterizou-se pelo predomínio da Química, com as descobertas científicas do químico francês Antoine Laurent Lavoisier (1743-1794), considerado o pai da ciência da nutrição. No século XIX, tivemos importantes pesquisas do médico fisiologista alemão Carl Von Voit (1831-1908) e do químico norte-americano Wilbur Olin Atwater (1844-1907). Antoine Lavoisier e Justus von Liebig contribuíram com ideias importantes sobre metabolismo energético e nutrientes, incluindo os processos de combustão de alimentos e respiração celular que começaram a ser desvendados por eles (Tirapegui, 2021).

O século XIX testemunhou a descoberta das vitaminas e a compreensão de sua importância na saúde humana (Vasconcelos, 2010). O período científico caracterizou-se, inicialmente, por uma fase com predomínio da fisiologia, a qual teria começado por volta de 1880, a partir dos estudos de calorimetria, e se prolongado até a Primeira Guerra Mundial (Vasconcelos, 2010).

O século XX viu avanços significativos na compreensão da nutrição e dietética, com a descoberta de macro e micronutrientes, o desenvolvimento de dietas terapêuticas e a disseminação de informações sobre alimentação saudável. No pós-Segunda Guerra Mundial, a nutrição ganhou bastante ênfase com o surgimento de organizações de saúde, pesquisas científicas e políticas governamentais sobre alimentação e nutrição que ajudaram a moldar a maneira como as pessoas abordam a dieta e a saúde, tais como da Organização Mundial de Saúde (OMS), a Food and Agriculture Organization (FAO), a Organização Pan-Americana de Saúde (OPAS) e o Interdepartmental Committee on Nutrition for National Development (ICNND) dos Estados Unidos (Vasconcelos, 2007; Tirapegui, 2021).

Em 1919, Francis Benedict e James Harris constataram que, à medida que as pessoas sobrevivem com escassez de alimento, seus processos fisiológicos modificam-se de modo a conservar apenas a energia básica para a sobrevida. Em 1937, Pedro Escudero, um médico argentino, introduziu o estudo da alimentação e da nutrição nas escolas de medicina de seu país, como uma nova visão da clínica médica (Tirapegui, 2021).

No século XXI, a nutrição e a dietética continuam a evoluir em resposta a novas descobertas científicas, preocupações com a segurança alimentar, tendências alimentares e questões de saúde pública, como obesidade e doenças crônicas relacionadas à dieta (Tirapegui, 2021).

Hoje, a necessidade de refeições mais práticas e rápidas e as facilidades da vida regrada à tecnologia tornaram a população cada vez mais suscetível à obesidade e demais doenças crônicas não transmissíveis (DCNT), em um cenário de Transição Nutricional (processo que teve início no Brasil em 1980), em que a preocupação não somente com a desnutrição, mas também com a crescente prevalência de obesidade, mudanças nos modos de vida e composição corporal (Tirapegui, 2021).

**Referências bibliográficas**
- CAIRUS, H. F.; ALSINA, J. *A alimentação na dieta hipocrática*. Classica –Revista Brasileira de Estudos Clássicos, v. 20, n. 2, p. 212-238, 2007.
- DENEGRI, S. T.; AMESTOY, S. C.; HECK, R. M. *Reflexões sobre a história da nutrição*: do florescimento da profissão ao contexto atual da formação. Revista Contexto & Saúde, v. 17, n. 32, p. 75-84, 2017.
- TIRAPEGUI, J. *Nutrição, metabolismo e suplementação na atividade física*. 3. ed. Rio de Janeiro: Atheneu, 2021.

- VASCONCELOS, F. A. G. *A ciência da nutrição em trânsito*: da nutrição e dietética à nutrigenômica. Revista de Nutrição, v. 23, p. 935-945, 2010.
- VASCONCELOS, F. A. G. *Tendências históricas dos estudos dietéticos no Brasil*. História, Ciências, Saúde – Manguinhos, v. 14, p. 197-219, 2007.
- WHITNEY, E. N.; ROLFES, S. R. *Understanding nutrition*. 14. ed. Boston, MA: Cengage Learning, 2018.

# CAPÍTULO 1

**Principais tópicos do capítulo**

- A alimentação é um fenômeno complexo relacionado a questões psicossociais, culturais, econômico-financeiras e até mesmo ao prazer e conforto;
- A nutrição é a ciência que estuda os alimentos e todos os processos e mecanismos que fornecem energia necessária para manutenção e desenvolvimento do nosso organismo;
- Em 1937, Pedro Escudero, idealizou as leis da alimentação: quantidade, qualidade, harmonia e adequação, ainda utilizadas na atualidade;
- Guias alimentares são diretrizes específicas de cada país;
- Hábito alimentar é a percepção que se tem sobre a comida e a escolha de alimentos no contexto social em que se vive.

# 1. Introdução à nutrição e dietética

## 1.1 Breve histórico da nutrição

A nutrição como ciência, campo ou área de conhecimento é recente, tendo surgindo a partir do início do século XX (Vasconcelos, 2002). A construção do campo, pode-se dizer, foi impulsionada pela Revolução Industrial europeia, no século XVIII, com descobertas de doenças como o escorbuto, que matou milhares de pessoas na época das grandes navegações, ocasionada em decorrência do baixo consumo de vitamina C (Acuña; Cruz, 2003).

Posteriormente a esse impulsionamento, temos a nutrição como campo, desencadeada entre 1914 e 1918, quando ocorreu a Primeira Guerra Mundial (Acuña; Cruz, 2003). Devido a essa questão, e somado a mais uma guerra (Segunda Guerra Mundial), o termo "segurança alimentar" passa a ser difundido e entendido como a capacidade de produção dos alimentos que um país apresentava, uma vez que na época, em um contexto de guerra, havia escassez de alimentos (Vasconcelos, 2002).

A ocasião das guerras mundiais, a alimentação e saúde foram pautas muito discutidas devido à escassez de alimentos para população e dificuldade no suporte de envio aos militares (Vasconcelos, 2002). Então, começou-se a perceber que a ausência de nutrientes estava intimamente ligada com o surgimento de doenças. Em 1926, período entre a Primeira e Segunda Guerra Mundial, temos um importante marco com a criação do Instituto Nacional de Nutrição da Universidade de Buenos Aires pelo médico argentino Pedro Escudero, sendo, portanto, a primeira escola de nutrição na América Latina, voltada ao ensino e pesquisa (Vasconcelos, 2002).

O primeiro curso de nutrição no Brasil foi criado mais tarde, em 24 de outubro de 1939, no Instituto de Higiene de São Paulo, por Geraldo Paula Souza, que hoje é chamada de Faculdade de Saúde Pública da Universidade de São Paulo (FSP-USP) (Vasconcelos;

Calado, 2011). Na época, o curso tinha uma duração de apenas um ano, diferentemente da atualidade, em que temos a obrigatoriedade de no mínimo quatro anos, mas também observamos cursos com cinco anos a depender da Instituição de Ensino Superior (IES) (Vasconcelos; Calado, 2011).

A nutrição como profissão e na figura do nutricionista como profissional passa a ser regulamentada por meio da Lei nº 5.276, de 24 de abril de 1967. Em 20 de outubro de 1978, tivemos a Lei nº 6.583, que cria os Conselhos Federal e Regionais de Nutricionistas com a finalidade de orientar, disciplinar e fiscalizar o exercício profissional (Vasconcelos; Calado, 2011).

## 1.2 Alimentação e alimentos *versus* nutrição e nutrientes

A alimentação, por muitas das vezes, é entendida e limitada apenas ao aspecto biológico, mas saiba que é isso, mas não só isso! É importante destacar que se trata de um fenômeno voluntário (o indivíduo será responsável por escolher, preparar e consumir os alimentos), mas que pode acontecer de forma inconsciente (o indivíduo não tem a percepção do que está escolhendo, preparando e consumindo), em função do consumo de alimentos e não de nutrientes (Brasil, 2014). Além de ser um hábito essencial a manutenção da vida, trata-se de um fenômeno complexo relacionado a questões psicossociais, culturais, econômico-financeiras e até mesmo ao prazer e conforto (*comfort food*) (Brasil, 2014). Também está associada a qualidade de vida, podendo ser um fator de risco para diversas doenças, quando realizada de forma inadequada (Brasil, 2014). Portanto, a alimentação saudável é aquela que deve almejar a saúde, ou seja, o completo estado de bem-estar físico, mental e social, partindo de uma escolha adequada dos alimentos, na proporção adequada dos nutrientes e que respeite a individualidade.

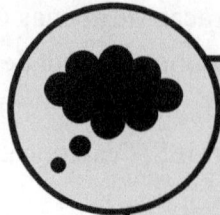

### Conceitos e definições

***Comfort food:*** ou "comida afetiva", é definida como aquela que nos remete a uma lembrança, sentimento ou nos traz nostalgia, proporcionando consolo um uma sensação de bem-estar. Podemos exemplificar como aquele alimento que nos "abraça" ao colocarmos na boca. Ele nos remete, por exemplo, à lembrança da casa de nossos avós, pais ou algum outro familiar ou amigo(a) (Spence, 2017).

Os alimentos são substâncias que fornecem os elementos necessários ao organismo humano para a sua formação, manutenção e desenvolvimento, sendo compostos por componentes químicos, também necessários ao metabolismo humano que proporcionam energia ou contribuem para o crescimento, desenvolvimento e manutenção da saúde e da vida (Mahan; Arlin, 1995). Aos alimentos, erroneamente, observamos a sua dicotomização: é bom ou ruim, é saudável ou não, é proibido ou permitido. É uma visão muito simplista e incorre em aspectos que podem desencadear sentimentos negativos. Portanto, dentro de um contexto de alimentação saudável, podemos incluir todos os alimentos de forma equilibrada, atendendo as necessidades individuais, respeitando as leis da alimentação, que trataremos mais tarde. Eles são classificados conforme a sua origem, podendo ser vegetal (cereais, leguminosas, feculentos, hortaliças, cogumelos, frutas, gordura vegetal, cana-de-açúcar e derivados e condimentos) e animal (carnes, miúdos e vísceras, leite e derivados, ovos, gordura animal e mel) (Macedo; Matos, 2015).

Agora vamos falar da nutrição e dos nutrientes... A nutrição é a ciência que estuda os alimentos e todos os processos e mecanismos que vão desde a ingestão, passando pela metabolização e utilização de nutrientes que fornecem energia necessária para manutenção e desenvolvimento do nosso organismo, trata-se, portanto, de um processo **involuntário** (Mahan; Arlin, 1995).

Os nutrientes, por sua vez, são provenientes de alimentos de origem vegetal e animal e podem ser classificados em macronutrientes (carboidratos, proteínas e lipídios), denominados desta forma, tendo em vista sua maior necessidade (em gramas) e por serem grandes moléculas que precisam ser hidrolisadas. Nesse processo, são transformadas em moléculas menores que fornecem energia ao nosso organismo meio de processos bioquímicos complexos. Já os micronutrientes (vitaminas e minerais), denominados desta forma, tendo em vista sua menor necessidade (geralmente, em miligramas ou microgramas), ao contrário dos macronutrientes, não são fornecedores de energia, mas são fundamentais no metabolismo dos macronutrientes e em reações bioquímicas que visam o crescimento, desenvolvimento e funcionamento adequado do organismo (Mahan; Arlin, 1995).

Os nutrientes são classificados conforme sua função orgânica, sendo energéticos (carboidratos, lipídios e proteínas) aqueles que promovem liberação de energia térmica para as reações bioquímicas, plásticos ou estruturais (carboidratos, lipídios e proteínas) responsáveis pelo desenvolvimento, crescimento e reparação de tecidos lesados e reguladores (água, fibras, vitaminas e sais minerais) que têm funções de regulação do bom funcionamento do organismo (Macedo; Matos, 2015).

A densidade de nutrientes é uma forma de classificar os alimentos de acordo com a quantidade de nutrientes que este contém. Quando um alimento apresenta alta densidade de nutrientes, isso significa que ele é pobre em energia, mas rico em nutrientes, como a exemplo das frutas e dos vegetais (Macedo; Matos, 2015). Em compensação, quando um alimento apresenta baixa densidade de nutrientes, ele tem elevado valor energético e é pobre em nutrientes, como a exemplo dos álcoois e dos açúcares (Macedo; Matos, 2015).

## 1.3 Leis da alimentação

Já falamos dele na **Seção 1.1** desde Capítulo: Pedro Escudero. Além de ter sido importantíssimo para consolidação da nutrição como campo na América Latina, também foi o idealizador das leis da alimentação em 1937. Esta iniciativa representou uma forma de definir o conceito de alimentação saudável, por meio de quatro leis: quantidade, qualidade, harmonia e adequação, ainda utilizadas na atualidade.

### 1.3.1 Quantidade

A quantidade é definida pela suficiência calórica para repor as perdas energéticas do organismo. Portanto, a alimentação deve ser suficiente para suprir as necessidades específicas de cada indivíduo e manter o equilíbrio do seu balanço (Lima, 2009).

### 1.3.2 Qualidade

A qualidade é definida pela variabilidade de alimentos e o seu teor de nutrientes, o que permitia operar com esquemas de substituição e equivalência (Lima, 2009). Consequentemente, é aquela que é completa em sua composição, sem dietas restritivas ou retirada de grupos alimentares.

**Figura 1** – Representação dos grupos alimentares propostos pelo "Guia Alimentar para a População Brasileira"

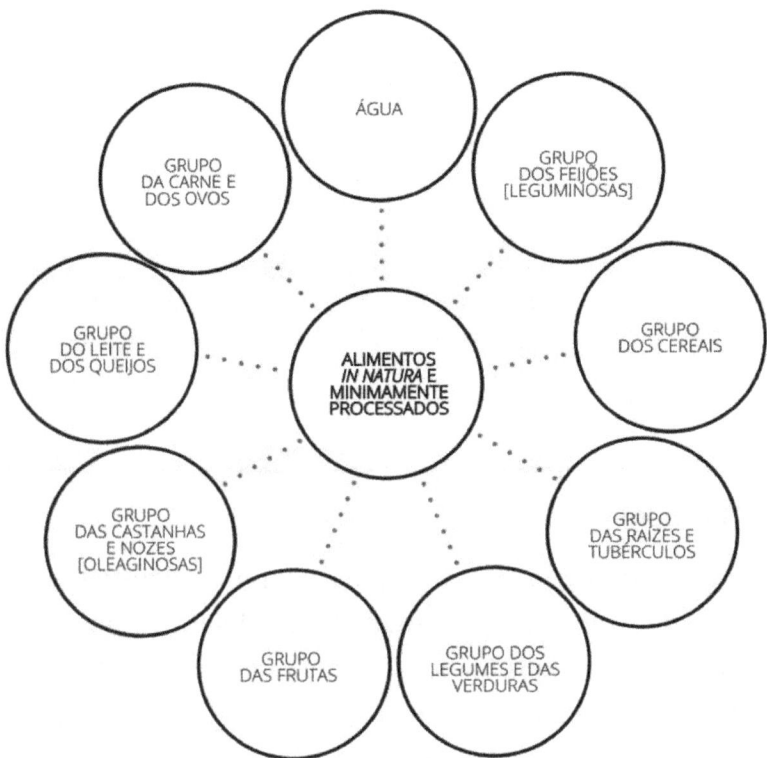

Fonte: Ministério da Saúde, 2018

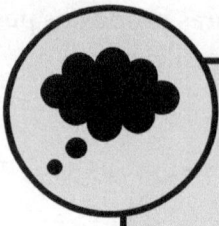

**Conceitos e definições**

**Alimentos *in natura* e minimamente processados:** *in natura* são alimentos obtidos diretamente de plantas ou animais, sem qualquer modificação após deixarem a natureza. Minimamente processados são alimentos *in natura* que passaram por alterações mínimas, mas sem adição de nenhum ingrediente, por exemplo: fermentação, pasteurização, moagem, congelamento (Brasil, 2014).

### 1.3.3 Harmonia

A harmonia é definida pela proporcionalidade entre os nutrientes e o valor calórico total (Lima, 2009). Relaciona as leis da quantidade e da qualidade, à medida que preza pela relação de proporção entre os macronutrientes, aqueles que fornecem energia: carboidratos, proteínas e lipídios.

**Tabela 1** – Exemplo de recomendação de energia total da dieta para macronutrientes entre adultos e idosos

| Nutrientes | IOM, 2005 (%) |
|---|---|
| Carboidrato | 100 g/dia (EAR*) 130 g/dia (RDA*) 45 a 65 da energia total |
| Proteína | 0,66 g/kg/dia (EAR*) 0,8 g/kg/dia (RDA*) 10 a 35 da energia total |
| Lipídio | 20 a 35 da energia total |

*\*Estimated average requirement* (EAR); Institute of Medicine (IOM) e *recommended dietary allowances* (RDA).

Fonte: IOM, 2005

## 1.3.4 Adequação

A adequação é definida pelo respeito à individualidade, tanto no aspecto biológico, pensando nas diferentes fases da vida, quanto em questões relacionadas às preferências e aversões, meio social, cultural, fatores econômicos, acesso e disponibilidade dos alimentos e aspectos afetivos e comportamentais, por exemplo (Lima, 2009).

## 1.4 Guias alimentares

Guias alimentares são diretrizes específicas de cada país, apresentam-se em diversos formatos, diferentes números de grupos alimentares e de porções, mas todos com o mesmo objetivo de transformar o conhecimento científico de nutrição em conceitos básicos, com mensagens claras e de fácil compreensão para entendimento e orientação da população quanto a alimentação adequada e saudável, servindo também, como base para políticas públicas de alimentação e nutrição, saúde e agricultura e programas de educação nutricional para promover hábitos alimentares e estilos de vida saudáveis (Barbosa; Colares; Soares, 2008; Organização das Nações Unidas para Alimentação e Agricultura, 2023). Tendo em vista questões culturais e regionais, além dos próprios hábitos alimentares, não existe um guia alimentar mundial (Barbosa; Colares; Soares, 2008; Organização das Nações Unidas para Alimentação e Agricultura, 2023).

O "Guia Alimentar para a População Brasileira" (GAPB) teve duas edições publicadas nos anos 2006 e 2014. Sua versão mais recente traz diretrizes nacionais de alimentação e nutrição voltadas tanto para cidadãos quanto aos profissionais de saúde e conta com orientações confiáveis sobre alimentação adequada e saudável, além de apoiar escolhas alimentares saudáveis e contribuir para reflexão crítica de determinantes da alimentação como sistemas alimentares e o impacto das escolhas alimentares sobre o social, economia, ambiente e cultura (Oliveira; Santos, 2020). Ele foi baseado em cinco princípios norteadores (Brasil, 2014):

1. Mais que ingestão de nutrientes: alimentos são substâncias que fornecem os nutrientes, o guia indica como eles podem ser combinados entre si e preparados, sobre os modos de comer e a influência dos aspectos cultural e social nas práticas alimentares;
2. Sintonia com o tempo atual: considera as condições nutricionais e epidemiológicas mais preocupantes da população no momento do tempo em que se encontra;
3. Sistema alimentar sustentável (produção e distribuição): orienta para a redução do impacto sobre os recursos naturais e a biodiversidade (integridade do ambiente) e sobre a justiça social, valorizando a agricultura familiar e o processamento mínimo dos alimentos;
4. Conhecimento gerado por diferentes saberes: valoriza os estudos e evidências científicas robustas, mas não deixa de lado padrões tradicionais de alimentação, respeitando a identidade e a cultura alimentar da população;
5. Autonomia para fazer escolhas alimentares: oferece informações confiáveis para as pessoas, famílias e comunidades, de modo que ampliem sua autonomia alimentar, que sejam mais conscientes e exijam o cumprimento do direito humano à alimentação adequada e saudável (DHAA).

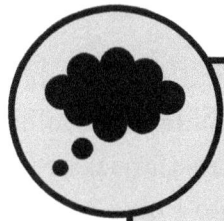

**Conceitos e definições**

**Direito humano à alimentação adequada e saudável (DHAA):** baseia-se em disponibilidade e acessibilidade como premissas. Disponibilidade a alimentos de qualidade, estando em quantidade suficiente para satisfazer as demandas nutricionais do indivíduo; e acessibilidade ao alimento de forma sustentável, ininterrupta e que não interfira no proveito de outros direitos humanos essenciais (Gamba, 2010).

## 1.5 Hábitos alimentares

*Habitus,* no latim, significa "inclinação; tendência". O hábito alimentar é a percepção que se tem sobre a comida e a escolha de alimentos no contexto social em que se vive (Diez-Garcia; Cervato-Mancuso, 2017). Como prática alimentar, o hábito é uma ordenação adquirida por meio da experiência do sujeito em seu mundo social desde a infância e em um dado lugar, revelando identidade e valores referenciais do cotidiano, próprios da estrutura social (Diez-Garcia; Cervato-Mancuso, 2017).

Em geral, as mudanças de hábitos alimentares não são fáceis, pois quando na fase adulta e idosa já estão consolidados e dependem de determinação, planejamento da alimentação, além de incluir os aspectos emocionais, culturais, sociais, financeiros, entre outros (Diez-Garcia; Cervato-Mancuso, 2017).

No Brasil como um todo, tem-se como hábito de refeição principal (almoço e jantar), a combinação de feijão com arroz, mexidos de farinha de mandioca (pirão com caldos de carnes e gorduras), além de frituras e assados (Diez-Garcia; Cervato-Mancuso, 2017). No entanto, estudos como a Pesquisa de Orçamentos Familiares (POF 2017-2018), têm mostrado que nas últimas décadas houve uma mudança nesse hábito, priorizando alimentos industrializados ultraprocessados e menor consumo de frutas, verduras e legumes, estando associados ao aumento de incidência de doenças crônicas não transmissíveis (DCNTs), especialmente as doenças cardiovasculares (Brasil, 2019).

Exemplos de outros hábitos alimentares que podem favorecer o ganho de peso, por exemplo:

- Pular refeições;
- Beber líquidos junto às refeições;
- Consumir as refeições sozinho (sem companhia) e com distrações (como a televisão, celular, no carro ao volante, entre outros);

- Dietas restritivas;
- Comer rápido (mastigar pouco).

Para melhorar os hábitos alimentares, o consumo ideal é aquele que prioriza a cultura regional, a comida de verdade ou aquela que é feita em casa, como arroz e feijão, legumes e verduras sazonais (Brasil, 2021). A **Figura 2** mostra sazonalidade de legumes comercializados pela Companhia de Entrepostos e Armazéns Gerais de São Paulo (CEGESP), um relevante instrumento para conhecimento de alimentos mais ou menos disponíveis por época do ano.

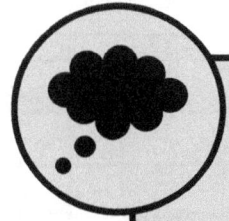

**Conceitos e definições**

**Sazonalidade:** algo que ocorre em períodos específicos. No aspecto da alimentação, envolve o respeito à sustentabilidade, além de melhor qualidade nutricional do alimento consumido, acessibilidade em termos financeiros (Brasil, 2021).

**Figura 2** – Sazonalidade de legumes comercializados pela Companhia de Entrepostos e Armazéns Gerais de São Paulo (CEAGESP)

| Produtos | Jan | Fev | Mar | Abr | Mai | Jun | Jul | Ago | Set | Out | Nov | Dez |
|---|---|---|---|---|---|---|---|---|---|---|---|---|
| Abóbora-d'água | | | | | | | | | | | | |
| Abóbora-japonesa | | | | | | | | | | | | |
| Abóbora-moranga | | | | | | | | | | | | |
| Abóbora Paulista | | | | | | | | | | | | |
| Abóbora Seca | | | | | | | | | | | | |
| Abobrinha Brasileira | | | | | | | | | | | | |
| Abobrinha-italiana | | | | | | | | | | | | |
| Alcachofra | | | | | | | | | | | | |
| Batata-doce Amarela | | | | | | | | | | | | |
| Batata-doce Rosada | | | | | | | | | | | | |
| Berinjela Comum | | | | | | | | | | | | |
| Berinjela Conserva | | | | | | | | | | | | |
| Berinjela-japonesa | | | | | | | | | | | | |
| Beterraba | | | | | | | | | | | | |
| Cará | | | | | | | | | | | | |
| Cenoura | | | | | | | | | | | | |
| Chuchu | | | | | | | | | | | | |
| Cogumelo | | | | | | | | | | | | |
| Ervilha Comum | | | | | | | | | | | | |
| Ervilha-torta | | | | | | | | | | | | |
| Fava | | | | | | | | | | | | |
| Feijão Corado | | | | | | | | | | | | |
| Gengibre | | | | | | | | | | | | |
| Inhame | | | | | | | | | | | | |
| Jiló | | | | | | | | | | | | |
| Mandioca | | | | | | | | | | | | |
| Mandioquinha | | | | | | | | | | | | |
| Maxixe | | | | | | | | | | | | |
| Pepino Caipira | | | | | | | | | | | | |
| Pepino Comum | | | | | | | | | | | | |
| Pepino Japonês | | | | | | | | | | | | |
| Pimenta-cambuci | | | | | | | | | | | | |
| Pimenta-vermelha | | | | | | | | | | | | |
| Pimentão Amarelo | | | | | | | | | | | | |
| Pimentão Verde | | | | | | | | | | | | |
| Pimentão Vermelho | | | | | | | | | | | | |
| Quiabo | | | | | | | | | | | | |
| Tanquenoco | | | | | | | | | | | | |
| Tomate | | | | | | | | | | | | |
| Tomate-caqui | | | | | | | | | | | | |
| Tomate Salada | | | | | | | | | | | | |
| Vagem | | | | | | | | | | | | |

Fonte: Ceagesp, 2015

**Para concluir e refletir...**

1. Como podemos aplicar as leis da alimentação no dia a dia?
2. Quais hábitos alimentares podem prejudicar a saúde e como podemos substituí-los por alternativas mais saudáveis?
3. Quais aspectos podemos destacar, que inserem o "Guia Alimentar para a População Brasileira" (2014) como instrumento de autonomia alimentar?

## Referências bibliográficas

- ACUÑA, K.; CRUZ, T. Surgimento da ciência da nutrição e breve histórico das políticas do Brasil. *Revista Baiana de Saúde Pública*, v. 27, n. 1-2, p. 114-114, 2003.
- BARBOSA, R.M.S.; COLARES, L.G.T.; SOARES, E.A. Desenvolvimento de guias alimentares em diversos países. *Revista de Nutrição*, v. 21, p. 455-467, 2008.
- BRASIL. *Guia alimentar para a população brasileira*. Ministério da Saúde, Secretaria de Atenção à Saúde, Departamento de Atenção Básica. 2. ed., 1. reimpr. Brasília: Ministério da Saúde, 2014. 156 p.: il.
- BRASIL. *Guia alimentar para a população brasileira*: versão resumida. Ministério da Saúde, Secretaria de Atenção à Saúde, Departamento de Atenção Básica. 1. ed. Brasília: Ministério da Saúde, 2018. 49 p.: il.

- BRASIL. Fascículo 1 – *Protocolos de uso do guia alimentar para a população brasileira na orientação alimentar:* bases teóricas e metodológicas e protocolo para a população adulta [recurso eletrônico]. Ministério da Saúde, Universidade de São Paulo. Brasília: Ministério da Saúde, 2021.

- BRASIL. *Pesquisa de orçamentos familiares 2017-2018: primeiros resultados / IBGE, Coordenação de Trabalho e Rendimento. Rio de Janeiro: IBGE, 2019. 69 p.*

- CEAGESP. *Sazonalidade de Produtos Comercializados no ETSP.* 2015. Disponível em: <https://ceagesp.gov.br/wp-content/uploads/2015/05/produtos_epoca.pdf>. Acesso em: 05 dez. 2023.

- DIEZ-GARCIA, R. W.; CERVATO-MANCUSO, A. M. *Mudanças Alimentares e Educação Alimentar e Nutricional*, 2ª edição. Grupo GEN, 2017. E-book. ISBN 9788527732512. Disponível em: https://integrada.minhabiblioteca.com.br/#/books/9788527732512/. Acesso em: 08 jan. 2024.

- GAMBA, J. C. M. *O direito humano à alimentação adequada: revisitando o pensamento de Josué de Castro. Revista Jurídica da Presidência. v. 11, n. 95, p. 52-81, 2010.*

- INSTITUTE OF MEDICINE. *Dietary Reference Intakes for energy, carbohydrate, fiber, fat, fatty acids, cholesterol, protein, and amino acids (macronutrients).* Washington:National Academies Press; 2005. 1331p.

- LIMA, E. S. *Quantidade, qualidade, harmonia e adequação: princípios-guias da sociedade sem fome em Josué de Castro. História, Ciências, Saúde. Manguinhos, Rio de Janeiro, v. 16, n. 1, jan.-mar. 2009.*

- MACEDO, Paula Daiany G.; MATOS, Simone Pires de. *Bioquímica dos Alimentos* - Composição, Reações e Práticas de Conservação. [Digite o Local da Editora]: Editora Saraiva, 2015. E-book. ISBN 9788536520810. Disponível em: https://integrada.minhabiblioteca.com.br/#/books/9788536520810/. Acesso em: 10 jan. 2024.

- MAHAN, L. K., ARLIN, M. T. *Krause: alimentos, nutrição e dietoterapia*. 8.ed. São Paulo: Roca, 1995. p. 57-70.
- OLIVEIRA, M. S. S.; SANTOS, L. A. S. *Guias alimentares para a população brasileira:* uma análise a partir das dimensões culturais e sociais da alimentação. Ciência & Saúde Coletiva, v. 25, p. 2519-2528, 2020.
- ORGANIZAÇÃO DAS NAÇÕES UNIDAS PARA ALIMENTAÇÃO E AGRICULTURA. *Food-based dietary guidelines*. FAO; 2024. Disponível em: <https://www.fao.org/nutrition/education/food-based-dietary-guidelines>. Acesso em: 08 set. 2023.
- SPENCE, C. *Comfort food:* A review. International Journal of Gastronomy and Food Science, v. 9, p. 105-109, 2017.
- VASCONCELOS, Francisco de Assis Guedes de. *O nutricionista no Brasil:* uma análise histórica. Revista de Nutrição, v. 15, p. 127-138, 2002.
- VASCONCELOS, Francisco de Assis Guedes de; CALADO, Carmen Lúcia de Araújo. *Profissão nutricionista:* 70 anos de história no Brasil. Revista de Nutrição, v. 24, p. 605-617, 2011.

# CAPÍTULO 2

**Principais tópicos do capítulo**

- Dieta é um conceito dado a seleção de alimentos e bebidas consumidos por um indivíduo. A dieta ou alimentação saudável deve ser baseada nas leis da alimentação;
- A primeira proposta em termos de recomendação dos grupos alimentares foi dada com a elaboração da pirâmide alimentar brasileira em 1999;
- O "Guia Alimentar para a População Brasileira" (2014) traz os alimentos classificados nos grupos: carnes e ovos, leguminosas, cerais, raízes e tubérculos, leite e derivados, oleaginosas, frutas e legumes e verduras. Atualmente, os alimentos também são categorizados de acordo com o processamento: alimentos não processados (*in natura*) e minimamente processados; ingredientes culinários processados; alimentos processados e alimentos ultraprocessados;
- O conceito de alimentação sustentável nasce a partir do reconhecimento de que as atividades humanas ameaçam os recursos naturais do planeta Terra, descrito a primeira vez em 1986 por Gussow e Clancy;
- O Brasil é um país que apresenta grande biodiversidade e dietas diversificadas contribuem para a adequação geral de macro e micronutrientes e estão associadas à melhoria do estado nutricional dos indivíduos.

## 2. Dietética

A alimentação saudável, como já vimos, deve ser baseada nas leis da alimentação. Com o intuito de trazer não somente o aspecto quantitativo (já muito bem estudado nos capítulos anteriores), ou seja, os nutrientes de forma suficiente, mas contemplando também a qualidade, deve ser planejada com alimentos de todos os grupos alimentares, procedência segura e conhecida, consumidos em refeições, respeitando-se as diferenças individuais, emocionais, sociais e o momento biológico para garantia da adequação, de forma a atingir as recomendações nutricionais e o prazer de comer para garantia da harmonia (Philippi; Colucci, 2018).

### 2.1 Grupos alimentares, regionalidade e preparo

A primeira proposta em termos de recomendação dos grupos alimentares foi dada com a elaboração da Pirâmide Alimentar Brasileira em 1999, baseada na dos Estados Unidos (de 1992) elaborado pelo United States Department of Agriculture (USDA), e tinha como proposta, os seguintes grupos e porções recomendadas de consumo (**Figura 3**):

- Pães, cereais, raízes e tubérculos (pães, farinhas, massas, bolos, biscoitos, cereais matinais, arroz, feculentos e tubérculos: cinco porções no mínimo a nove no máximo);
- Hortaliças (todas as verduras e legumes, com exceção das citadas no grupo anterior: quatro porções no mínimo, cinco no máximo);
- Frutas (cítricas e não cítricas: três porções no mínimo, cinco no máximo);
- Carnes (carne bovina e suína, aves, peixes, ovos, miúdos e vísceras: uma porção no mínimo, duas no máximo);
- Leite (leites, queijos e iogurtes: três porções);

- Leguminosas (feijão, soja, ervilha, grão-de-bico, fava, amendoim: uma porção);
- Óleos e gorduras (margarina/manteiga, óleo: uma porção no mínimo, duas no máximo);
- Açúcares e doces (doces, mel e açúcares: uma porção no mínimo, duas no máximo).

**Figura 3** – Pirâmide alimentar adaptada (1999)

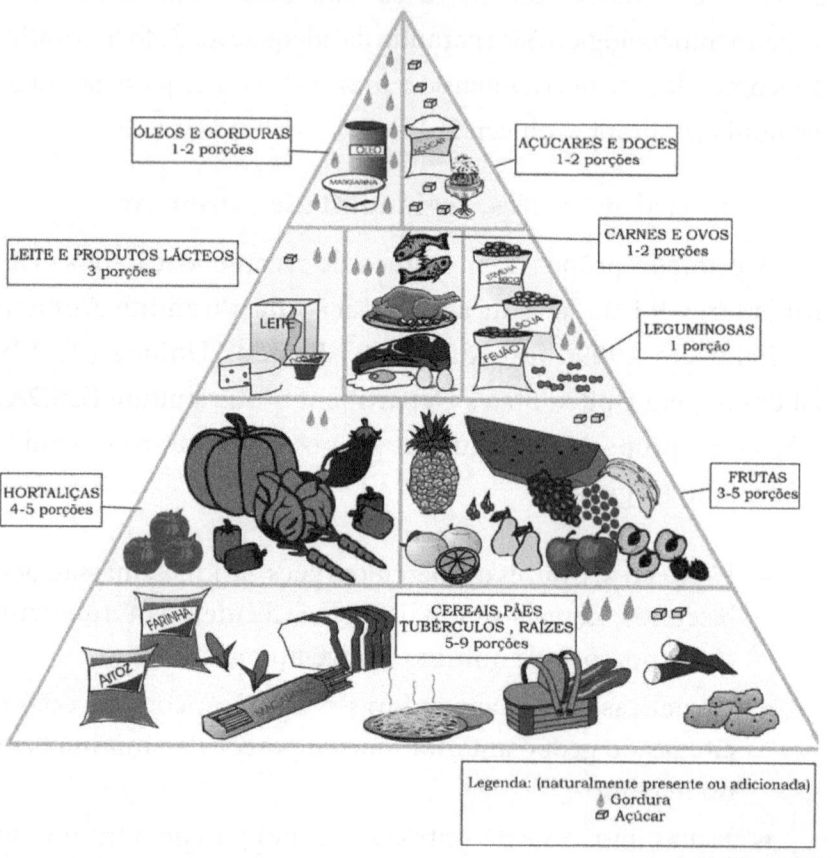

Fonte: Philippi et al., 1999

Em 2005, houve mais uma adaptação da pirâmide alimentar com base na pirâmide alimentar americana (Dietary Guidelines for Americans, 2005), devido à necessidade de alteração da legislação para rotulagem dos alimentos e da elaboração do Guia alimentar para a população brasileira do Ministério da Saúde, foi observada a necessidade de uma nova adaptação, principalmente, porque a informação nutricional em rotulagem foi baseada em uma dieta de 2.000 kcal (Brasil, 2005).

A partir de 2013 uma nova proposta foi elaborada, conforme a ilustração a seguir e com as seguintes recomendações (**Figura 4**) (Philippi e Aquino, 2015):

- **GRUPO DAS FRUTAS** consumir frutas regionais e da época; variar os tipos de frutas; preferir sucos naturais sem açúcar; consumir frutas quando possível com casca e bagaço;
- **GRUPO DOS LEGUMES E VERDURAS** variar preparações cruas e cozidas, com casca; cozinhar os alimentos com pouca água ou no vapor; preparar molhos naturais utilizando tomate, cebola, pimentão, ervas e temperos frescos. Utilizar folhas verde-escuras;
- **GRUPO DE LEITE, QUEIJO E IOGURTE** preferir leite e iogurtes desnatados; queijos magros;
- **GRUPO DE CARNES E OVOS** preferir cortes de carne magros; retirar a gordura aparente das carnes e a pele das aves; consumir peixes pelo menos uma vez por semana; preferir ovos cozidos aos fritos, utilizar carnes assadas e grelhadas e evitar os alimentos embutidos como salsicha e linguiça;
- **GRUPO DE FEIJÕES E OLEAGINOSAS** consumir uma parte de feijão para duas de arroz; evitar colocar carnes gordas e muito óleo e sal ou temperos prontos no feijão; consumir nozes e castanhas, mas com moderação;
- **GRUPO DE ÓLEOS E GORDURAS** preferir azeites e óleos vegetais às gorduras animais;
- **GRUPO DE AÇÚCARES E DOCES** usar pouco açúcar nas preparações culinárias e evitar adoçar bebidas como sucos, vitaminas, café e chá.

**Figura 4** – Pirâmide alimentar adaptada (2013)

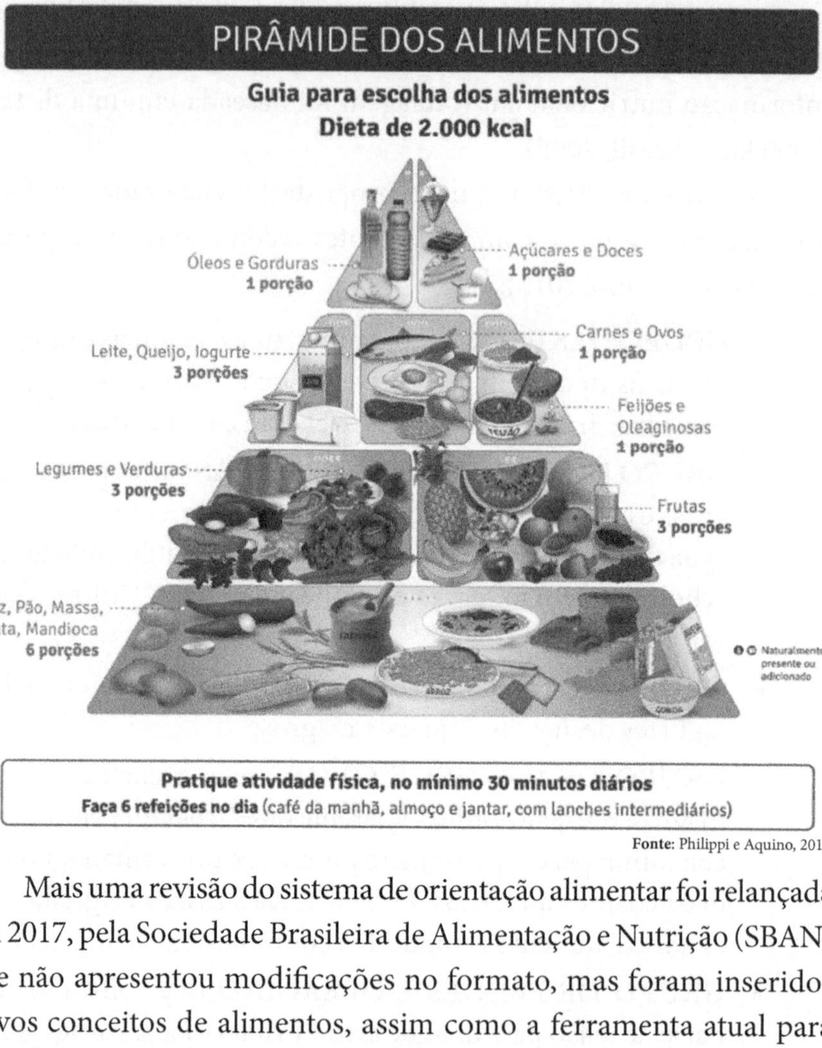

**PIRÂMIDE DOS ALIMENTOS**
Guia para escolha dos alimentos
Dieta de 2.000 kcal

- Óleos e Gorduras - 1 porção
- Açúcares e Doces - 1 porção
- Leite, Queijo, Iogurte - 3 porções
- Carnes e Ovos - 1 porção
- Feijões e Oleaginosas - 1 porção
- Legumes e Verduras - 3 porções
- Frutas - 3 porções
- Arroz, Pão, Massa, Batata, Mandioca - 6 porções

Naturalmente presente ou adicionado

Pratique atividade física, no mínimo 30 minutos diários
Faça 6 refeições no dia (café da manhã, almoço e jantar, com lanches intermediários)

Fonte: Philippi e Aquino, 2015.

Mais uma revisão do sistema de orientação alimentar foi relançada em 2017, pela Sociedade Brasileira de Alimentação e Nutrição (SBAN) que não apresentou modificações no formato, mas foram inseridos novos conceitos de alimentos, assim como a ferramenta atual para traduzir as orientações em estratégias para melhora das escolhas alimentares (Philippi e Aquino, 2017). Em 2024, uma nova versão da pirâmide alimentar é lançada, com uma atualização da base dos alimentos que deixa de ser o grupo de "arroz, pão, massa, batata e mandioca" passando a ser o grupo de "frutas, legumes e verduras", portanto, uma inversão destes grupos na pirâmide (Philippi, 2023) (**Figura 5**).

**Figura 5** – Pirâmide alimentar atualizada (2024)

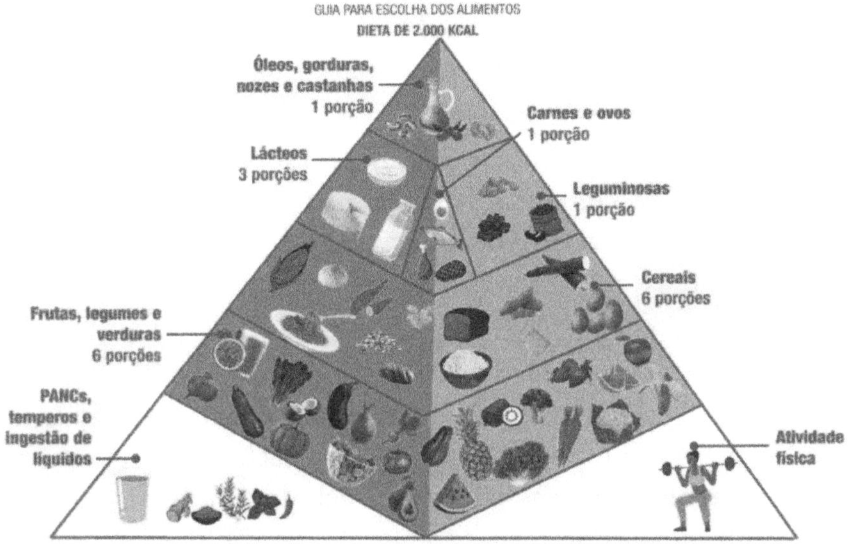

Fonte: Philippi, 2023

A partir de 2014, com o novo "Guia Alimentar para a População Brasileira", a proposta da pirâmide alimentar já não constava mais como proposta orientativa à população. O guia de 2014 não tem uma representação gráfica, mas indica os seguintes grupos de alimentos: água, grupo dos feijões (leguminosas), grupo dos cereais, grupo das raízes e tubérculos, grupo dos legumes e das verduras, grupo das frutas, grupo das castanhas e nozes (oleaginosas), grupo do leite e dos queijos e grupo da carne e dos ovos.

Ainda, o novo guia incluiu o processamento dos alimentos, baseado na classificação NOVA, na qual temos os alimentos categorizados por sua extensão de processamento e finalidade de uso (Brasil, 2014):

- ❖ **Grupo 1:** alimentos não processados (*in natura*) e minimamente processados (representados na **Figura 1**);
- ❖ **Grupo 2:** ingredientes culinários processados: óleos vegetais (soja, milho, girassol, por exemplo), banha, azeite, manteiga, açúcar, sal, entre outros;
- ❖ **Grupo 3:** alimentos processados: a exemplo das conservas em salmoura, compotas de frutas, carnes salgadas e defumadas, sardinha e atum enlatados, queijos feitos com leite, sal e coalho, e pães feitos de farinha, fermento e sal;
- ❖ **Grupo 4:** alimentos ultraprocessados: a exemplo dos biscoitos, sorvetes e guloseimas; bolos; cereais matinais; barras de cereais; sopas, macarrão e temperos instantâneos; salgadinhos de pacote; refrescos e refrigerantes; achocolatados; iogurtes e bebidas lácteas adoçadas; bebidas energéticas; caldos prontos sabor carne, frango ou de legumes; maionese e outros molhos prontos; produtos congelados e prontos para consumo (massas, pizzas, hambúrgueres, nuggets, salsichas, entre outros); pães de forma; pães doces e produtos de panificação que contêm substâncias como gordura vegetal hidrogenada, açúcar e outros aditivos químicos. Portanto, nessa classificação, temos formulações industriais com aditivos cosméticos (estabilizantes, corantes, conservantes, entre outros) que se assemelham aos alimentos.

Esta classificação é amplamente utilizada e se tornou referência mundial como objeto de estudos e incorporação em recomendações de guias alimentares, incluindo o "Guia Alimentar para População Belga" (2021) (Brasil, 2014; Nupens USP, 2021). A representação gráfica abaixo, para população belga, usa os conceitos da classificação NOVA, em que temos uma pirâmide invertida, considerando os *in natura* e minimamente processados em verde, processados em amarelo e ultraprocessados, fora da pirâmide, em vermelho (**Figura 6**).

**Figura 6** – Pirâmide alimentar invertida, proposta pela Bélgica

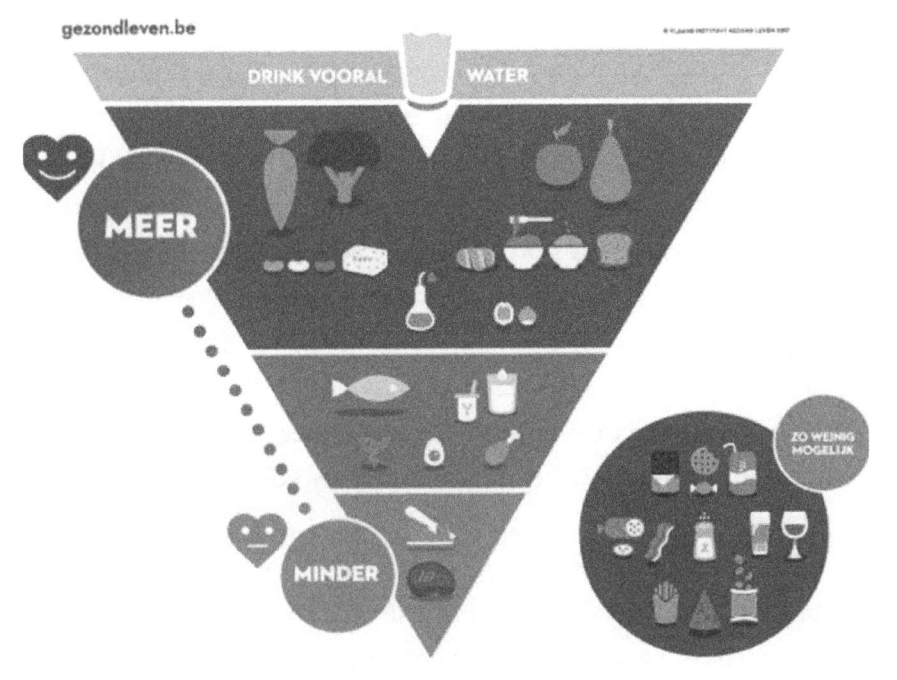

Fonte: Nupens USP, 2021.

### 2.1.1 Carnes e ovos

Este grupo inclui carnes de gado, porco, cabrito e cordeiro (as chamadas carnes vermelhas), carnes de aves e de pescados e ovos de galinha e de outras aves, as quais fazem parte do hábito alimentar do brasileiro como acompanhamento do feijão com arroz ou de outros alimentos de origem vegetal (Brasil, 2014).

Este grupo de alimentos é rico em proteínas, vitaminas e minerais. As carnes vermelhas são excelentes fontes de proteína de alta qualidade e têm teor elevado de micronutrientes, especialmente ferro, zinco e vitamina B12, porém tendem a ser ricas em gorduras em geral e, em especial, em gorduras saturadas e quando consumidas em excesso, aumentam o risco de doenças cardiovasculares. Evidências convincentes mostram que o consumo excessivo de carnes vermelhas pode aumentar o risco de câncer de intestino (Brasil, 2014).

A forma de preparo mais indicada para as carnes vermelhas de cortes com maior quantidade de gordura é assar, grelhar ou refogar; enquanto cortes com menos gordura podem ser utilizados no preparo de ensopados. Uma forma de reduzir o uso de sal no tempero dessas carnes é utilizar ervas como tomilho, sálvia e alecrim (Brasil, 2014).

Cortes de carnes de aves com mais gordura, como coxa, sobrecoxa e asas, devem ser assados ou grelhados; aqueles com menos gordura podem ser cozidos ou ensopados. São ricas em PAVB (proteínas de alto valor biológico) e em vários minerais e vitaminas, têm teor elevado de gorduras saturadas. O que as faz diferentes de carnes vermelhas é que a gordura das aves está concentrada na pele. Nesse sentido, recomenda-se que as carnes de aves sejam consumidas sem ela (Brasil, 2014).

Os pescados incluem peixes (de água doce e de água salgada), crustáceos (camarão, caranguejos e siris) e moluscos (polvos, lulas, ostras, mariscos) e são alimentos consumidos em menor proporção no Brasil ao compararmos com carnes de aves e carnes vermelhas. Os peixes podem ser preparados assados, grelhados, ensopados (moqueca) ou cozidos. São ricos em proteína de alta qualidade, vitaminas e minerais. Pelo menor conteúdo de gorduras e, em particular, pela alta proporção de gorduras insaturadas, os peixes, tanto quanto os legumes e verduras, são substitutos para as carnes vermelhas (Brasil, 2014).

Os ovos, em especial de galinha, são acessíveis e relativamente baratos, podendo ser consumidos cozidos, mexidos ou fritos ou como ingredientes de omeletes e suflês e de várias outras preparações culinárias. São ricos em proteínas de alta qualidade, em minerais e em vitaminas, especialmente as do complexo B. São também considerados bons substitutos para as carnes vermelhas (Brasil, 2014).

## 2.1.2 Leguminosas

Este grupo inclui feijões de diversos tipos e outros alimentos do grupo das leguminosas, como ervilhas, lentilhas e grão-de-bico. Entre os feijões temos, preto, branco, mulatinho, carioca, fradinho, feijão fava, feijão-de-corda, entre muitos outros (Brasil, 2014).

A mistura mais comum e o tipo mais consumido são os feijões preto e carioca, combinados com arroz e feijão branco, feijão-fradinho, ervilhas, lentilhas e grão-de-bico cozidos são consumidos também em saladas (Brasil, 2014).

Este grupo é fonte de proteína, fibras, vitaminas do complexo B e minerais, como ferro, zinco e cálcio. O alto teor de fibras e a quantidade moderada de calorias por grama conferem a esses alimentos alto poder de saciedade, que evita que se coma mais do que o necessário (Brasil, 2014).

As leguminosas apresentam fatores antinutricionais que são minimizados em cocção e no processo prévio que é de remolho (à temperatura ambiente) durante 8 a 12 horas antes do cozimento e descartar a água em que o feijão ficou de molho e usar outra para cozinhá-lo. Cozinhar o feijão com outros alimentos como cenoura e vagem igualmente acrescenta sabor e aroma à preparação (Brasil, 2014; Higashijima *et al.*, 2020).

## 2.1.3 Cereais

Este grupo inclui arroz, milho (incluindo grãos e farinha) e trigo (incluindo grãos, farinha, macarrão e pães), além de outros cereais, como a aveia e o centeio (Brasil, 2014).

No Brasil, sem sombra de dúvidas, a principal estrela desse grupo é o arroz, devido ao seu consumo com feijão. Mas, sendo um alimento extremamente versátil, é também consumido em preparações com legumes, verduras, ovos e carnes, como em vários tipos de risoto, além dos tradicionais doces como o arroz-doce (Brasil, 2014).

O milho é um alimento do grupo consumido na espiga cozida ou em preparações culinárias de cremes e sopas, além de fazer parte de clássicas receitas típicas como canjica de milho, mungunzá, mingaus, pamonha e curau. A farinha de milho para fazer cuscuz, angu, farofa, bolo de milho, polenta, pirão e xerém (Brasil, 2014).

O trigo é consumido, principalmente na forma de farinha em preparações quentes com legumes e verduras, sopas, tabule e incluída em tortas salgadas, pães caseiros, tortas doces e bolos. Além disso, é utilizada para empanar legumes e carnes. Também é usado na combinação com ovos e água para preparação de macarrão. Importante destacar que o macarrão instantâneo é um típico alimento ultraprocessado, e seu consumo deve ser evitado (Brasil, 2014).

Os cereais são fontes importantes de carboidratos, fibras, vitaminas (principalmente do complexo B) e minerais. Combinados ao feijão ou outra leguminosa, os cereais também são fonte de proteína de excelente qualidade (Brasil, 2014).

### 2.1.4 Raízes e tubérculos

Este grupo inclui a mandioca, macaxeira ou aipim, batata ou batata-inglesa, batata-doce, batata-baroa ou mandioquinha, cará e inhame, que podem ser cozidos, assados, ensopados ou consumidos na forma de purês e doces caseiros, como pudins e bolos. Em algumas regiões do Brasil, a mandioca e a batata-doce são consumidas no café da manhã como substitutos do pão (Brasil, 2014).

A mandioca consumida na forma de farinha é acompanhamento frequente de peixes, legumes, açaí e ingrediente de receitas de pirão, cuscuz, tutu, feijão-tropeiro e farofas. A fécula extraída da mandioca, também conhecida como polvilho ou goma, é usada para o preparo de tapioca e em receitas de pão de queijo (Brasil, 2014).

Raízes e tubérculos são fontes de carboidratos e fibras e, no caso de algumas variedades, também de minerais e vitaminas, como o potássio e as vitaminas e devem ser preferencialmente cozidos ou assados, pois, quando fritos, absorvem grande quantidade de óleo ou gordura (Brasil, 2014).

### 2.1.5 Leite e derivados

Este grupo inclui leite de vaca, coalhadas e iogurtes naturais (alimentos minimamente processados); e alimentos processados, como queijos. O leite de vaca é consumido puro, com frutas ou com café e como ingrediente de cremes, tortas e bolos e outras preparações culinárias doces ou salgadas. O consumo de iogurtes naturais (fermentação do leite) ainda é pequeno, mas vem crescendo. Eles são ricos em proteínas, em algumas vitaminas (em especial, a vitamina A) e, principalmente, em cálcio e, em gorduras saturadas, na versão integral (Brasil, 2014).

Já os queijos são ricos em proteínas, vitamina A, cálcio, gorduras saturadas e apresentam alta densidade de energética, sendo consumidos como parte de preparações culinárias feitas com base em alimentos minimamente processados, como macarrão ou em lanches, por exemplo (Brasil, 2014).

### 2.1.6 Oleaginosas

Este grupo inclui as castanhas (baru, castanha-de-caju, castanha-do-brasil ou castanha-do-pará) e nozes, além de amêndoas e amendoim. Castanhas, nozes, amêndoas e amendoins podem ser usados como ingredientes de saladas, de molhos e de várias preparações culinárias salgadas e doces (farofas, paçocas, pé de moleque) e adicionados a saladas de frutas. Todos os alimentos do grupo são ricos em minerais, vitaminas, fibras e gorduras insaturadas (Brasil, 2014).

### 2.1.7 Frutas

Esse grupo inclui abacate, abacaxi, abiu, açaí, acerola, ameixa, amora, araçá, araticum, atemoia, banana, bacuri, cacau, cagaita, cajá, caqui, carambola, ciriguela, cupuaçu, figo, fruta-pão, goiaba, graviola, figo, jabuticaba, jaca, jambo, jenipapo, laranja, limão, maçã, mamão, manga, maracujá, murici, pequi, pitanga, pitomba, romã, tamarindo, tangerina, uva, variedades muito encontradas aqui no Brasil (Brasil, 2014).

Podem ser consumidas frescas ou secas, como parte das refeições. São excelentes fontes de fibras, de vitaminas e minerais. Mais uma forma de consumo, são os sucos naturais da fruta, mas que nem sempre proporcionam os mesmos benefícios, tendo em vista que as fibras e muitos nutrientes podem ser perdidos durante o preparo e o poder de saciedade é menor que o da fruta inteira (Brasil, 2014).

**2.1.8 Legumes e verduras**

Hortaliça é o nome dado às verduras e legumes cultivados em hortas, sendo comestível: herbáceas e fruto (Domene, 2018). As classificadas em herbáceas são as hortaliças folhosas, com baixa densidade calórica e elevado teor de compostos bioativos (por exemplo: alface, couve manteiga, acelga, agrião, rúcula, taioba, repolho, chicória, escarola, mostarda, espinafre); os talos e hastes (aspargo, funcho, aipo) e as flores e inflorescências (couve-flor, brócolis, alcachofra) (Domene, 2018). Já as hortaliças-fruto são aquelas com maior densidade energética, entre elas temos: abobrinha, pepino, quiabo, pimentão, tomate, berinjela, abóbora, chuchu (Domene, 2018).

São excelentes fontes de vitaminas, minerais e fibras. Entre as vitaminas, destacam-se a C, as do complexo B e a provitamina A (betacaroteno), presente nos vegetais amarelos e alaranjados. Quanto aos minerais, são fontes de ferro, cálcio, potássio e magnésio. Esse grupo de alimentos também é fonte de fibras solúveis e insolúveis. Além de serem fontes de fibras, fornecem, de modo geral, muitos nutrientes em uma quantidade relativamente pequena de calorias, características que os tornam ideais para a prevenção do consumo excessivo de calorias, além de DCNTs (Brasil, 2014; Philippi, 2019).

Em especial, quando consumidos crus, legumes e verduras podem estar contaminados por microrganismos patogênicos (causam doenças), sendo muito importante a higienização adequada. O processo de higienização das hortaliças consiste na junção de dois procedimentos: a limpeza e a desinfecção (Brasil, 2013). A limpeza remove a sujeira visível, por meio de escovação com cerdas macias (em alguns casos não há necessidade, devido à pouca sujidade), seguida de lavagem em água corrente (Brasil, 2013). Depois, proceder a desinfecção, processo essencial para remoção de microrganismos.

A legislação preconizada pela Agência Nacional de Vigilância Sanitária (Anvisa) inclui o uso de agente saneante (como hipoclorito de sódio), com dez mililitros ou uma colher de sopa por litro na concentração de dois a dois vírgula cinco por cento, diluído em água potável utilizado, permanecendo a hortaliça em solução por quinze minutos, sendo dispensável aos vegetais que irão sofrer a cocção. O molho em solução de vinagre ou bicarbonato de sódio não tem capacidade de eliminar os microrganismos; seu uso, portanto, não é indicado pela Anvisa (Brasil, 2013; Brasil, 2014).

Ainda, quanto à conservação das hortaliças, devido à grande quantidade de água em sua composição, sua durabilidade é de dois a seis dias quando armazenadas sob refrigeração (Domene, 2018; Philippi, 2019). Para proceder o congelamento, técnica bastante utilizada para aumentar o seu tempo de conservação, utiliza-se a combinação com a técnica de branqueamento, que melhora suas características organolépticas (textura e aparência) inativação das enzimas responsáveis pelo escurecimento – polifenol-oxidase (PPO) é a enzima responsável pelo escurecimento do tecido vegetal após cortado, agindo sobre compostos fenólicos (Domene, 2018; Philippi, 2019).

Como fazer o branqueamento? Inicia-se com a aplicação de calor, com cocção ao vapor ou em água quente de 2 a 10 minutos (a depender do tamanho do vegetal), de 70 a 80 °C, seguido de rápido resfriamento (choque térmico com água gelada). Logo em seguida, é possível acondicionar em um recipiente e realizar o congelamento. Cabe destacar que o escurecimento enzimático, também pode ser inativado por procedimentos como adição de ácido (limão ou vinagre) e imersão em água (Domene, 2018; Philippi, 2019).

E como saber o quanto comprar e as perdas que ocorrem? Utilizamos um indicador de pré-preparo, o fator de correção (também é chamado de índice de partes comestíveis), dado pela divisão entre peso bruto, ou seja, a forma com que o alimento foi comprado e peso líquido, após a limpeza (Domene, 2018; Philippi, 2019).

Saindo do pré-preparo e entrando no preparo das hortaliças (também veremos o indicador de cocção o IC – índice de cocção, dado pela divisão ente o peso do alimento cozido/peso do alimento limpo/cru), alguns cuidados são necessários (Domene, 2018; Philippi, 2019):

- Hortaliças folhosas devem ser consumidas, preferencialmente, cruas;
- Hortaliças em talos, hastes e frutos têm a indicação de cocção pelo vapor ou adicionar os vegetais em água já em ebulição (diminui o tempo de cocção, evita a oxidação e produz coagulação superficial reduzindo as perdas);
- Cozinhar com casca sempre que possível (exemplo: batatas, cenoura, chuchu, beterraba);
- Colocar vinagre ou limão na água de cocção de vegetais vermelhos, para a manutenção da cor (1 colher de sopa por litro);
- Não utilizar bicarbonato de sódio, pois ele promove alteração do pH da água de cocção e amolecimento excessivo (perda vitamínica, principalmente do complexo B);
- Para evitar desperdício e aproveitar nutrientes ora perdidos, utilizar a água de cocção para sopas, molhos e ensopados.

Localmente e no período de safra, quando a produção é máxima, apresentam menor preço, além de maior qualidade e mais sabor. São consumidos de diversas maneiras: em saladas, em preparações quentes (cozidos, refogados, assados, gratinados, empanados, ensopados), em sopas e, em alguns casos, recheados ou na forma de purês (Brasil, 2014).

## 2.2 Alimentação sustentável e regionalidade

Dieta é um conceito dado à seleção de alimentos e bebidas consumidos por um indivíduo, escolhidos entre os disponibilizados pelo sistema alimentar: sistema altamente complexo, com múltiplas e intrincadas relações com áreas como agricultura, saúde, meio ambiente, economia, diversas esferas de governo e cultura, que envolve agricultura, pecuária, produção, processamento, distribuição, abastecimento, comercialização, preparação e consumo de alimentos e bebidas. As dietas são, portanto, um resultado e um impulsionador dos sistemas alimentares (Marchioni; Carvalho 2022; Marchioni; Carvalho; Silva, 2022).

O conceito de alimentação sustentável nasce do reconhecimento de que as atividades humanas ameaçam os recursos naturais do planeta Terra, foi descrito a primeira vez em 1986 por Gussow e Clancy (Gussow; Clancy, 1986). Dietas sustentáveis são aquelas com baixo impacto ambiental que contribuem para a segurança alimentar e nutricional e à vida saudável para as gerações presentes e futuras. As dietas sustentáveis devem proteger e respeitar a biodiversidade e ecossistemas, ser culturalmente aceitável e acessível, economicamente justas e acessível; nutricionalmente adequadas, seguras e saudáveis; além de otimizar recursos naturais e humanos. No entanto, os sistemas alimentares fazem parte das atividades humanas que mais degradam o meio ambiente e, no Brasil, é responsável por cerca de 70% dos gases de efeito estufa gerados no país, considerando o uso de terra, desmatamento e produção de alimentos (Marchioni; Carvalho 2022; Marchioni; Carvalho; Silva, 2022).

Em 2014, a Organização das Nações Unidas (ONU) deu início a discussões sobre um conjunto de objetivos globais que deveriam ser alcançados para acabar com a pobreza, proteger o planeta e garantir a prosperidade para a humanidade até 2030 (Organização das Nações Unidas, 2015).

**Figura 7** – Objetivos do desenvolvimento sustentável até 2023

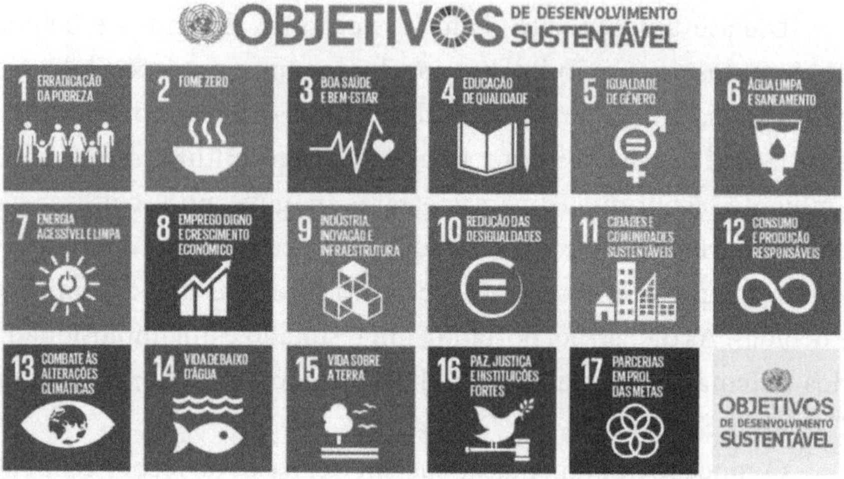

Fonte: Organização das Nações Unidas, 2015

No mesmo ano, o guia alimentar declara cinco princípios que nortearam orientações para a escolha de alimentos que compõem uma dieta sustentável (Brasil, 2014; Marchioni; Carvalho 2022; Marchioni; Carvalho; Silva, 2022):

- Alimentação é mais que ingestão de nutrientes;
- Recomendações sobre alimentação devem estar em sintonia com seu tempo;
- Alimentação adequada e saudável deriva de sistema alimentar social e ambientalmente sustentável;
- Diferentes saberes geram o conhecimento para a formulação de guias alimentares;
- Guias alimentares ampliam a autonomia nas escolhas alimentares.

A imagem, proposta por Martinell e Cavalli (2019), ilustra orientação e operacionalização para uma alimentação mais saudável e sustentável (**Figura 8**).

**Figura 8** – Pirâmide de orientação e operacionalização para uma alimentação mais saudável e sustentável

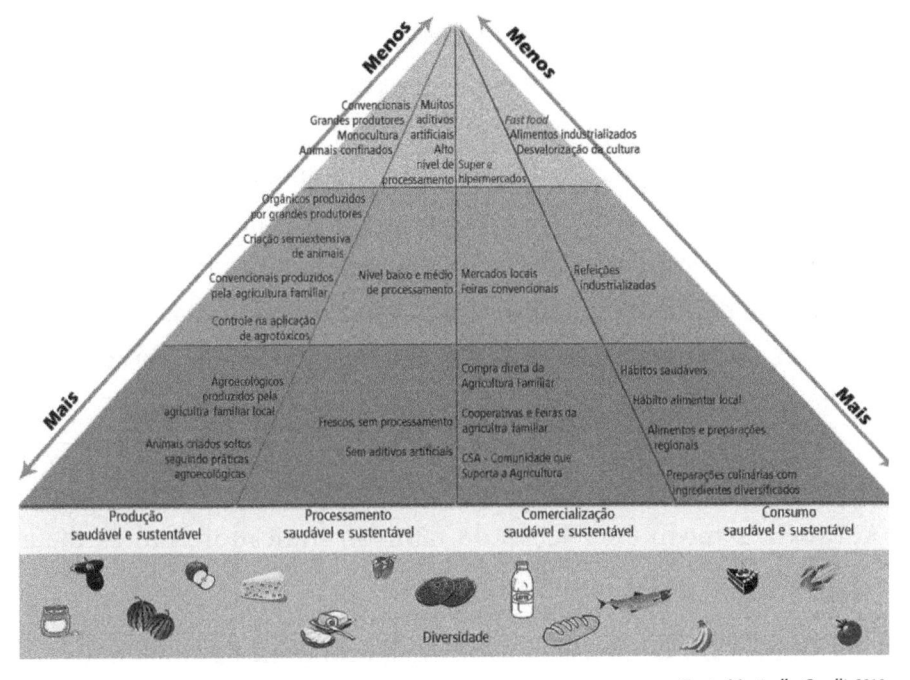

Fonte: Martinell e Cavalli, 2019.

A agrobiodiversidade tem um papel fundamental nessa conquista da melhor nutrição humana, incluindo aumento da diversidade e qualidade da dieta alimentar, aumento da renda, aumento da resiliência e fornecimento de recursos genéticos para adaptação futura, manter as identidades culturais e a diversidade de meios de subsistência. Dietas diversificadas contribuem para a adequação geral de macro e micronutrientes e estão associadas à melhoria do estado nutricional dos indivíduos (Marchioni; Carvalho 2022; Marchioni; Carvalho; Silva, 2022).

O Brasil ganha destaque em biodiversidade, devido à grande diversidade biológica. São seis biomas recorrentes: Mata Atlântica, Cerrado, Amazônia, Pantanal, Caatinga e Pampa com três mil espécies de plantas alimentícias com ocorrência, mas são poucas as que compõem a dieta diária (Brito *et al.*, 2020).

Em 2002, o Ministério da Saúde, publicou a primeira edição do livro Alimentos Regionais Brasileiros, com o objetivo principal de divulgar a imensa variedade de frutas, hortaliças, tubérculos e leguminosas brasileiras, além de apoiar a educação alimentar e nutricional e incentivar a alimentação adequada e saudável com a defesa da biodiversidade de espécies, o reconhecimento da herança cultural e o valor histórico do alimento, além do estímulo à cozinha típica regional, contribuindo, assim, para o resgate das tradições e o prazer da alimentação, esse documento foi atualizado em 2015 (Brasil, 2015).

Os estudos trazem indicadores prováveis para avaliar as diferentes dimensões da alimentação sustentável, mas ainda sem um consenso. A **Tabela 2** mostra a relação do fator ou indicador com as dietas sustentáveis (Carli; Cacau, 2022).

**Tabela 2** – Dimensão nutricional, econômica e ambiental de dietas sustentáveis

| Fator | Relação com dietas sustentáveis |
|---|---|
| **Balanço energético** | O consumo de energia em excesso é reconhecido fator de risco para vários desfechos de saúde, além de refletir desperdício de alimentos. O consumo inadequado de energia induz disfunções. |
| **Densidade nutricional** | Dietas adequadas nutricionalmente reduzem o risco de deficiências e de doenças crônicas relacionadas à alimentação. |

| Fator | Relação com dietas sustentáveis |
|---|---|
| Qualidade global da dieta | A qualidade global da dieta reduz o risco de deficiências nutricionais e de doenças crônicas relacionadas à alimentação. |
| Impacto alimentar e nutricional na saúde humana | A ingestão de alimentos fontes de componentes dietéticos associados à carga global de doenças tem impacto direto na saúde humana. |
| Custo | Os alimentos devem estar disponíveis a preços acessíveis para o indivíduo poder pagá-los, particularmente em países de baixa renda. |
| Local de aquisição dos alimentos | O consumo de alimentos locais contribui para o desenvolvimento da região. Cadeias de abastecimento curtas poupam recursos e reduzem impactos ambientais, além de permitirem ao produtor reavaliar o valor de seu trabalho e, consequentemente, aumentar sua renda. |
| Produtos prontos para consumo | O consumo de produtos prontos para o consumo minimiza a prática do cozinhar, que representa uma oportunidade de troca social, preservação de heranças culturais e prevenção da padronização de receitas. |
| Comércio justo | O comércio justo é uma alternativa às parcerias comerciais, contribuindo para um rendimento seguro e condições de trabalho justas aos produtores. |
| Perda e desperdício de alimentos | Os custos econômicos e ambientais associados às perdas e o desperdício de alimentos são muito importantes. |
| Sazonalidade | Preferência por alimentos sazonais evita transporte ou uso de métodos de conservação. |
| Embalagens | Redução em embalagens poupa recursos e reduz a geração de resíduos. |

| Fator | Relação com dietas sustentáveis |
|---|---|
| Preservação da biodiversidade | Áreas de terra ocupada e algumas técnicas para a produção de alimentos podem acentuar a perda de biodiversidade local. |
| Uso de energia | Alguns sistemas alimentares são altamente dependentes de energias não renováveis, que podem se esgotar. |
| Pegada de nitrogênio | O balanço de nitrogênio é essencial para evitar a eutrofização e a proliferação indesejável de algas. |
| Pegada hídrica | Água limpa está se tornando um recurso escasso em algumas regiões. |
| Pegada de carbono | Gases com potencial de aquecimento global contribuem para mudanças climáticas. |
| Uso de terras | Terras aráveis são limitadas, e sua expansão tem impacto sobre a biodiversidade. |

**Fonte:** Adaptado de Carli e Cacau, 2022.

**Para concluir e refletir...**

1. Reflita sobre os desafios para uma alimentação saudável na sociedade moderna.
2. Com base nos conhecimentos sobre grupos alimentares e sustentabilidade, como a alimentação contribui para a preservação do planeta?
3. Pense sobre os alimentos regionais do local onde você vive. Quais são eles? Você os consome? Em quais refeições?

## Referências bibliográficas

- BRASIL. *Guia alimentar para a população brasileira*. Ministério da Saúde, Secretaria de Atenção à Saúde, Departamento de Atenção Básica. 2. ed., 1. reimpr. Brasília: Ministério da Saúde, 2014. 156 p.:il.

- BRASIL. *Guia alimentar para a população brasileira*: versão resumida. Ministério da Saúde, Secretaria de Atenção à Saúde, Departamento de Atenção Básica. – 1. ed. Brasília: Ministério da Saúde, 2018. 49 p.: il.

- BRASIL. Ministério da Saúde. Secretaria de Atenção à Saúde. Coordenação-Geral da Política de Alimentação e Nutrição. *Guia alimentar para a população brasileira*: Promovendo a alimentação saudável. Brasília: Ministério da Saúde, 2005.

- BRASIL. Ministério da Saúde. Secretaria de Atenção à Saúde. Departamento de Atenção Básica. *Alimentos regionais brasileiros*. Ministério da Saúde, Secretaria de Atenção à Saúde, Departamento de Atenção Básica. 2. ed. Brasília: Ministério da Saúde, 2015. 484 p.: il.

- BRASIL. *Portaria CVS 5*, de 09 de abril de 2013 que aprova o regulamento técnico sobre Boas Práticas para serviços de alimentação, e o roteiro de inspeção. Diário Oficial da União, Brasília, DF, 19 de abril de 2013.

- BRASIL. *Portaria ministerial N° 326*, de 30 de julho de 1997 que dispõe sobre os requisitos gerais de higiene e de boas práticas de fabricação para alimentos produzidos para consumo humano. Diário Oficial da União, Brasília, DF, 30 de julho de 1997.

- BRASIL. *Resolução – RDC N° 216*, de 15 de setembro de 2004 que estabelece procedimentos de boas Práticas para serviço de alimentação, garantindo as condições higiênico-sanitárias do alimento preparado. Diário Oficial da União, Brasília, DF, 17 setembro de 2004.

- BRASIL. *Resolução – RDC n° 275*, de 21 de outubro de 2002 que dispõe sobre o Regulamento Técnico de Procedimentos Operacionais Padronizados aplicados aos Estabelecimentos Produtores/Industrializadores de Alimentos e a Lista de Verificação das Boas Práticas de Fabricação em Estabelecimentos Produtores/Industrializadores de Alimentos. Diário Oficial da União, Brasília, DF, 21 de outubro de 2002.

- BRASIL. *Resolução – RDC N° 52*, de 29 de setembro de 2014 que altera a Resolução RDC n° 216, de 15 de setembro de 2004, que dispõe sobre o Regulamento Técnico de Boas Práticas para os Serviços de Alimentação. Diário Oficial da União, Brasília, DF, de 29 de setembro de 2014.

- BRASIL. *Portaria n° 1.428*, de 26 de novembro de 1993 que aprova o Regulamento Técnico para Inspeção Sanitária de Alimentos, as Diretrizes para o estabelecimento de Boas Práticas de Produção e Prestação de Serviços na Área de Alimentos e Regulamento. Diário Oficial da União, Brasília, DF, 26 de novembro de 1993.

- BREGOLIN, J. D. *et al. Cultura de segurança dos alimentos*: conceito e elementos para a prática dos profissionais que atuam em empresas

do setor alimentar. Acta portuguesa de nutrição. Porto. v. 26, p. 38-44, 2021.
- BRITO, T. P. et al. *A valorização da sociobiodiversidade na alimentação escolar*. Segurança Alimentar e Nutricional, v. 27, p. e020030-e020030, 2020.
- CARLI, E.; CACAU, L. T. Índices multidimensionais: aspectos nutricionais, ambientais e socioeconômicos. *In*: MARCHIONI, D. M. L.; CARVALHO, A. M. (ORGs.). *Sistemas alimentares e alimentação sustentável*. São Paulo: Editora Manole, 2022. E-book. ISBN 9786555763430. Disponível em: <https://integrada.minhabiblioteca.com.br/#/books/9786555763430/>. Acesso em: 26 jan. 2024.
- DOMENE, S. M. A. *Técnica Dietética*: Teoria e Aplicação. 2ª. Ed. Rio de Janeiro: Guanabara Koogan, 2018.
- GUSSOW, J. D.; CLANCY, K. L. *Dietary guidelines for sustainability*. The Journal of Nutrition Education and Behavior, v. 18, n. 1, p. 01-05, 1986.
- HIGASHIJIMA, N. S. et al. *Fatores antinutricionais na alimentação humana*. Segurança Alimentar e Nutricional, v. 27, p. e020013-e020013, 2020.
- MARCHIONI, D. M. L.; CARVALHO, A. M. Sistemas alimentares, mudanças climáticas e saúde pública. *In*: MARCHIONI, D. M. L.; CARVALHO, A. M. (ORGs.). *Sistemas alimentares e alimentação sustentável*. São Paulo: Editora Manole, 2022. E-book. ISBN 9786555763430. Disponível em: <https://integrada.minhabiblioteca.com.br/#/books/9786555763430/>. Acesso em: 26 jan. 2024.
- MARCHIONI, D. M. L.; CARVALHO, A. M.; SILVA, J. T. *Evolução da alimentação sustentável no Brasil e no mundo*. *In*: MARCHIONI, D. M. L.; CARVALHO, A. M. (ORGs.). *Sistemas alimentares e alimentação sustentável*. [Digite o Local da Editora]: Editora Manole, 2022. E-book. ISBN 9786555763430.

Disponível em: <https://integrada.minhabiblioteca.com.br/#/books/9786555763430/>. Acesso em: 26 jan. 2024.
- MARTINELLI, S. S.; CAVALLI, S. B. *Alimentação saudável e sustentável:* uma revisão narrativa sobre desafios e perspectivas. Ciência & Saúde Coletiva, v. 24, p. 4251-4262, 2019.
- NUPENS USP. *Bélgica adota classificação NOVA em guia alimentar.* 2021. Disponível em: <https://www.fsp.usp.br/nupens/belgica-adota-classificacao-nova-em-guia-alimentar/#:~:text=O%20modelo%20belga&text=Em%20linhas%20gerais%2C%20a%20ingest%C3%A3o,menor%20%C3%AAnfase%2C%20a%20carne%20vermelha.> Acesso em 25 jan. 2023.
- OLIVEIRA, A. B. A. et al. *Doenças transmitidas por alimentos, principais agentes etiológicos e aspectos gerais: uma revisão.* Revista HCPA. Porto Alegre. v. 30, n. 3, p. 279-285, 2010.
- ORGANIZAÇÃO DAS NAÇÕES UNIDAS. *Transformando Nosso Mundo: A Agenda 2030 para o Desenvolvimento Sustentável;* 2015.
- PHILIPPI, S. T.; AQUINO, R. C. (Orgs.) *Dietética: princípios para o planejamento de uma alimentação saudável.* Barueri: Manole, 2015. p. 256-263.
- PHILIPPI, S. T. *Alimentos funcionais e compostos bioativos.* Barueri: Manole; 2019.
- PHILIPPI, S. T. et al. *Pirâmide alimentar adaptada:* guia para escolha dos alimentos. Revista de nutrição, v. 12, p. 65-80, 1999.
- PHILIPPI, S. T. *Pirâmide dos alimentos:* fundamentos básicos da nutrição. 4. ed. Barueri: Editora Manole, 2024.
- PHILIPPI, S. T.; AQUINO, R. C. *Recomendações nutricionais:* nos estágios de vida e nas doenças crônicas não transmissíveis. São Paulo: Editora Manole, 2017. E-book. ISBN 9788520454145. Disponível em: <https://integrada.minhabiblioteca.com.br/#/books/9788520454145/>. Acesso em: 26 jan. 2024.

- PHILIPPI, S. T.; COLUCCI, A.C.A. Princípios da Alimentação Saudável. *In:* PHILIPPI, S. T.; COLUCCI, A.C.A. *Nutrição e gastronomia*. São Paulo: Editora Manole, 2018. E-book. ISBN 9788520462393. Disponível em: <https://integrada.minhabiblioteca.com.br/#/books/9788520462393/>. Acesso em: 26 jan. 2024.

- PHILIPPI, Sonia T. *Pirâmide dos alimentos: fundamentos básicos da nutrição*. 3ª ed. São Paulo: Editora Manole, 2018. E-book. ISBN 9788520462423. Disponível em: <https://integrada.minhabiblioteca.com.br/#/books/9788520462423/>. Acesso em: 26 jan. 2024.

- PINZON, P. W.; FISCHER, P.; NOSKOSKI, L. *Análise de Perigos e Pontos Críticos de Controle (APPCC) – Revisão Bibliográfica*. XVI Seminário Institucional de Ensino Pesquisa e Extensão, 2011.

# CAPÍTULO 3

**Principais tópicos do capítulo**

- O planejamento nutricional se traduz, por muitas vezes, na elaboração de um cardápio e, para elaborá-lo, utilizamos o método CODEDISE: conhecer, determinar, distribuir e selecionar;
- Necessidades nutricionais representam valores fisiológicos individuais. As recomendações nutricionais são valores fisiológicos para satisfazer as necessidades nutricionais da maior parte dos indivíduos de uma população saudável (grupos);
- A faixa de distribuição aceitável de macronutrientes (AMDR é a faixa de ingestão das fontes de energia (carboidratos, lipídios e proteínas) associada a um menor risco para DCNT;
- Dietary Reference Intakes (DRIs) é o nome dado a um conjunto de valores de referência para planejamento e avaliação de micronutrientes: EAR, RDA, AI e UL;
- Ingestão energética é definida como o conteúdo de energia contido nos alimentos (e bebidas) ingeridos;
- O gasto energético total (GET) é dado pela somatória da taxa de metabolismo basal (TMB), energia gasta em atividades físicas e o efeito térmico dos alimentos em 24 horas;
- O equilíbrio energético ocorre quando a ingestão de energia metabolizável é equiparada ao gasto energético total;
- Na prática clínica, equações preditivas são utilizadas para estimar as necessidades energéticas.

## 3. Planejamento nutricional

O planejamento nutricional se traduz, por muitas vezes, na elaboração de um cardápio (Gomes; Santos, 2015). Este é caracterizado como um conjunto de preparações que compõem uma ou mais refeições de um dia (Gomes; Santos, 2015). Usualmente, ao elaborar um cardápio, são propostas em torno de cinco a seis refeições, sendo elas desjejum ou café da manhã, colação ou lanche da manhã, almoço, lanche da tarde, jantar e ceia (Gomes; Santos, 2015).

Algumas questões precisam ser analisadas e avaliadas previamente para que o planejamento nutricional do indivíduo seja o mais assertivo possível. É nesse sentido, que proponho aqui alguns passos para este processo, um método que apelido de **CODEDISE**:

1º **passo: conhecer;**
2º **passo: determinar;**
3º **passo: distribuir;**
4º **passo: selecionar.**

Em primeiro lugar, precisamos conhecer o indivíduo, por meio de um diagnóstico nutricional que se segue em uma anamnese. Esta anamnese conterá dados pessoais mais gerais, mas informações mais específicas de rotina, preferências, estilo de vida, história alimentar, refeições, hábito intestinal, doenças, uso de medicamentos (interação droga-nutriente), dados antropométricos, bioquímicos, exame físico, entre outros que julgar importantes para ter informações suficientes para conseguirmos traçar metas viáveis e identificar o que ele consegue ou não aderir.

> **Conceitos e definições**
>
> **Anamnese:** imagem lembrada do passado; lembrança, recordação, reminiscência; reaquisição da memória; regresso da memória; histórico dos antecedentes de uma doença (doenças anteriores, caracteres hereditários, condições de vida, entre outros) (Michaelis, 2024).

Em seguida, precisaremos **determinar** as necessidades nutricionais, ou seja, a quantidade de energia, macronutrientes e micronutrientes necessários. Isso é feito por meio de equações preditivas, por exemplo, para estimar a energia. Também temos as *dietary reference intakes* (DRIs) que apresentam quatro valores de referência para estimar a necessidade de micronutrientes e a distribuição percentual de macronutrientes na faixa de distribuição aceitável (AMDR) necessários na dieta e definição de sua composição (com prefixo "normo – normal", "hiper – alto em" ou "hipo – baixo em": calórica, proteica, glicídica e gordurosa).

Adiante, com base nas informações anteriores, vamos **distribuir** o valor energético total (VET) ao longo das refeições que o paciente realiza no dia de acordo com a sua rotina. O VET pode ser distribuído nas refeições conforme o número de refeições no dia e estágio de vida, sendo que refeição pode conter de 5 até 40% do VET (Cuppari, 2012). Em geral, distribui-se da seguinte forma: café da manhã, almoço e jantar de 15 a 35% do VET (não deixar o almoço com menos de 25%) e os lanches de 5 a 15% do VET (Cuppari, 2012).

Por fim, selecionar, os alimentos que irão compor o cardápio (assim como possíveis equivalentes substitutos), considerando os grupos de alimentos *in natura* e minimamente processados, alimentos sazonais e regionais e diferentes receitas (incluindo combinações de cores, sabores, texturas, formatos e tipos de preparo), conforme observamos no **Capítulo 2**.

## 3.1 Recomendações e necessidades nutricionais

Conceitualmente, é preciso diferenciar a necessidade nutricional da recomendação nutricional. A primeira, representa valores fisiológicos individuais de energia, macronutrientes e micronutrientes fundamentais para satisfazer as funções fisiológicas normais e prevenir sintomas de deficiências de uma pessoa saudável, em uma fase de vida e sexo determinados (Silva; Cardoso, 2019).

Já as recomendações nutricionais, são quantidades definidas de energia, macronutrientes e micronutrientes que devem ser consumidos diariamente para satisfazer as necessidades nutricionais da maior parte dos indivíduos de uma população saudável, ou seja, aplicada a distintos grupos populacionais (Silva; Cardoso, 2019).

### 3.1.1 Faixa de distribuição aceitável de macronutrientes

A faixa de distribuição aceitável de macronutirentes (AMDR, do inglês *acceptable macronutrient distribution range*) é a faixa de ingestão das fontes de energia (carboidratos, lipídios e proteínas) associada a um menor risco para DCNT. Caso a ingestão de algum macronutriente exceda a AMDR, há a possibilidade de aumento do risco para as doenças crônicas e/ou para a ingestão de doses insuficientes de nutrientes essenciais.

**Tabela 3** – Faixa de distribuição aceitável de macronutrientes para crianças, adolescentes, adultos e idosos

| Nutrientes | Crianças (1 a 3 anos) | Crianças e adolescentes (4 a 18 anos) | Adultos e idosos (>20 anos) |
|---|---|---|---|
| Carboidrato (%) | 45 a 65 | 45 a 65 | 45 a 65 |
| Proteína (%) | 5 a 20 | 10 a 30 | 10 a 35 |
| Lipídio total (%) | 30 a 40 | 25 a 35 | 20 a 35 |
| Ácido linoleico (%) | 5 a 10 | 5 a 10 | 5 a 10 |
| Ácido alfalinoleico (%) | 0,6 a 1,2 | 0,6 a 1,2 | 0,6 a 1,2 |

Fonte: IOM, 2005

### 3.1.2 Dietary reference intakes (DRIs)

Antes da definição das *dietary reference intakes (DRIs)*, o primeiro conjunto de valores de referência foi produzido em 1938, no Canadá, sendo denominado *recommended nutrient intakes* (RNI). Em 1941, o *Food and Nutrition Board* (FNB) nos EUA publicou o primeiro volume da *recommended dietary allowance* (RDA). De 1941 a 1989, as RNI e as RDA foram revisadas várias vezes, sendo ao todo dez edições das RDA publicadas durante esse período (Beaton, 1985).

Com as novas evidências na área de Nutrição que desafiaram os conceitos de RDA e RNI até então vigentes, a partir dos anos 1990, tendo início especificamente em 1997, foram publicados diversos documentos com valores dietéticos de referência que representam estimativas da ingestão de nutrientes relacionadas ao consumo alimentar de indivíduos e populações, as *Dietary Reference Intakes (DRIs)* (Beaton, 1985; Otten; Pitzi Helliwig; Meyers 2006).

As DRIs foram desenvolvidas com os seguintes objetivos:

- Planejamento de dietas para prevenção de carências nutricionais;

- Avaliação da dieta de indivíduos;
- Avaliação da dieta em grupos;
- Planejamento de guias alimentares;
- Rotulagem de alimentos;
- Prevenir DCNT;
- Prevenir riscos de toxicidade.

As DRIs foram estruturadas em volumes parciais elaborados pelo Institute of Medicine (IOM) norte-americano em parceria com a agência Health Canada, sendo utilizadas nesses países, mas também em diversos países do mundo, como o Brasil. Em termos de histórico das publicações temos *(Otten;* Pitzi Helliwig; Meyers 2006):

**1997:** *dietary reference intakes* para cálcio, fósforo, magnésio, vitamina D e flúor;

**1998:** *dietary reference intakes* para tiamina, riboflavina, niacina, vitamina B6, folato, vitamina B12, ácido pantotênico, biotina e colina;

**2000:** *dietary reference intakes* para vitamina C, vitamina E, selênio e carotenoides;

**2000:** *dietary reference intakes* para as aplicações na avaliação dietética;

**2001:** *dietary reference intakes* para vitamina A, vitamina K, arsênico, boro, cromo, cobre, iodo, ferro, manganês, molibdênio, níquel, silício, vanádio e zinco;

**2004:** *dietary reference intakes* para for água, potássio, sódio, cloreto e sulfato;

**2005:** *dietary reference intakes* para energia, carboidratos, fibras, gorduras, ácidos graxos, colesterol, proteínas e aminoácidos (macronutrientes);

**2006:** *dietary reference intakes*: the essential guide to nutrient requirements;

**2011:** *dietary reference intakes* para vitamina D e cálcio;
**2019:** *dietary reference intakes* para sódio e potássio;
**2023:** *dietary reference intakes* para energia (atualização das recomendações de 2005).

De forma prática, as DRIs representam até quatro valores numéricos de referência para cada nutriente, sendo eles *estimated average requirement* (EAR) – necessidade média estimada, *recommended dietary allowance* (RDA) – ingestão dietética recomendada, *adequate intake* (AI) – ingestão adequada e o *tolerable upper intake level* (UL) – nível superior tolerável de ingestão, conforme a **Tabela 4** abaixo e **Figura 9** a seguir (Ribeiro, 2018).

**Figura 9** – Valores dietéticos de referência

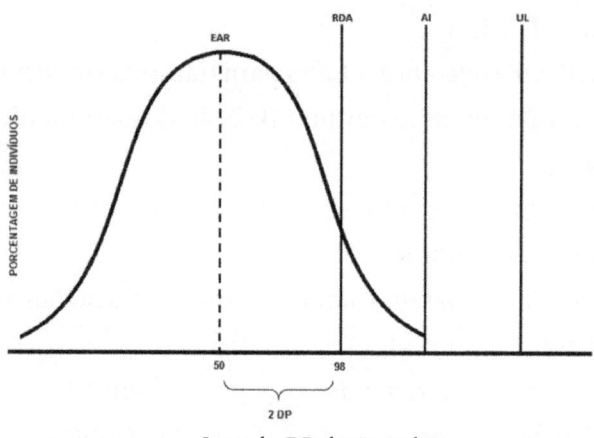

Legenda: DP: desvio-padrão

Fonte: Ribeiro, 2018.

### 3.1.2.1 *Estimated average requirement* ou necessidade média estimada *(EAR)*

EAR é o valor médio de ingestão diária estimado para suprir metade das necessidades de indivíduos saudáveis, segundo estágio de vida e sexo (Ribeiro, 2018). Representa a mediana de distribuição da necessidade de um determinado nutriente, de forma que a outra metade (50%) dos indivíduos não tem suas necessidades alcançadas, conforme demonstrado na **Figura 9** (Ribeiro, 2018). A EAR serve como base para o cálculo da RDA.

### 3.1.2.2 Ingestão dietética recomendada (RDA)

A RDA corresponde ao nível de ingestão diária requerida para atender à necessidade de um nutriente para aproximadamente todos os indivíduos (97 a 98%), segundo estágio de vida e sexo (Ribeiro, 2018). Seus valores são determinados a partir da EAR, no qual correspondem a dois desvios-padrão sobre a EAR, assumindo a normalidade da necessidade do nutriente (ou seja, a distribuição é simétrica em torno da média, e a média e mediana são iguais):

$$RDA = EAR + 2DP_{necessidade}$$

Quando não for possível estimar o desvio-padrão da ingestão por dados insuficientes ou inconsistência na literatura, assume-se um coeficiente de variação:

$$CV = \frac{desvio - padrão\ da\ necessidade}{necessidade\ média} \times 100$$

Assume-se o teórico de 10% para a maioria dos nutrientes. Nesse caso:

$$RDA = 1,2 \times EAR$$

### 3.1.2.3 Ingestão adequada (IA)

Caso o valor de EAR não seja estabelecido, consequentemente não haverá o valor de RDA, por isso, é proposto um valor de IA (Ribeiro, 2018). Esta, baseia-se em níveis de ingestão decorrentes de estudos experimentais ou dados de observação em que há adequação nutricional e manutenção do estado global de saúde (Ribeiro, 2018).

### 3.1.2.4 Nível superior tolerável de ingestão (UL)

É o maior nível de ingestão diária de um dado nutriente que não acarreta efeitos adversos à saúde de aproximadamente todos os indivíduos de um grupo, segundo estágio de vida e sexo (Ribeiro, 2018). Conforme a ingestão excede os valores de UL, eleva-se o risco de efeitos danosos à saúde e está ligado a fonte do nutriente, estado fisiológico, ingestão habitual elevada do nutriente e utilização de suplementos. É um nível de ingestão com alta probabilidade de ser tolerado biologicamente, mas não um nível recomendado de ingestão (Ribeiro, 2018).

Tabela 4 – Resumo dos valores de referência de um nutriente

| Ingestão dietética de referência | |
|---|---|
| Necessidade média estimada (EAR) | Valor médio de ingestão diária estimada para atender às necessidades de 50% de indivíduos saudáveis de um grupo em determinado estágio de vida e sexo. |
| Ingestão dietética recomendada (RDA) | Ingestão habitual acima desse nível tem < probabilidade de inadequação. Não deve ser utilizada para avaliar ingestão de grupos distintos. Atende às necessidades nutricionais da maioria dos indivíduos saudáveis. RDA = EAR + 2DP$_{necessidade}$. |
| Ingestão adequada (AI) | Ingestão habitual média ≥ esse valor tem < probabilidade de inadequação. Utilizada quando não se tem dados para determinar EAR e RDA. É um valor estimado. |
| Limite superior tolerável (UL) | Utilizado para estimar a % da população em risco de efeito adverso em razão da ingestão excessiva do nutriente. |

**Fonte:** Adaptado de Ribeiro, 2018.

## 3.2 Ingestão energética

A ingestão energética é definida como o conteúdo de energia presente nos alimentos (e bebidas) ingeridos, conforme fornecido pelas principais fontes: carboidratos, proteínas, gorduras e álcool (Lanham-New et al., 2022).

As unidades de energia são a capacidade dos alimentos em fornecer "calor" ao organismo, representadas por caloria e joule. Caloria (cal) é a quantidade de energia necessária para elevar a temperatura de 1 mL de água, de uma temperatura padrão inicial, a 1 °C. O termo caloria é frequentemente utilizado como sinônimo de quilocaloria em informações nutricionais presentes em rótulos de alimentos e bebidas, como uma forma de simplificação, mas a quilocaloria representa 1.000 calorias (Tirapegui, 2021).

Joule é mais uma medida de energia que a representa em termos de trabalho mecânico. Uma quilocaloria é equivalente a 4,184 joules (aproximadamente 4,2 kcal) (Tirapegui, 2021). Portanto, para converter kcal em quilojoule (kJ), deve-se multiplicar as quilocalorias por 4,2 (Cuppari, 2019).

Cada alimento tem seu valor energético específico, ou seja, determinada quantidade de alimento libera certa quantidade de energia quando metabolizada, e esta depende, fundamentalmente, da composição do alimento no que diz respeito aos substratos energéticos (macronutrientes): carboidrato (4 kcal/g), proteína (4 kcal/g), gordura/lipídio (9 kcal/g) para facilitar a lembrança **"4-4-9"** e álcool (7 kcal/g) (Cuppari, 2019; Lanham-New et al., 2022).

E como calcular esse valor na prática?

É aí que entram as tabelas de composição de alimentos, ferramentas de extrema importância para avaliação e adequação da ingestão de nutrientes de indivíduos ou populações e necessárias para controle da qualidade, segurança dos alimentos e para elaboração da rotulagem nutricional. A primeira tabela foi publicada em 1844 pelo francês Boussingault, mas com a temática do valor nutricional da ração animal, em seguida, em 1851 o alemão Liebig publicou uma tabela com o valor nutritivo de alimentos baseada no conceito de alimentos plásticos ou nitrogenados e não nitrogenados (Bistriche Giuntini; Lajolo; Wenzel de Menezes, 2006). No Brasil, somente em 1948 tivemos a Tabela de Alimentos Brasileiros, do Serviço de Alimentação da Previdência Social (Bistriche Giuntini; Lajolo; Wenzel de Menezes, 2006). Atualmente, são utilizadas as seguintes tabelas:

- **Tabela Brasileira de Composição de Alimentos – USP**, (TBCA-USP, 2023), BRASILFOODS, Faculdade de Ciências Farmacêuticas da Universidade de São Paulo, que embora lançada em 1998, hoje conta com uma plataforma e base de dados online que é constantemente atualizada. Sendo assim, é a mais indicada para uso;
- **Tabela Brasileira de Composição de Alimentos** (Taco, 2011), do Núcleo de Estudos e Pesquisa em Alimentação da Universidade Estadual de Campinas (NEPA/Unicamp) – é robusta em termos metodológicos, mas tem limitações quanto a atualização, pois a última versão foi em 2011 e a quantidade de selênio, vitamina D, vitamina E, vitamina B12 e folato nos alimentos não foi analisada;
- **Tabelas de Composição dos Alimentos Consumidos no Brasil** – Pesquisa de Orçamentos Familiares (POF 2008-2009) do Instituto Brasileiro de Geografia e Estatística, publicada em 2011 e não foi atualizada (Instituto Brasileiro de Geografia e Estatística, 2011).

E como escolher a melhor tabela? Iniciar a busca do alimento pela TBCA e caso não encontrar a recomendação é seguir com as demais nesta ordem:

**TBCA > TACO > POF-IBGE > Rótulo**
**(no caso de produtos alimentícios)**

Observe na tabela abaixo, com informações de composição dos alimentos extraídas da TBCA, alguns exemplos de alimentos que compõem o famoso PF (Prato Feito), tipicamente consumido no Brasil e sua respectiva composição química por 100 g (**Tabela 5**).

**Tabela 5** – Composição centesimal dos alimentos que compõem o PF brasileiro (Brasil, 2023)

| Alimentos | Carboidratos (g) | Proteínas (g) | Lipídios (g) | Fibras (g) | Cinzas (g) | Água (g) |
|---|---|---|---|---|---|---|
| Arroz Branco | 30,0 | 2,38 | 0,41 | 1,20 | 0,3 | 66,90 |
| Feijão Carioca (50% grão e 50% caldo) | 15,30 | 4,77 | 0,54 | 7,06 | 0,67 | 78,80 |
| Bife de contrafilé à milanesa | 12,10 | 20,50 | 23,90 | 0,00 | 1,05 | 42,40 |
| Alface americana | 1,50 | 0,41 | 0,11 | 1,24 | 0,28 | 97,70 |
| Tomate | 3,82 | 1,04 | 0,17 | 1,60 | 0,44 | 94,50 |

Fonte: Adaptado de: Tabela de Composição de Alimentos da USP (TBCA), 2023.

Observe que os valores estão dispostos na TBCA em gramas, assim como em demais tabelas de composição de alimentos. Como saber a quantidade de kcal, presente em 100 g de arroz, por exemplo? Basta multiplicar as gramas de carboidratos (30 g, conforme a TBCA) por 4, resultando em 120 kcal. Para os demais nutrientes, seguir o mesmo passo, lembrando que os fatores para conversão de g em kcal para proteínas e lipídios são 4 e 9, respectivamente.

Nesse aspecto, aqui vai mais um exemplo para calcular a energia total de um bolo de chocolate (**Tabela 6**). Primeiro, precisaremos converter o seu valor em gramas (g) para o equivalente em kcal, utilizando os fatores específicos para cada macronutriente (o 4-4-9). Por fim, somar os valores correspondentes em kcal de carboidrato, proteína e gordura para obter o valor final de energia total do bolo (410,1 kcal). Observe a composição e cálculo de macronutrientes e energia total na **Tabela 6** a seguir:

**Tabela 6** – Macronutrientes presentes em um bolo de chocolate, conforme Tabela Brasileira de Composição de Alimentos (Taco, 2011)

| | Bolo de chocolate | | | |
|---|---|---|---|---|
| | Quantidade | Fator de conversão | Quilocalorias | Valor energético total |
| Carboidrato | 54,7 g | 4 kcal/g | 218,8 kcal | |
| Proteína | 6,2 g | 4 kcal/g | 24,8 kcal | 410,1 kcal |
| Gordura | 18,5 g | 9 kcal/g | 166,5 kcal | |

Fonte: Elaboração da autora.

Partindo-se deste exemplo, para o planejamento adequado de uma dieta, necessitaremos estimar valor energético total (VET) ou a quantidade de energia de todos os alimentos e todas as refeições com a finalidade de atender às necessidades energéticas do indivíduo ou gasto energético total (GET). As necessidades energéticas podem ser medidas ou estimadas por equações preditivas (fórmulas) e são específicas para cada indivíduo.

## 3.3 Gasto energético

O **gasto energético total (GET)** é dado pela somatória da Taxa de Metabolismo Basal (TMB), energia gasta em atividades físicas e o efeito térmico dos alimentos (antigamente chamada ação dinâmica específica) em 24 horas (**Figura 10**).

A TMB é o maior componente do GET, uma vez que corresponde a cerca de 60 a 75% do gasto energético diário e refere-se à quantidade mínima de energia dispendida para realização de atividades vitais, tais como respiração, circulação, metabolismo celular, atividade glandular e conservação da temperatura corporal (Motta, 2011). É medido após uma noite em jejum antes de qualquer atividade física ou após um período de 10-12 horas após a última ingestão de qualquer alimento, considerando um indivíduo em completo repouso físico e mental (Motta, 2011).

É importante destacar que muitas vezes a observamos como sinônimo da **taxa de metabolismo de repouso (TMR),** mas a taxa de metabolismo de repouso pode ser realizada após o indivíduo se deslocar até o local do exame e não requer um período de jejum (Lanham-New *et al., 2022)*. No entanto, TMR tende a ser cerca de 3% maior do que TMB (Lanham-New *et al.*, 2022). Quando a TMR é extrapolada para 24 horas, tem-se o gasto energético de repouso (GER) (Lanham-New *et al.*, 2022).

O **efeito térmico da atividade física** é o segundo maior componente, correspondendo a cerca de 15 a 30% das necessidades diárias de energia (Motta, 2011). É definido como o aumento do gasto energético resultante da atividade física (trabalho mecânico externo) e constitui o componente mais variável do gasto energético, consequentemente o mais sujeito a alterações (Motta, 2011).

Já o Efeito Térmico dos Alimentos (ETA) é o menor dos representantes, com cerca de 10% do GET e corresponde à energia gasta para que alimentos ou bebidas consumidas possam ser digeridos, absorvidos, transportados, transformados, assimilados e/ou armazenados (nutrientes) pelo organismo (Motta, 2011).

**Figura 10** – Representação do gasto energético total (GET)

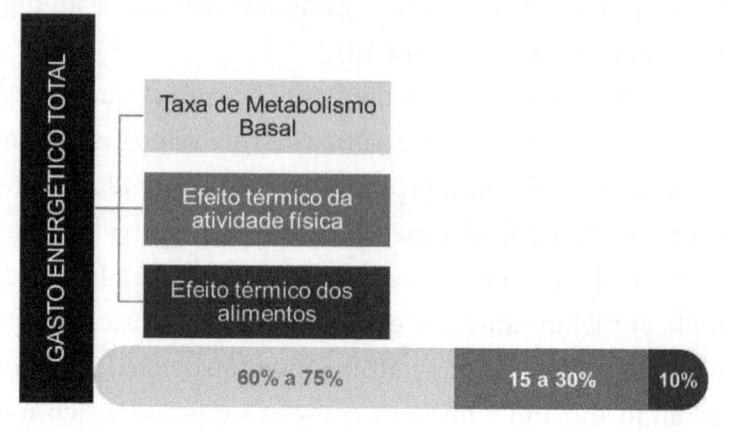

Fonte: Elaboração da autora.

## 3.4 Equilíbrio energético

O equilíbrio energético ocorre quando a ingestão de energia metabolizável é equiparada ao GET (Lanham-New *et al.*, 2022). Desa forma, é dado quando o gasto e o consumo de energia estão iguais. Por exemplo, um indivíduo apresenta, em média, um consumo de alimentos equivalente a 2.000 kcal/dia, acompanhado de um trabalho biológico que produz um gasto energético total de 2.000 kcal, logo não deverá haver modificações no peso corporal. O equilíbrio energético também pode ocorrer independentemente dos níveis de ingestão e gasto de energia (Lanham-New *et al.*, 2022).

Desequilibrar a equação de equilíbrio energético é o passo mais importante quando falamos em perda de peso (Lanham-New *et al.*, 2022). O consumo de energia deve ser reduzido abaixo do gasto de energia, ou o gasto de energia deve ser elevado acima do consumo. Nessas duas situações ocorrerá perda de peso corporal (Lanham-New *et al.*, 2022).

Ainda, quando o consumo de energia excede o gasto energético, ocorre um equilíbrio energético positivo (Lanham-New *et al.*, *2022*). Por exemplo, um indivíduo que apresenta, em média, um consumo alimentar equivalente a 2.000 kcal/dia, acompanhado de um trabalho biológico que produz um gasto energético diário de apenas 1.500 kcal, o que equivale a um saldo positivo de 500 kcal/dia, que resultam em proporcional aumento das reservas energéticas corporais, em situações como essa de ingestão de alimentos excessiva, mas também devido ao sedentarismo, gravidez e lactação (armazenamento de gordura – energia adicional armazenada principalmente na forma de triglicerídeos do tecido adiposo) (Lanham-New *et al.*, 2022).

Por outro lado, quando o gasto de energia excede o consumo energético, temos o equilíbrio energético negativo (Lanham-New *et al.*, 2022). Por exemplo, em situação de restrição ou privação de alimentos (fome) um indivíduo que apresenta, em média, um consumo de alimentos equivalente a 2.000 kcal/dia, acompanhado de um trabalho biológico que produz um gasto energético total de 2.800 kcal, o que equivale a um saldo negativo de 800 kcal/dia, que resultam em proporcional diminuição no peso corporal (mobilização e utilização da energia armazenada dos triglicerídeos do tecido adiposo e da proteína do tecido magro) (Lanham-New *et al.*, 2022).

## 3.5 Necessidade energética

As necessidades energéticas podem ser medidas por meio de equipamentos e ambientes físicos específicos (considerados métodos mais precisos, sendo alguns dele padrão-ouro) ou estimadas por equações preditivas, as fórmulas que são métodos um pouco menos precisos, podendo sub ou superestimar a necessidade do indivíduo.

> **Conceitos e definições**
>
> **Padrão-ouro:** É um teste padrão que serve de comparação por parte de outros testes, com a finalidade de avaliar a exatidão, em resultados que nos assegurem o máximo de acertos de forma a estabelecer o diagnóstico real (Dicionário Médico, 2024).

O primeiro exemplo, é a **calorimetria direta (CD)**, utilizada medir o gasto total de energia, mas requer o confinamento do indivíduo em uma câmara por 24 horas ou mais (Melo; Tirapegui; Ribeiro, 2008). O GET é mensurado a partir da quantidade de calor produzida a partir da oxidação de substratos energéticos, além do vapor de água liberado pela respiração e pela pele, tem uma precisão de 99% (Melo; Tirapegui; Ribeiro, 2008). Considerando seu alto custo, é utilizado somente em estudos científicos que têm como objetivo avaliar, especialmente, o efeito térmico do alimento ou de um nutriente (Cuppari, 2019).

A **calorimetria indireta** (CI) também é um dos métodos mais precisos para a determinação do gasto energético, que consiste em utilizar o calorímetro (um equipamento portátil) para medição de gases no processo respiratório (análise do volume de oxigênio consumido ($VO_2$), do volume de dióxido de carbono produzido ($VCO_2$) e, ainda, do quociente respiratório ($QR = VO_2/VCO_2$), e mostrar o quanto de energia é necessária para realizar as atividades do dia a dia e processos metabólicos (Melo; Tirapegui; Ribeiro, 2008; Dias *et al.*, 2009).

Idealmente, a técnica deveria ser aplicada durante o sono, mas devido à dificuldade de realização, os estudos, geralmente, são realizados pela manhã, com o indivíduo deitado, porém acordado (Melo; Tirapegui; Ribeiro, 2008; Dias *et al.*, 2009).

Outra técnica que permite medir o gasto energético de indivíduos fora de confinamento (diferentemente da calorimetria direta), sem equipamento de medição e nem causar nenhuma modificação no cotidiano, é a **água duplamente marcada** (do inglês *doubly labeled water, DLW*), considerado o método mais acurado de mensuração do GET com precisão de 97 a 99% comparada a CI. No entanto, é mais caro e necessita de uma equipe treinada (Scagliusi; Lancha Júnior, 2005). O método consiste na ingestão de água contendo isótopos estáveis de hidrogênio ($H_2$) e oxigênio ($O_{18}$), que se misturam em aproximadamente 3 horas. Conforme a energia é gasta pelo corpo, dióxido de carbono ($CO_2$) e água são produzidos. O $CO_2$ é eliminado por meio dos pulmões e a água, pelos pulmões, pele e urina. A taxa de perda dos isótopos é determinada, geralmente, na urina e a diferença entre a taxa de perda dos dois é usada para estimar a taxa de fluxo de $CO_2$. O GET pode, então, ser calculado por meio da fórmula de Weir (Weir, 1949; Scagliusi; Lancha Júnior, 2005).

$$GET = (3{,}044 * QR + 1{,}104) rCO_2$$

Sendo, QR: quociente respiratório e $rCO_2$: taxa do fluxo de $CO_2$.

Outros métodos são a bioimpedância e as equações preditivas que são métodos mais baratos e mais utilizados na prática clínica, diferentemente dos anteriores que acabam se limitando a pesquisa clínica, tendo em vista condições limitantes e onerosas (Cuppari, 2019).

A **bioimpedância elétrica (BIA)**, por sua vez, é um método rápido e não invasivo que estima a composição corporal, inclusive a distribuição dos fluidos corporais dos espaços intra e extracelulares (Pinheiro *et al.*, 2011). Esse método pode ser realizado por dispositivos com dois, quatro ou oito eletrodos e se baseia no princípio de que os tecidos têm propriedades elétricas diferentes, como grande e pequena oposição ao fluxo de uma corrente elétrica (Pinheiro *et al.*, 2011). Os tecidos magros têm uma alta condutividade de corrente elétrica, devido a devido à grande quantidade de água e eletrólitos. Por outro lado, o tecido adiposo (massa corporal gorda), os ossos e a pele têm baixa condutividade (Pinheiro *et al.*, 2011). A estimativa de GER por BIA é válida para a prática clínica, quando o protocolo correto para esse método é respeitado, tendo em vista que acaba tendo interferências relacionadas ao estado de hidratação, condições pós-prandial ou de jejum, uso de diuréticos, entre outros (Pinheiro *et al.*, 2011).

Ainda, também é possível usar equações preditivas para estimar as necessidades energéticas dos indivíduos, sendo que inúmeras delas podemos encontrar na literatura científica, levando-se em consideração questões específicas como sexo, idade, peso, nível de atividade física, por exemplo. A **Tabela 7**, a seguir, mostra a comparação entre os diferentes métodos que estudamos.

**Tabela 7** – Comparação ente os métodos de estimativa de gasto energético

|  | Vantagens | Desvantagens |
|---|---|---|
| Calorimetria direta (CD) | Sofisticado, considerado padrão-ouro para estimativa do GET. | Complexo, caro e necessita de confinamento igual ou superior a 24 horas. |
| Calorimetria indireta (CI) | É considerado padrão-ouro para estimativa de taxa de metabolismo de repouso (TMR) e gasto energético de repouso (GER). É um método não invasivo, razoavelmente preciso e tem alta reprodutibilidade. | Caro, relativamente complexo. Necessita de pessoas treinadas para seu correto uso. |

| | | |
|---|---|---|
| Água duplamente marcada | É um método padrão-ouro, com precisão de 97 a 99% comparada à CI. | Necessita de equipamentos sofisticados e pessoas treinadas. Não fornece a informação de energia gasta em atividade física. |
| Bioimpedância elétrica | Acessível e não invasivo. | Muitos fatores podem influenciar negativamente seu resultado, tais como estado de hidratação do indivíduo, estado prandial/jejum, exercícios, uso de diuréticos, período menstrual, idade, etnia, forma do corpo ou condição saudável e nutricional. |
| Equações preditivas | Método simples, rápido e barato. | Pode superestimar ou subestimar o GEB e o GET. |

Fonte: Pinheiro *et al.*, 2011

Na prática clínica, como já estudamos, as opções mais viáveis são a **bioimpedância elétrica (BIA)** e as equações preditivas.

As primeiras equações preditivas foram publicadas em 1919 por Harris e Benedict e se baseiam em dados de uma população com peso normal. Portanto, as equações mostraram uma subestimação entre indivíduos obesos ao usar o peso corporal ideal e uma superestimação ao usar o peso corporal real (Harris e Benedict, 1919). O cálculo da TMB de indivíduos com índice de massa corpórea (IMC) acima de 40 kg/m$^2$ deve ser efetuado utilizando o peso desejável ou ideal, uma vez que ocorre o ajuste por sexo, peso corpóreo, estatura e idade (variáveis da fórmula) (Harris e Benedict, 1919).

**Tabela 8** – Equação preditiva para TMB

| Homens – HARRIS E BENEDICT (1919) | |
|---|---|
| 15-74 anos | TMB (kcal/dia) = 66,4730 + (13,7516 × P) + (5,0033 × E) − (6,8 × I) |
| **Mulheres – HARRIS E BENEDICT (1919)** | |
| 15-74 anos | TMB (kcal/dia) = 655,0955 + (9,5634 × P) + (1,8496 × E) − (4,6756 × I) |

TMB: taxa de metabolismo basal; P = peso (kg), sendo peso atual quando IMC ≤ 40 kg/m² e peso ideal ou desejável quando IMC > 40 kg/m2; E = estatura (cm); I = idade (anos).

Fonte: Harris; Benedict (1919).

O Comitê da Organização das Nações Unidas para Alimentação e Agricultura (FAO), a Organização Mundial da Saúde (OMS) e a Universidade das Nações Unidas (UNU) formularam recomendações para ações de combate à desnutrição e obesidade, assim como endossaram, após algumas modificações, as equações preditivas para TMB, propostas por Schofield em 1985, mas em 2001 optaram por manter a equação original, conforme **Tabela 9** a seguir (FAO; OMS; UNU, 1985; Schofield, 1985).

**Tabela 9** – Equação preditiva para TMB

| Homens – FAO/OMS/UNU (1985) | |
|---|---|
| 10–17 anos | TMB (MJ/dia) = 0,0732 (P) + 2,72 |
| 18–29 anos | TMB (MJ/dia) = 0,0640 (P) + 2,84 |
| 30–60 anos | TMB (MJ/dia) = 0,0485 (P) + 3,67 |
| ≥ 60 anos | TMB (MJ/dia) = 0,0565 (P) + 2,04 |
| **Mulheres – FAO/OMS/UNU (1985)** | |
| 10–17 anos | TMB (MJ/dia) = 0,0510 (P) + 3,12 |
| 18–29 anos | TMB (MJ/dia) = 0,0615 (P) + 2,08 |
| 30–60 anos | TMB (MJ/dia) = 0,0364 (P) + 3,47 |
| ≥ 60 anos | TMB (MJ/dia) = 0,0439 (P) + 2,49 |

*Para converter MJ em kcal, multiplique o resultado por 239.

Fonte: FAO; OMS; UNU, 1985.

O comitê das DRIs de energia também elaborou equações de predição da TMB para homens e mulheres, voltadas aos indivíduos saudáveis com idade entre 20 e 96 anos, IMC entre 18,5 e 40 kg/m² e diferentes níveis de atividade física (**Tabela 10**).

**Tabela 10** – Equações preditivas para TMB

| Homens INSTITUTE OF MEDICINE E FOOD AND NUTRITION BOARD (2005) | |
|---|---|
| 20-96 anos | TMB (kcal/dia) = 293 – 3,8 × idade (anos) + 456,4 × estatura (m) + 10,12 × peso (kg) |
| Mulheres INSTITUTE OF MEDICINE E FOOD AND NUTRITION BOARD (2005) | |
| 20-96 anos | TMB (kcal/dia) = 247 – 2,67 × idade (anos) + 401,5 × estatura (m) + 8,6 × peso (kg) |

Fonte: Institute of Medicine e Food and Nutrition Board, 2005.

O Conselho de Alimentação e Nutrição (Food and Nutrition Board – FNB) e o Instituto de Medicina (IOM), juntamente com o Healthy Canada, elaboraram um documento sobre necessidade e recomendação de energia em 2005, como já observamos nesse mesmo **Capítulo (3.1)**. Esse documento incluiu o conceito de "necessidade estimada de energia" (NEE ou, do inglês, EER – *estimated energy requirements*), definido como a quantidade de energia contida nos alimentos para manutenção do balanço energético em um indivíduo com determinada idade, sexo, peso, estatura e nível de atividade física para manutenção adequada da saúde. No início de 2023, um relatório de estudo de consenso sobre as DRIs de energia foram a primeira de várias atualizações encomendadas pelos governos dos Estados Unidos e do Canadá (National Academies of Sciences, Engineering, and Medicine, 2023).

Essas novas equações de EER, são voltadas para a população em geral e, não apenas saudável, tendo em vista o aumento de pessoas com DCNT e para sua elaboração foi construído e utilizado um banco de dados de água duplamente marcada mais abrangente, utilizando várias fontes (National Academies of Sciences, Engineering, and Medicine, 2023). Outra mudança, foi o método usado para avaliar o nível de atividade física (para indivíduos com 3 anos ou mais), que representa grupos populacionais mais diversificados e corresponde melhor ao sexo, à idade e ao estágio de vida (**Tabelas 11 a 13**).

**Tabela 11** – Equações de EER por idade, atividade física e energia de depósito de crescimento: crianças e adolescentes do sexo feminino

| | Sexo feminino |
|---|---|
| 0 a 2,99 meses | EER (kcal/dia) = -69,15 – (80,00 × idade) + (2,65 × altura) + (56,15 × peso) + 180 |
| 3 a 5,99 meses | EER (kcal/dia) = -69,15 + (80,0 × idade) + (2,65 × altura) + (54,15 × peso) + 60 |
| 6 meses a 2,99 anos | EER (kcal/dia) = -69,15 + (80,0 × idade) + (2,65 × altura) + (54,15 × peso) + 20/15[a] |
| **3 a 13,99 anos** | |
| Sedentário | EER (kcal/dia) = 55,59 – (22,25 × idade) + (8,43 × altura) + (17,07 × peso) + 15/30[c] |
| Pouco ativo | EER (kcal/dia) = -297,54 – (22,25 × idade) + (12,77 × altura) + (14,73 × peso) + 15/30 |
| Ativo | EER (kcal/dia) = -189,55 – (22,25 × idade) + (11,74 × altura) + (18,34 × peso) + 15/30 |
| Muito ativo | EER (kcal/dia) = -709,59 – (22,25 × idade) + (18,22 × altura) + (14,25 × peso) + 15/30 |

| | 14 a 18,99 anos |
|---|---|
| Sedentário | EER (kcal/dia) = 55,59 − (22,25 × idade) + (8,43 × altura) + (17,07 × peso) + 20 |
| Pouco ativo | EER (kcal/dia) = −297,54 − (22,25 × idade) + (12,77 × altura) + (14,73 × peso) + 20 |
| Ativo | EER (kcal/dia) = −189,55 − (22,25 × idade) + (11,74 × altura) + (18,34 × peso) + 20 |
| Muito ativo | EER (kcal/dia) = −709,59 − (22,25 × idade) + (18,22 × altura) + (14,25 × peso) + 20 |

a= 6 meses a 1 ano: usar 20 kcal/dia; 1 a 3 anos: usar 15 kcal/dia; b= 3 anos: usar 20 kcal/dia; 4 a 8 anos: usar 15 kcal/dia; 9 a 13 anos: usar 25 kcal/dia; c= 3 anos: usar 15 kcal/dia; 4 a 8 anos: usar 15 kcal/dia; 9 a 13 anos: usar 30 kcal/dia. Idade (anos); altura (cm); Peso (kg).

**Fonte:** National Academies of Sciences, Engineering, and Medicine, 2023.

**Tabela 12** – Equações de EER por idade, atividade física e energia de depósito de crescimento: crianças e adolescentes do sexo masculino

| | Sexo masculino |
|---|---|
| 0 a 2,99 meses | EER (kcal/dia) = −716,45 − (1,00 × idade) + (17,82 × altura) + (15,06 × peso) + 200 |
| 3 a 5,99 meses | EER (kcal/dia) = −716,45 − (1,00 × idade) + (17,82 × altura) + (15,06 × peso) + 50 |
| 6 meses a 2,99 anos | EER (kcal/dia) = −716,45 − (1,00 × idade) + (17,82 × altura) + (15,06 × peso) + 20 |
| | 3 a 13,99 anos |
| Sedentário | EER (kcal/dia) = −447,51 + (3,68 × idade) + (13,01 × altura) + (13,15 × peso) + 20/15/25[b] |
| Pouco ativo | EER (kcal/dia) = 19,12 + (3,68 × idade) + (8,62 × altura) + (20,28 × peso) + 20/15/25 |
| Ativo | EER (kcal/dia) = −388,19 + (3,68 × idade) + (12,66 × altura) + (20,46 × peso) + 20/15/25 |
| Muito ativo | EER (kcal/dia) = −671,75 + (3,68 × idade) + (15,38 × altura) + (23,25 × peso) + 20/15/25 |

| 14 a 18,99 anos | |
|---|---|
| Sedentário | EER (kcal/dia) = -447,51 + (3,68 × idade) + (13,01 × altura) + (13,15 × peso) + 20 |
| Pouco ativo | EER (kcal/dia) = 19,12 + (3,68 × idade) + (8,62 × altura) + (20,28 × peso) + 20 |
| Ativo | EER (kcal/dia) = -388,19 + (3,68 × idade) + (12,66 × altura) + (20,46 × peso) + 20 |
| Muito ativo | EER (kcal/dia) = -671,75 + (3,68 × idade) + (15,38 × altura) + (23,25 × peso) + 20 |

a= 6 meses a 1 ano: usar 20 kcal/dia; 1 a 3 anos: usar 15 kcal/dia; b= 3 anos: usar 20 kcal/dia; 4 a 8 anos: usar 15 kcal/dia; 9 a 13 anos: usar 25 kcal/dia; c= 3 anos: usar 15 kcal/dia; 4 a 8 anos: usar 15 kcal/dia; 9 a 13 anos: usar 30 kcal/dia. Unidades de medida: idade (anos); altura (cm); peso (kg).

**Fonte:** National Academies of Sciences, Engineering, and Medicine, 2023.

**Tabela 13** – Equações de EER por idade, sexo, atividade física e energia de depósito de crescimento: adultos

| Sexo masculino ≥ 19 anos | |
|---|---|
| Sedentário | EER (kcal/dia) = 753,07 − (10,83 × idade) + (6,50 × altura) + (14,10 × peso) |
| Pouco ativo | EER (kcal/dia) = 581,47 − (10,83 × idade) + (8,30 × altura) + (14,94 × peso) |
| Ativo | EER (kcal/dia) = 1.004,82 − (10,83 × idade) + (6,52 × altura) + (15,91 × peso) |
| Muito ativo | EER (kcal/dia) = -517,88 − (10,83 × idade) + (15,61 × altura) + (19,11 × peso) |
| **Sexo Feminino ≥ 19 anos** | |
| Sedentário | EER (kcal/dia) = 584,90 − (7,01 × idade) + (5,72 × altura) + (11,71 × peso) |
| Pouco ativo | EER (kcal/dia) = 575,77 − (7,01 × idade) + (6,60 × altura) + (12,14 × peso) |

| | |
|---|---|
| Ativo | EER (kcal/dia) = 710,25 − (7,01 × idade) + (6,54 × altura) + (12,34 × peso) |
| Muito ativo | EER (kcal/dia) = 511,83 − (7,01 × idade) + (9,07 × altura) + (12,56 × peso) |

Unidades de medida: idade (anos); altura (cm); peso (kg).

**Fonte:** National Academies of Sciences, Engineering, and Medicine, 2023.

Para utilizar as fórmulas, não esquecer de atentar-se à unidade de medida das variáveis que seguem: a idade é dada em anos; a altura, em centímetros; e o peso, em quilogramas. Também observar a seleção adequada do nível de atividade física (NAF) do indivíduo, que pode ser:

- Sedentário: metabolismo basal, ETA e um nível mínimo de atividade física necessária para as atividades diárias – representa 30 minutos de caminhada e aproximadamente mais 90 minutos de atividade leve a moderada;
- Pouco ativo: com um nível de atividade física além do mínimo, envolvendo mais deambulação e algumas atividades ocupacionais e recreativas – representa 60 a 80 minutos adicionais de atividade de intensidade moderada, como uma caminhada;
- Ativo: envolve ainda mais deambulação e atividades ocupacionais ou recreativas – adiciona 30 a 50 minutos de atividade de intensidade moderada (como uma caminhada) e 85 minutos de atividade vigorosa, como ciclismo e tênis;
- Muito ativo: abrange não apenas as demandas da vida diária, mas também o esforço vigoroso em atividades ocupacionais ou recreativas – adição de mais de 2 horas de atividade vigorosa como ciclismo, corrida e tênis.

A **Tabela 14** exemplifica as atividades em cada um dos NAF.

**Tabela 14** – Exemplos de atividades diárias associadas às categorias de nível de atividade física (NAF) em adultos

| Atividades de vida diária (AVD) para todos os níveis de atividade | Inativo (NAF ~1,4) | Pouco ativo (NAF ~1,6) | Ativo (NAF ~1,75) | Muito ativo (NAF ~2,05) |
|---|---|---|---|---|
| 30 minutos de caminhada; mais ~90 minutos de atividade leve a moderada (tarefas domésticas, aspirar, varrer o gramado, entre outras). | Somente AVD | AVD + 60-80 minutos caminhada (3-4 mph) | AVD + 30-50 minutos caminhada (3-4 mph) + 45 minutos ciclismo moderado + 40 minutos de tênis em duplas | AVD + 45 minutos ciclismo moderado + ~25 minutos corrida (10 min/milha) + 60 minutos tênis em duplas |

AVD = atividades de vida diária; mph = milhas por hora; NAF = nível de atividade física.
Intervalos para as categorias de NAF para idades de 3 a 8 anos: inativo: $1{,}0 \leq PAL < 1{,}31$; pouco ativo: $1{,}31 \leq PAL < 1{,}44$; ativo: $1{,}44 \leq PAL < 1{,}59$; muito ativo: $1{,}59 \leq PAL < 2{,}5$.
Para idades entre 9 e 13 anos: inativo: $1{,}0 \leq PAL < 1{,}44$; pouco ativo: $1{,}44 \leq PAL < 1{,}60$; ativo: $1{,}60 \leq PAL < 1{,}77$; muito ativo: $1{,}77 \leq PAL < 2{,}5$.
Para idades de 14 a 18 anos: inativo: $1{,}0 \leq PAL < 1{,}57$; pouco ativo: $1{,}57 \leq PAL < 1{,}74$; ativo: $1{,}74 \leq PAL < 1{,}94$; muito ativo: $1{,}94 \leq PAL < 2{,}5$.
Para adultos >=19: inativo: $1{,}0 \leq NAF < 1{,}53$; pouco ativo: $1{,}53 \leq NAF < 1{,}68$; ativo: $1{,}68 \leq NAF < 1{,}85$; muito ativo: $1{,}85 \leq NAF < 2{,}50$.

**Fonte:** National Academies of Sciences, Engineering, and Medicine, 2023.

## Para concluir e refletir...

1. Um estudante de nutrição deseja entender melhor os componentes do seu gasto energético total (GET). Ele tem 25 anos, pesa 70 kg, mede 1,75 m de altura e não pratica atividade física regularmente. Quais são os componentes do gasto energético total?
2. Uma paciente de 38 anos, 60 kg, 1,65 m, pratica regularmente atividade física (três vezes por semana). Sabendo-se disso, calcule sua necessidade energética pela fórmula de Harris e Benedict e Schofield – TMB e pela fórmula do EER – GET.
3. Reflita sobre as aplicações práticas da calorimetria indireta e da bioimpedância elétrica.
4. Qual é a diferença entre necessidade e recomendação nutricional?
5. Escolha seu alimento preferido e consulte a Tabela Brasileira de Composição de Alimentos (TBCA), disponível em: https://www.tbca.net.br/. Calcule o valor energético do alimento por porção (não pelos 100 g!), usando os fatores de conversão 4-4-9 (PTN, CHO e LIP, respectivamente).

## Referências bibliográficas

- ANAMNESE. *In:* Michaelis Online. Disponível em: <https://michaelis.uol.com.br/moderno-portugues/busca/portugues-brasileiro/anamnese>. Acesso em: 15 out. 2023.
- BEATON, G. H. *Uses and limits of the use of the Recommended Dietary Allowances for evaluating dietary intake data.* The American Journal of Clinical Nutrition. v. 41, p. 155-164, 1985.
- BISTRICHE GIUNTINI, E.; LAJOLO, F. M.; WENZEL DE MENEZES, E. *Composição de alimentos:* um pouco de história. Archivos Latinoamericanos de Nutrición, v. 56, n. 3, p. 295-303, 2006.
- CUPPARI, L. (Coord.). *Guia de nutrição: nutrição clínica no adulto.* 2. ed. Barueri: Manole, 2012.
- CUPPARI, L. *Nutrição clínica no adulto.* 4. ed. São Paulo: Editora Manole, 2019. E-book. ISBN 9788520464106. Disponível em: <https://integrada.minhabiblioteca.com.br/#/books/9788520464106/>. Acesso em: 09 jan. 2024.
- DIAS, A. C. F. *et al.* Gasto energético avaliado pela calorimetria indireta. *In*: Sociedade Brasileira de Nutrição Parenteral e Enteral. *Projeto Diretrizes, 2009.*
- FAO/OMS/UNU. *Energy and protein requirements:* Report of a joint FAO/WHO/UNU Expert Consultation, 1985, p. 1-126.
- GOMES, C. E. T.; SANTOS, E. C. *Nutrição e Dietética.* São Paulo: Editora Saraiva, 2015. E-book. ISBN 9788536521152. Disponível em: <https://integrada.minhabiblioteca.com.br/#/books/9788536521152/>. Acesso em: 08 jan. 2024.
- HARRIS, J.; BENEDICT, F. G. *A biometric study of basal metabolism in man.* Washington, DC: Carnigie Institution of Washington. n. 279, 1919.
- IBGE. INSTITUTO BRASILEIRO DE GEOGRAFIA E ESTATÍSTICA. *Tabelas de Composição Nutricional dos Alimentos*

Consumidos no Brasil. IBGE, Rio de Janeiro: Pesquisa de Orçamento Familiares 2008-2009, ed. 1, 2011.
- INSTITUTE OF MEDICINE/FOOD AND NUTRITION BOARD. *Dietary reference intakes for energy, carbohydrate, fiber, fat, fatty acids, cholesterol, protein and aminoacids (macronutrients).* Washington, DC: National Academy Press; p. 107-240, 2005.
- LANHAM-NEW, S. A. et al. *Introdução à Nutrição Humana.* São Paulo: Grupo GEN, 2022. E-book. ISBN 9788527738835. Disponível em: <https://integrada.minhabiblioteca.com.br/#/books/9788527738835/>. Acesso em: 09 jan. 2024.
- MELO, C. M.; TIRAPEGUI, J., RIBEIRO, S. M. L. *Gasto energético corporal: conceitos, formas de avaliação e sua relação com a obesidade.* Arquivos Brasileiros de Endocrinologia & Metabologia. v. 52, n. 3, p. 452-464, 2008.
- MOTTA, V. *Bioquímica.* Rio de Janeiro: MedBook Editora, 2011. E-book. ISBN 9786557830208. Disponível em: <https://integrada.minhabiblioteca.com.br/#/books/9786557830208/>. Acesso em: 09 jan. 2024.
- NATIONAL ACADEMIES OF SCIENCES, ENGINEERING, AND MEDICINE. *Health and Medicine Division; Food and Nutrition Board; Committee on the Dietary Reference Intakes for Energy.* 2023. Dietary reference intakes for energy. Washington, DC: The National Academies Press; 2023. PMID: 36693139.
- OTTEN, J.; PITZI HELLIWIG, J.; MEYERS, L. D. *The dietary reference intakes: the essential guide to nutrient requirements.* Washington, DC: National Academies Press; 2006.
- PADRÃO-OURO. *In: Dicionário Médico.* Disponível em:<https://www.dicio.com.br/padrao-ouro/>. Acesso em: 12 de out. 2023.
- PINHEIRO VOLP, A. C. et al. *Energy expenditure:* components and evaluation methods. Nutricion hospitalaria, v. 26, n. 3, 2011.

- RIBEIRO, S. M. et al. Análise do Consumo Alimentar em Indivíduos e Populações. In: *Avaliação nutricional*: teoria e prática. 2 ed. Rio de Janeiro: Guanabara Koogan, 2018, p. 23-25.

- SCAGLIUSI, F. B.; LANCHA JÚNIOR, A. H. *Estudo do gasto energético por meio da água duplamente marcada*: fundamentos, utilização e aplicações. Revista de Nutrição, v. 18, p. 541-551, 2005.

- SCHOFIELD, W. N. *Predicting basal metabolic rate, new standards and review of previous work.* Human nutrition: Clinical nutrition. v. 39, n. 1, p. 05-41, 1985.

- SILVA, L. L. S; CARDOSO, M. A. Histórico das Recomendações Nutricionais. In: *Nutrição e Dietética*. São Paulo: Grupo GEN, 2019. E-book. ISBN 9788527735599. Disponível em: <https://integrada.minhabiblioteca.com.br/#/books/9788527735599/>. Acesso em: 08 jan. 2024.

- TACO. *Tabela brasileira de composição de alimentos. NEPA – UNICAMP.* 4. ed. rev. e ampl. Campinas: NEPA – UNICAMP, 2011. 161 p.

- TBCA. *Tabela Brasileira de Composição de Alimentos (TBCA). Universidade de São Paulo (USP). Food Research Center (FNutrição, metabolismo e suplementação na atividade física*3. ed. – Rio de Janeiro: Atheneu, 2021.

- WEIR, J. B. V. *New methods for calculating metabolic rate with special reference to protein metabolism. The Journal of physiology,* v. 109, n. 1-2, p. 1, 1949.br/tbca>. Acesso em: 12 de out. 2023.

- TIRAPEGUI, J. *Nutrição, metabolismo e suplementação na atividade física.* 3. ed. – Rio de Janeiro: Atheneu, 2021.

- WEIR, J. B. V. *New methods for calculating metabolic rate with special reference to protein metabolism. The Journal of physiology,* v. 109, n. 1-2, p. 1, 1949.

# CAPÍTULO 4

**Principais tópicos do capítulo**

- Carboidratos são as biomoléculas mais presentes no mundo, compostos por moléculas de carbono (C), hidrogênio (H) e oxigênio (O) (fornecem 4 kcal/g). Em termos de classificação, temos os seguintes grupos: monossacarídeos, oligossacarídeos e polissacarídeos;
- Proteínas são definidas como definidas como polímeros de aminoácidos unidos entre si por ligações peptídicas, compostas de carbono, hidrogênio, oxigênio, nitrogênio, além de enxofre, fósforo, ferro e cobalto (fornecem 4 kcal/g). Podem ser classificadas como de origem animal ou vegetal, valor biológico (alto ou baixo) e pela essencialidade do aminoácido (essencial, condicionalmente essencial e não essencial);
- Lipídios são a maior fonte de energia do organismo (fornecem 9 kcal/g) e são necessários para a absorção de vitaminas lipossolúveis e carotenoides;
- Ácidos graxos são classificados pela essencialidade, presença, quantidade e configuração de duplas ligações e comprimento da cadeia carbônica. Principais compostos lipídicos nos alimentos (maiores percentuais) são os triacilgliceróis e, em menor proporção, fosfolipídios;
- Sinais e sintomas (semiologia nutricional) nos auxiliam na identificação de uma possível deficiência.

## 4. Macronutrientes

Os alimentos são substâncias constituídas de vários grupos de nutrientes como já falamos no **Capítulo 1**, conceitualmente a Agência Nacional de Vigilância Sanitária (Anvisa, 2002), define alimento como:

> Toda substância que se ingere no estado natural, semielaborada ou elaborada, destinada ao consumo humano, incluídas as bebidas e qualquer outra substância utilizada em sua elaboração, preparo ou tratamento, excluídos os cosméticos, o tabaco e as substâncias utilizadas unicamente como medicamentos.

Os nutrientes, por sua vez, são todas as substâncias químicas que fazem parte dos alimentos e que são absorvidas pelo organismo, entre os quais aqueles que, sob sua forma monomérica, são passíveis de reações catabólicas com posterior geração de energia sob a forma de ATP (adenosina trifosfato), sendo chamados de nutrientes energéticos.

Como nutrientes energéticos, temos os macronutrientes, que são denominados assim, pois necessitamos via alimentação, de grandes quantidades (Melo, 2019). Entre eles, nós temos: carboidratos sob a forma de glicose, os lipídios – triglicerídeos sob a forma de ácido graxo e glicerol e as proteínas sob a forma de aminoácido. Há ainda o etanol que, ainda que forneça energia utilizada pelo organismo, não é visto como um nutriente, pois não é capaz de promover a manutenção, o crescimento ou reparo das células corpóreas.

### 4.1 Carboidratos

Os carboidratos são as biomoléculas mais presentes no mundo, compostos apenas por moléculas de carbono (C), hidrogênio (H) e oxigênio (O), conforme observamos na **Figura 11** (grupos hidroxilas (OH-) ligados aos átomos de carbono). São também chamados de hidratos de carbono, açúcares, glicídios ou amidos (Junior, 2008; Macedo; Matos, 2015).

O principal papel dos carboidratos na dieta é prover energia para as células (1 g de carboidrato fornece 4 kcal), especialmente as do cérebro, único órgão glicose-dependente e são encontrados naturalmente nos alimentos de origem vegetal ou animal. O armazenamento ocorre no fígado e nos músculos em forma de glicogênio. No entanto, quando essas reservas de glicogênio estão muito altas, ocorre o armazenamento dessa quantidade energética na forma de gordura (Junior, 2008; Macedo; Matos, 2015).

**Figura 11** – Fórmula estrutural da glicose de cadeia aberta.

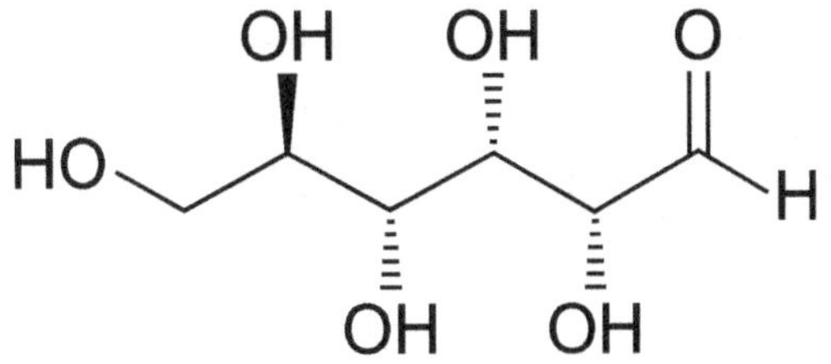

Fonte: Nascimento, [20--]

Em termos de classificação, temos os seguintes grupos: **monossacarídeos, oligossacarídeos, dissacarídeos** e **polissacarídeos**. Os **monossacarídeos** são os carboidratos na sua forma mais simples e, portanto, não sofrem hidrólise, sendo os mais comuns aqueles que têm seis (hexose) e cinco (pentose) átomos de carbono na cadeia, como: glicose (obtida pela hidrólise de dissacarídeos), galactose (presente no leite e seus derivados), xilose (hidrólise dos xilanos que compõe a hemicelulose, principalmente nas fibras do milho, e no bagaço da cana-de-açúcar), arabinose (principalmente, na beterraba) e frutose (presente em frutas e no mel) (Junior, 200; Macedo; Matos, 2015).

> **Conceitos e definições**
>
> **Hidrólise:** do grego antigo *hidro* = água, *lysis* = separação. É um fenômeno químico envolvendo a quebra (ou fragmentação) de uma ou mais ligações químicas por uma molécula de água.

Os **dissacarídeos** são moléculas formadas pela união de dois monossacarídeos. Como exemplo, temos:

- **Maltose:** açúcar do malte – formada por glicose + glicose;
- **Lactose:** açúcar do leite – formada por glicose + galactose;
- **Sacarose:** açúcar de mesa, da cana ou da beterraba – formada por glicose + frutose) (Junior, 2008)

A seguir temos representada a fórmula da hidrólise da sacarose:

$$C_{12}H_{22}O_{11} \text{ (Sacarose)} + H_{20} \rightarrow C6H_{12}O_6 \text{ (Glicose)} + C_6H_{12}O_6 \text{ (Frutose)}$$

Os **oligossacarídeos** (oligo = pouco) são formados pela união de três ou mais monossacarídeos (até dez unidades) por ligações glicosídicas (Junior, 2008). Um dos principais oligossacarídeos são os fruto-oligossacarídeos (FOS) são prebióticos e fibras solúveis, formados pela união da molécula de glicose a duas ou três moléculas de frutose, pertencentes ao grupo dos frutanos, sendo encontrados de forma natural na alcachofra, alho, banana, beterraba, cebola, chicória e raízes de almeirão, por exemplo (**Tabela 15**) (Macedo; Matos, 2015).

**Tabela 15** – Principais fontes e teor de fruto-oligossacarídeos (FOS), em porcentagem de massa fresca

| Alimentos | FOS (%) |
|---|---|
| Alcachofra | <1 |
| Alho | 3,6-6,4 |
| Alho-poró | 2,4-8,0 |
| Aspargos | 2-3 |
| Banana | 0,3-0,7 |
| Cebola | 1,1-7,5 |
| Centeio | 0,5-1 |
| Cevada | 0,5-1,5 |
| Chicória | 5-10 |
| Trigo | 1-4 |
| *Yacón* (batata) | 3-19 |

Fonte: Macedo; Vimercati; Araújo, 2020.

Os FOS também são utilizados para melhorar a qualidade sensorial dos alimentos e fornecer benefícios nutricionais em alimentos industrializados (**Tabela 16**).

**Tabela 16** – Benefícios dos FOS em produtos alimentícios

| Produto alimentício | Benefício |
|---|---|
| *Mousse* | Melhoria da aceitação sensorial e perfil de textura |
| Iogurte | Redução da sinérese (propriedade negativa de géis de amido – perda de solvente e contração) |
| Chocolate | Poder adoçante |
| Salsichas | Redução do valor energético |
| Pão doce | Melhoria da doçura e do valor nutricional |
| Biscoito | Redução do índice glicêmico |
| Pão de massa congelada | Melhoria da qualidade da massa |

Fonte: Adaptado de Macedo; Vimercati; Araújo, 2020.

Por fim, os **polissacarídeos** são formados por monossacarídeos unidos, entre si, por ligações glicosídicas, podendo ser de origem animal (glicogênio) ou vegetal (amido, pectina e celulose, por exemplo) (Gomes; Santos, 2015; Junior, 2008; Macedo; Matos, 2015):

- **Amido:** forma de armazenamento de energia dos vegetais, composto por amilose e amilopectina;
- **Celulose:** confere estrutura, dando sustentação aos vegetais, não é digerido e é conhecido como fibra alimentar;
- **Glicogênio:** forma de armazenamento de energia dos animais (fígado e tecido muscular), sendo liberado no organismo quando necessário para manter níveis normais de glicose no sangue;
- **Pectina:** ácido galacturônico, contido nas lamelas média e primária e na parede celular de plantas.

Já na indústria de alimentos, os carboidratos são utilizados com o intuito de conferir doçura, promover sabor e cor (por meio das reações de Maillard e caramelização), espessante, estabilizante e umectantes (evitam que o alimento tenha perda de umidade) (Pomin; Mourão, 2006). Devido a nova rotulagem estabelecida pela Anvisa, o nutriente passa a incluir uma diferenciação no rótulo entre açúcares totais e açúcares adicionados, conforme observado na Resolução da Diretoria Colegiada – RDC nº 429, de 8 de outubro de 2020 (Brasil, 2020): açúcares adicionados são:

> Todos os monossacarídeos e dissacarídeos adicionados durante o processamento do alimento, incluindo as frações de monossacarídeos e dissacarídeos oriundos da adição dos ingredientes açúcar de cana, açúcar de beterraba, açúcares de outras fontes, mel, melaço, melado, rapadura, caldo de cana, extrato de malte, sacarose, glicose, frutose, lactose, dextrose, açúcar invertido,

xaropes, maltodextrinas, outros carboidratos hidrolisados e ingredientes com adição de qualquer um dos ingredientes anteriores, com exceção dos polióis, dos açúcares adicionados consumidos pela fermentação ou pelo escurecimento não enzimático e dos açúcares naturalmente presentes nos leites e derivados e dos açúcares naturalmente presentes nos vegetais, incluindo as frutas, inteiros, em pedaços, em pó, desidratados, em polpas, em purês, em sucos integrais, em sucos reconstituídos e em sucos concentrados.

Já os açúcares totais são: "todos os monossacarídeos e dissacarídeos presentes no alimento que são digeridos, absorvidos e metabolizados pelo ser humano, excluindo os polióis".

**Figura 12** – Tabela de informação nutricional de rótulos de produtos alimentícios, alterada pela Anvisa em 2021

| INFORMAÇÃO NUTRICIONAL | | | |
|---|---|---|---|
| Porções por embalagem: 000 porções | | | |
| Porção: 000 g (medida caseira) | | | |
| | 100 g | 000 g | %VD* |
| Valor energético (kcal) | | | |
| Carboidratos totais (g) | | | |
| Açúcares totais (g) | | | |
| Açúcares adicionados (g) | | | |
| Proteínas (g) | | | |
| Gorduras totais (g) | | | |
| Gorduras saturadas (g) | | | |
| Gorduras trans (g) | | | |
| Fibra alimentar (g) | | | |
| Sódio (mg) | | | |
| *Percentual de valores diários fornecidos pela porção. | | | |

**Fonte:** Anvisa, 2021

## 4.2 Proteínas

As proteínas são definidas como polímeros de aminoácidos unidos entre si por ligações peptídicas, compostas de carbono, hidrogênio, oxigênio, nitrogênio, além de enxofre, fósforo, ferro e cobalto (Gomes; Santos, 2015; Macedo; Matos, 2015). São principais componentes estruturais das células do corpo humano, desempenhando as seguintes funções: enzimática, carreadora de transporte nas membranas celulares, moléculas transportadoras no sangue, hormônios, além de seus componentes aminoácidos servirem como precursores de ácidos nucleicos, hormônios, coenzimas, entre outros (Macedo; Matos, 2015).

Os aminoácidos ligam-se uns aos outros (ligação peptídica) para formar uma molécula de proteína. Desta maneira, temos os dipeptídeos (dois aminoácidos ligados entre si), os tripeptídeos (três aminoácidos ligados entre si) e os polipeptídeos (muitos aminoácidos ligados entre si) (Gomes; Santos, 2015; Macedo; Matos, 2015). As proteínas podem ser classificadas como de origem animal ou vegetal e são encontradas, em maior quantidade, nas carnes, nos ovos, nos queijos, nos iogurtes, nos feijões, na ervilha, na lentilha e no grão-de-bico (Macedo; Matos, 2015).

Nos alimentos, são fundamentais tendo em vista seus aspectos nutricionais, pelo fato de serem fornecedoras de aminoácidos essenciais. Portanto, aqui temos a classificação dos aminoácidos quanto a sua função: essenciais (devem ser fornecidos por meio da alimentação), condicionalmente essenciais (em situações e condições clínicas específicas) e não essenciais (são sintetizados pelo organismo a partir dos essenciais) (**Tabela 17**) (Gomes; Santos, 2015).

**Tabela 17** – Tipos de aminoácidos classificados
conforme sua função

| Aminoácidos essenciais | Condicionalmente essenciais | Aminoácidos não essenciais |
|---|---|---|
| Arginina | Taurina | Alanina |
| Treonina | Cisteína | Glutamato |
| Triptofano | Tirosina | Asparato |
| Histidina | Glicina | Glutamina |
| Lisina | Prolina | |
| Leucina | Serina | |
| Isoleucina | | |
| Metionina | | |
| Valina | | |
| Fenilalanina | | |

Fonte: Elaboração da autora.

Além da classificação das proteínas por sua função, temos a classificação quanto ao seu valor biológico: **proteína de alto valor biológico (PAVB)** é aquela contém todos os aminoácidos essenciais em proporções adequadas, estando presente em alimentos de origem animal, porém estudos recentes já caracterizam a soja e seus derivados como PAVB; Proteína de Baixo Valor Biológico (PBVB) é aquela que não apresenta quantidades adequadas de aminoácidos essenciais e está presente em alimentos de origem vegetal, principalmente nas leguminosas (Gomes; Santos, 2015).

A avaliação do valor biológico total do cardápio de um indivíduo, pelo teor de proteínas, pode ser realizada por meio do cálculo de Npcal e o NDPcal, sendo que o valor deve ser de no mínimo de 6% a 10% de proteína absorvível, conforme utilização do indicador no Programa de Alimentação do Trabalhador (PAT) (Brasil, 2006).

$$NPCal = soma\ das\ proteínas\ líquidas \times 4$$

$$NDPCAL = proteína\,ingerida \times NPU \times 4$$

$$NDPCAL(\%) = \frac{NDPCAL \times 100}{VET}$$

NPCal = quantidade de calorias fornecidas pela proteína
NDPcal% o percentual fornecido pela proteína líquida
*4, pois as proteínas fornecem 4 kcal/g
Fatores de conversão: proteínas provenientes dos cereais e outros vegetais: 0,5; feijões: 0,6 e alimentos de origem animal: 0,7

Considerando essas questões, a pergunta que não quer calar é: os vegetarianos, conseguem ter qualidade biológica e atingir a recomendação de proteína?

Estudos mostram que há um gradiente decrescente de ingestão proteica a partir de indivíduos adultos não vegetarianos até vegetarianos estritos: **não vegetarianos ou semivegetarianos > pescovegetarianos > ovolactovegetarianos > veganos (vegetarianos estritos)**, ainda assim, estes estudos revelam que a ingestão proteica em dietas vegetarianas é suficiente, exceto e, possivelmente, em uma parcela de vegetarianos com insuficiente ingestão energética ou que por alguma razão evitem alimentos de origem vegetal ricos em proteínas, como as leguminosas, castanhas e sementes (Mariotti e Gardner, 2019; Philippi; Pimentel; Martins, 2022). O principal grupo alimentar que irá fornecer uma boa quantidade de proteína serão as leguminosas, como feijão, lentilha, grão-de-bico, ervilha, soja e seus derivados, sendo que esta última apresenta PAVB (**Tabela 18**) (Mariotti e Gardner, 2019; Philippi; Pimentel; Martins, 2022).

Tabela 18 – Equivalência de substituição da carne por leguminosas, considerando uma porção de 190 kcal

| Alimento | Quantidade | Equivalência | Quantidade |
|---|---|---|---|
| Bife grelhado | 78,2 g aprox. ½ unidade média | Lentilha cozida | 163,8 g 1 concha |

| Carne cozida | 106 g 2 fatias | Grão-de-bico | 115,9 g 2,5 colheres de arroz |
|---|---|---|---|
| Carne moída refogada | 60,3 g 1 colher de arroz | Soja | 109,8 g 4 colheres de arroz |

Fonte: Adaptado de Sociedade Vegetariana Brasileira, 2024

## 4.3 Lipídios ou gorduras

Os lipídios são a maior fonte de energia do organismo (fornecem 9 kcal/g) e são necessários para a absorção de vitaminas lipossolúveis e carotenoides. São substâncias orgânicas de origem animal (creme de leite, manteiga, toucinho, banha, nata, queijos amarelos, ovos, carnes, gema de ovo) ou vegetal (margarina, óleos, azeitona, chocolate, frutas oleaginosas, gordura vegetal hidrogenada), insolúveis em água e solúveis em solventes orgânicos. Formados por carbono, hidrogênio, oxigênio, ácidos graxos e glicerol, podem conter raramente nitrogênio, fósforo e enxofre (Gomes; Santos, 2015; Macedo; Matos, 2015). Os lipídios são classificados em:

- **Simples:** são os monoglicerídios, diglicerídios e triglicerídios; sendo que 95% das gorduras que consumimos são triglicerídios;
- **Compostos:** lipídios formados por ácidos graxos e glicerol e uma substância não lipídica, por exemplo, lipoproteínas e fosfolipídios;
- **Derivados:** são substâncias que se produzem na hidrólise ou na decomposição enzimática dos lipídios, como o colesterol.

Os compostos lipídicos presentes nos alimentos em maiores percentuais são os triacilgliceróis e, em menor proporção, os fosfolipídios (Melo, 2019). Os triacilgliceróis são constituídos por uma estrutura de três moléculas de ácidos graxos, e os fosfolipídios, de duas moléculas. Desse modo, os ácidos graxos podem ser considerados os constituintes mais importantes da fração lipídica do alimento (Melo, 2019). Os ácidos graxos (AG) diferem entre si pela essencialidade, pela presença, quantidade e configuração de duplas ligações e pela posição do AG na molécula de glicerol e comprimento da cadeia carbônica conforme apresentado abaixo (**Tabela 19**).

**Tabela 19** – Principais características dos ácidos graxos

| | |
|---|---|
| **Essencialidade** | **Ácidos graxos não essenciais:** são sintetizados no organismo a partir do consumo dos ácidos graxos essenciais.<br>Exemplo: oleico e araquidônico. |
| | **Ácidos graxos essenciais:** obtidos por meio da alimentação.<br>**Linolênico (W3):** é encontrado em sementes, nozes e óleos vegetais de milho, soja, algodão, gergelim e girassol e em peixes como cavalinha, salmão, sardinha, anchova, tainha, manjuba, arenque, truta e atum.<br>**Linoleico (W6):** é encontrado nos óleos de canola, soja e nas nozes. |
| **Presença, quantidade e configuração de duplas ligações** | **Ácidos graxos insaturados:** encontrados em produtos de origem vegetal.<br>**Monoinsaturados (MUFA):** apresentam uma dupla ligação carbono-carbono. Encontrados em alimentos de origem vegetal, são líquidos à temperatura ambiente. Exemplo: ácido oleico.<br>**Polinsaturados (PUFA):** apresentam duas ou mais duplas ligações carbono-carbono. Encontrados em produtos de origem vegetal, são líquidos à temperatura ambiente. Exemplos: ácidos linoleico, linolênico e araquidônico. |
| | **Ácidos graxos saturados:** encontrados em produtos de origem animal e alguns óleos vegetais (óleo de coco e dendê). São, geralmente, sólidos à temperatura ambiente. |
| | **Ácidos graxos trans:** são insaturados, mas sofrem o processo de hidrogenação na indústria, fase em que são adicionados hidrogênios para melhorar a consistência e conferir maior palatabilidade aos produtos alimentícios. Principal fonte: ácido elaídico. |

| Comprimento da cadeia carbônica | **Ácido graxo de cadeia curta:** de 4 a 6 carbonos. |
|---|---|
| | **Ácido graxo de cadeia média:** de 8 a 12 carbonos. |
| | **Ácido graxo de cadeia longa:** com quantidade de carbonos maior ou igual a 14. |

Fonte: Elaboração da autora.

Do ponto de vista nutricional, devido a sua essencialidade, são particularmente importantes os ácidos graxos polinsaturados da série ômega 6 (w6) ou n-6, linoleico (ômega 6), que apresentam a primeira dupla ligação no sexto carbono da extremidade ômega, e os ácidos graxos polinsaturados da série ômega 3 (w3) ou n-3, sendo o alfa-linolênico (ômega 3), com uma ligação dupla a três carbonos dessa extremidade (Barbosa et al., 2007).

A partir do ômega-6 (ácido linoleico – LA), é sintetizado o ácido araquidônico, precursor das prostaglandinas 2 e leucotrienos 4, atua principalmente na cascata da inflamação, além de atuar na infecção, lesão tecidual, modulação do sistema imune e agregação plaquetária (Barbosa et al., 2007).

A partir do ômega-3 (ácido alfalinolênico – ALA) são sintetizados os ácidos: eicosapentaenoico (EPA) e docosahexaenoico (DHA), que são precursores dos mediadores químicos, denominados prostaglandinas da série 3 e leucotrienos da série 5 e podem reduzir o risco de doenças cardiovasculares destacam-se, as suas propriedades anti-inflamatórias, antitrombogênicas, hipotrigliceridêmicas, o fato de retardarem o crescimento da placa aterosclerótica (Barbosa et al., 2007).

O DHA compõe as membranas da retina e do cérebro e tem importantes funções no organismo relacionadas à manutenção dos impulsos nervosos, entre outras. Dada a importância, estudos sugerem a necessidade de consumo entre ambos em proporções adequadas, uma vez que podem ter efeitos opostos, sendo o ômega-3 associado à redução do risco cardiovascular e o ômega-6 associado a fatores de risco cardiovascular (Soares; Silva; Santos, 2023). Segundo recomendação da Sociedade Brasileira de Cardiologia (SBC), a proporção dietética recomendada de ômega-6/ômega-3 para benefícios à saúde é de 1:1–2:1 (Soares; Silva; Santos, 2023).

Nos alimentos, em sua maioria, há a presença de ácidos graxos com isomeria cis, ou seja, os átomos de carbonos adjacentes estão do mesmo lado da molécula, mas podem apresentar configuração trans, quando os átomos de carbonos adjacentes estão localizados em lados opostos (Soares; Silva; Santos, 2023).

Os ácidos graxos insaturados de ocorrência natural normalmente têm configuração cis, já a maioria dos ácidos graxos de configuração trans não são encontrados na natureza (quando encontrados estão em pequenas quantidades nos alimentos derivados de animais ruminantes) e sim, por processos artificiais realizados industrialmente, como, por exemplo, a hidrogenação (passam de insaturados para saturados). A presença e a concentração de ácidos graxos trans em óleo ou gordura tendem, portanto, a aumentar seu ponto de fusão, tomando-os mais consistentes ou sólidos à temperatura ambiente (Soares; Silva; Santos, 2023).

Em termos de legislação, entrou em vigor em julho de 2021, a imposição de limites de gorduras trans industriais na produção de óleos refinados, limitando a 2% sua presença nesses produtos. Em um segundo momento, houve a restrição de gordura trans industrial para os demais alimentos, com a adoção do mesmo limite de 2% de gorduras trans industriais do total de gordura presente nos alimentos em geral, industrializados e comercializados no varejo e atacado. A eliminação e o fim do uso de gordura trans como composição de alimentos industrializadas foi estabelecida desde 1º de janeiro de 2023 (Brasil, 2022).

Em termos de recomendação, os estudos epidemiológicos mostram que tanto o excesso do consumo de gorduras saturadas, como a insuficiência da ingestão de poli-insaturadas, associa-se ao aumento de risco cardiovascular. As diretrizes preconizam retirada de ácidos graxos trans, redução do consumo de ácidos graxos saturados e inclusão, em quantidades adequadas, de alimentos fontes de ácidos graxos insaturados (Izar *et al.*, 2021). Na **Tabela 20**, estão as recomendações de lipídios preconizadas pelo IOM e pela OMS.

**Tabela 20** – Recomendações para lipídios

| Lipídio | Recomendação do IOM, 2005 | Recomendação da OMS, 2003 e 2023 |
|---|---|---|
| Gorduras totais | 20 a 35% do VET | 30% ou menos do VET |
| Ácido graxo saturado | Não definido | < 10% do VET |
| Ácido graxo monoinsaturado | Não definido | Por diferença |
| Ácido graxo poli-insaturado | Não definido | 6 a 10% do VET |
| Ácido graxo ômega-3 – linolênico | 0,6 a 1,2% do VET | 1 a 2% do VET |
| Ácido graxo ômega-6 – linoleico | 5 a 10% do VET | 5 a 8% do VET |
| Ácidos graxos trans | | <1% do VET |

Fonte: Institute of Medicine, 2005; World Health Organization, 2003; World Health Organization, 2023.

## 4.4 Semiologia nutricional

O termo semiologia vem do grego *sèmeion* (sinal) e *logos* (estudo, ciência). Na área da saúde, a semiologia compreende o estudo dos sinais e sintomas, sendo que os sinais representam as manifestações clínicas de uma doença observadas pelo profissional por meio da inspeção, palpação ou ausculta. Os sintomas já são sensações subjetivas, sentidas pelo indivíduo e não visualizada pelo profissional. Para avaliação dessas alterações e/ou manifestações semiológicas, no que se refere aos problemas nutricionais, o nutricionista dispõe da anamnese nutricional para a identificação dos sintomas clínicos nutricionais e do exame físico na avaliação dos sinais clínicos nutricionais, devendo ser complementados por exames bioquímicos (Sampaio *et al.*, 2012).

**Tabela 21** – Manifestações clínicas nutricionais decorrentes da deficiência de macronutrientes acordo as diferentes regiões corporais e alguns nutrientes

| | | |
|---|---|---|
| Baixa reserva de tecido muscular/ proteínas | Cabelos | - Sinal de bandeira (despigmentação transversa)<br>- Arrancável com facilidade e sem dor |
| | Face | - Depressão do temporal, masseter<br>- Exposição do arco zigomático (sinal de chave)<br>- Despigmentação difusa (proteica-calórica)<br>- Face redonda, edemaciada (lua cheia) |
| | Olhos | Escurecimento ao redor dos olhos acompanhado de depressão, flacidez e olhos fundos (visualização dos contornos ósseos que envolvem a órbita) |
| | Pele | - Cicatrização deficiente de feridas, úlceras de decúbito<br>- Aparência de celofane<br>- Edema corporal |
| | Pescoço | Parótida aumentada |
| | Tórax/ dorso | - Retração intercostal e subcostais (visualização das costelas),<br>- Atrofia das musculaturas paravertebrais (visualização das vértebras),<br>- Atrofia infra e supraclavicular (visualização da clavícula);<br>- Visualização da fúrcula esternal |
| | Abdômen | - Perda muscular da cintura pélvica<br>- Abdômen escavado com umbigo em forma de chapéu |
| | Fígado | Hepatomegalia |
| | Membros superiores e/ou inferiores | - Atrofia do músculo adutor do polegar (musculatura de pinçamento)<br>- Perda muscular dos interósseos palmares<br>- Atrofia do quadríceps<br>- Atrofia do músculo gastrocnêmio |
| | Sistema nervoso | - Confusão mental<br>- Hiperirritabilidade<br>- Apatia |

| Lipídios Baixa reserva de tecido adiposo | Face | Perda da bola gordurosa de Bichat. |
|---|---|---|
| | Abdômen | - Abdômen escavado com umbigo em forma de chapéu |

Fonte: Sampaio et al., 2012

## 4.5 Conteúdo de macronutrientes nos alimentos

E como fazemos para identificar os carboidratos, proteínas e lipídios presentes nos alimentos?

A quantificação é realizada pela área da nutrição, denominada bromatologia, que consiste em realizar a avaliação da composição centesimal indicando o valor nutritivo ou valor energético, por meio da análise de umidade ou voláteis a 105 °C; cinzas ou resíduo mineral fixo; lipídios (extrato etéreo); proteínas (N × fator de correção); fibra; carboidratos ou nifext, em 100 g do alimento. Como já observamos anteriormente, ajudam na elaboração das Tabelas de Composição de Alimentos (**Capítulo 3.2**).

**Para concluir e refletir...**

1. Uma mulher de 30 anos, passou em consulta nutricional e, durante a anamnese e no exame físico, foi observado: face redonda, perda muscular, edema e irritabilidade. Qual é o nome do estudo de sinais e sintomas e qual macronutriente, possivelmente, está em falta para esta paciente?
2. Qual é a importância do consumo adequado de ômega-3 e como a proporção entre ômega-3 e ômega-6 na dieta pode influenciar a saúde?
3. O que são Proteínas de Alto Valor Biológico (PAVB) e quais são as suas principais fontes alimentares?

## Referências bibliográficas

- BARBOSA, K. B. F. et al. *Ácidos graxos das séries ômega 3 e 6 e suas implicações na saúde humana*. Omega-3 and 6 fatty acids and implications on human health. Omega, v. 32, n. 2, p. 129-145, 2007.
- BRASIL. Ministério do Trabalho e do Emprego. Ministério da Fazenda. Ministério da Saúde. Ministério da Previdência Social e do desenvolvimento social e do combate à fome. *Portaria interministerial nº 66, de 25 de agosto de 2006. Diário Oficial da União*, Brasília, de 28 de agosto de 2006.

- BRASIL. Agência Nacional de Vigilância Sanitária (Anvisa). *Modelos para declaração da tabela de informação nutricional.* Disponível em: https://www.gov.br/anvisa/pt-br/assuntos/alimentos/rotulagem/arquivos/anexo-ix_modelos-de-tabelas.pdf. Acesso em: 02 abr. 2024.
- BRASIL. *Resolução da Diretoria Colegiada – RDC nº 259, de 20 de setembro de 2002.* Dispõe sobre a aprovação do Regulamento Técnico sobre Rotulagem de Alimentos Embalados. Agência Nacional de Vigilância Sanitária (Anvisa). Diário Oficial da União, 23 de setembro de 2002.
- BRASIL. *Resolução da Diretoria Colegiada – RDC Nº 429, de 8 de outubro de 2020.* Dispõe sobre a rotulagem nutricional dos alimentos embalados. DOU nº 195, de 9 de outubro de 2020.
- BRASIL. *Resolução da Diretoria Colegiada – RDC Nº 632, de 24 de março de 2022.* Dispõe sobre a restrição de uso de gorduras trans industriais em alimentos. Diário Oficial da União, Brasília, de 30 de março de 2022.
- FREIRIA, E. F. C. *Bromatologia.* Londrina: Editora e Distribuidora Educacional S.A., 2018. 216 p.
- GOMES, C. E. T.; SANTOS, E.C. *Nutrição e Dietética.* São Paulo: Editora Saraiva, 2015. E-book. ISBN 9788536521152. Disponível em: <https://integrada.minhabiblioteca.com.br/#/books/9788536521152/>. Acesso em: 11 jan. 2024.
- INSTITUTE OF MEDICINE/FOOD AND NUTRITION BOARD. *Dietary reference intakes for energy, carbohydrate, fiber, fat, fatty acids, cholesterol, protein and aminoacids (macronutrients).* Washington, DC: National Academy Press; 2005. p. 107-240.
- IZAR, M.C.O. et al. *Posicionamento sobre o Consumo de Gorduras e Saúde Cardiovascular–2021.* Arquivos brasileiros de cardiologia, v. 116, p. 160-212, 2021.
- JUNIOR, W.E.F. *CARBOIDRATOS:* estrutura, propriedades e funções. Química nova na escola, p. 8-13, 2008.

- MACEDO, L.L.; VIMERCATI, W.C.; ARAÚJO, C.S. *Frutooligossacarídeos: aspectos nutricionais, tecnológicos e sensoriais*. Brazilian Journal of Food Technology, v. 23, 2020.

- MACEDO, P.D.G.; MATOS, S.P. *Bioquímica dos Alimentos – Composição, Reações e Práticas de Conservação*. São Paulo: Editora Saraiva, 2015. E-book. ISBN 9788536520810. Disponível em: <https://integrada.minhabiblioteca.com.br/#/books/9788536520810/>. Acesso em: 11 jan. 2024.

- MAHAN, L. K.; ARLIN, M. T. Krause: alimentos, nutrição e dietoterapia. 8ª ed. São Paulo: Roca, 1995.

- MARIOTTI F., GARDNER, C.D. Dietary Protein and Amino Acids in Vegetarian Diets-A Review. Nutrients. V. 4, n. 11, 2019

- MELO, S. S. Definição e classificação dos nutrientes. In: ROSSI, L.; POLTRONIERI, F. (org.). Tratado de Nutrição e Dietoterapia. Rio de Janeiro: Guanabara Koogan, 2019. p. 3-8.

- NASCIMENTO, Priscila Soares. Glicose. Infoescola. [20--] Disponível em: https://www.infoescola.com/bioquimica/glicose. Acesso em: 02 abr. 2024.

- PHILIPPI, S. T.; PIMENTEL, C. V. M. B.; MARTINS, M. C. T. Nutrição e alimentação vegetariana: tendência e estilo de vida. (Guias de nutrição e alimentação). Barueri: Editora Manole, 2022. E-book. ISBN 9786555769715. Disponível em: <https://integrada.minhabiblioteca.com.br/#/books/9786555769715/>. Acesso em: 11 jan. 2024.

- POMIN, Vitor Hugo; MOURÃO, P. A. S. Carboidratos. Ciência hoje, v. 35, n. 233, p. 24-35, 2006.

- ROSSI, L. Tratado de Nutrição e Dietoterapia. São Paulo: Grupo GEN, 2019. E-book. ISBN 9788527735476. Disponível em: <https://integrada.minhabiblioteca.com.br/#/books/9788527735476/>. Acesso em: 12 jan. 2024.

- SAMPAIO, L. R. *et al.* Semiologia nutricional. In: SAMPAIO, L.R., org. Avaliação nutricional [online]. Salvador: EDUFBA, 2012, pp. 23-47. Sala de aula collection. ISBN: 978-85-232-1874-4.
- SOARES, V. M.; SILVA, T. C.; SANTOS, P.P. Papel do Ômega-3 e do Ômega-6 sobre Fatores de Risco Cardiovasculares: Importância da Fonte da Dieta e da Estrutura do Lipídio. Arquivos Brasileiros de Cardiologia, v. 120, p. e20230753, 2023.
- SOCIEDADE VEGETARIANA BRASILEIRA. Saúde: vegetarianismo e veganismo. Disponível em: <https://svb.org.br/vegetarianismo-e-veganismo/saude/>. Acesso em: 11 jan. 2024.
- TBCA. Tabela Brasileira de Composição de Alimentos (TBCA). Universidade de São Paulo (USP). Food Research Center (FoRC). Versão 7.2. São Paulo, 2023. Disponível em: <http://www.fcf.usp.br/tbca>. Acesso em: 07 set 2023.
- WORLD HEALTH ORGANIZATION. Process for a global strategy on diet, physical activity and health. Geneve: World Health Organization; 2003.
- WORLD HEALTH ORGANIZATION. Saturated Fatty Acid and Trans-Fatty Acid Intake for Adults and Children: WHO Guideline [Internet]. Geneva: World Health Organization; 2023.
- WORLD HEALTH ORGANIZATION/FOOD AND AGRICULTURE ORGANIZATION (WHO/FAO). Diet, nutrition and the prevention of chronic diseases: Report of the Joint WHO/FAO Expert Consultation. Technical Report Series, 916. Geneva; 2003.

# CAPÍTULO 5

**Principais tópicos do capítulo**

- Micronutrientes são necessários em pequenas quantidades na alimentação, sendo eles: as vitaminas e os minerais;
- As vitaminas denominadas lipossolúveis (A, D, E, K) são aquelas que apresentam solubilidade em gordura, absorvidas passivamente e transportadas com os lipídios dietéticos;
- As vitaminas denominadas hidrossolúveis são aquelas que apresentam solubilidade em água. As vitaminas hidrossolúveis são as do complexo B, que incluem B1 (tiamina), B2 (riboflavina), B3 (niacina), B5 (ácido pantotênico), B6 (piridoxina), biotina, ácido fólico, B12 (cobalamina) e C (ácido ascórbico);
- Os minerais são divididos em macrominerais e microminerais;
- Macrominerais são aqueles que estão presentes e são necessários em maiores quantidades no organismo, acima de 100 mg/dia (com destaque para o magnésio, sódio, potássio, cloro, cálcio e fósforo);
- Microminerais ou elementos-traço são necessários em quantidades mínimas no organismo, que variam de 1 a 100 mg/dia (com destaque para o ferro, zinco, iodo, selênio, manganês, flúor, molibdênio, cobre e cromo);
- Sinais e sintomas (semiologia nutricional), nos auxiliam na identificação de uma possível deficiência.

## 5. Micronutrientes

Os micronutrientes apresentam este nome, pois são necessários em pequenas quantidades na alimentação, sendo eles: as vitaminas e os minerais (Melo, 2019). Foi a descoberta das vitaminas que deu origem ao campo da nutrição, com primeiros relatos datados há 3.500 anos, pelos antigos egípcios, atualmente, suas funções metabólicas são descritas em uma das quatro possíveis categorias gerais: estabilizadores de membrana, doadores e receptores de hidrogênio (H+) e de elétrons, hormônios e coenzimas (Melo, 2019).

Cabe ressaltar aqui que as deficiências nutricionais são um problema de saúde pública com efeitos deletérios na saúde, sendo identificadas as seguintes como problemas carenciais na população brasileira: persistência das deficiências de ferro e vitamina A na atualidade; ressurgimento de casos de beribéri (deficiência de vitamina B1 ou tiamina) em alguns estados brasileiros; e o desajuste do consumo de iodo por adultos, proveniente do consumo excessivo do sal de cozinha iodado (Brasil, 2023).

## 5.1 Vitaminas lipossolúveis

As vitaminas denominadas lipossolúveis (A, D, E, K) são aquelas que apresentam solubilidade em gordura, absorvidas passivamente e transportadas com os lipídios dietéticos (Melo, 2019). Podem ser armazenadas no fígado e liberadas na corrente sanguínea para absorção em vários tecidos para uso ou armazenamento e seu excesso é armazenado no tecido adiposo (Venturi; Sant'anna, 2020).

### 5.1.1 Vitamina A

A vitamina A foi descoberta em 1915 por McCollum e Davis como um fator lipossolúvel denominado "A", essencial para o crescimento de ratos. O termo vitamina A é genérico, pois se refere a vários compostos com atividade biológica do retinol todo, trans ou pré-vitamina A (retinol, retinal e ácido retinoico), com exceção dos carotenoides, cujo termo adequado é provitamina A. A vitamina A desempenha diversas funções no organismo, sendo essencial para o crescimento e desenvolvimento celular (ácido retinoico promove a diferenciação celular), a manutenção da integridade epitelial, o sistema imunológico e a reprodução. É componente estrutural dos pigmentos visuais dos cones e bastonetes da retina, sendo essencial para a fotorrecepção, atua como imunomodulador e um potente antioxidante, servindo de proteção contra o estresse oxidativo (neutraliza os radicais livres) (Cukier; Cukier, 2020).

Os carotenoides ou provitaminas são precursores da vitamina A. Existem mais de seiscentos tipos de carotenoides (pigmentos lipossolúveis com as cores: vermelho, laranja e amarelo produzidos pelas plantas) na natureza, mas somente 10% podem ser convertidos em retinol (betacarotenos, alfacarotenos e betacriptoxantina). Os carotenoides licopeno, luteína e zeaxantina não são precursores de vitamina A, mas desempenham papel antioxidante importante para o organismo (Cukier; Cukier, 2020).

Os carotenoides são encontrados nas frutas, legumes e vegetais (amarelos, laranjas, vermelhos, roxas, verde-escuros), sendo o mais abundante deles o betacaroteno, considerado o mais ativo dos carotenoides na conversão para retinol. A vitamina A nos alimentos é expressa na unidade de medida "equivalentes de retinol (ER)", isto é, a soma das vitaminas provenientes do retinol pré-formado e dos retinoides. Retinol é encontrado nos alimentos de origem animal, sendo considerados como fontes alimentares, o fígado, óleo de fígado de bacalhau, derivados do leite (leite integral, queijos e manteiga) e os peixes, como atum, sardinha e arenque (Cukier; Cukier, 2020).

Para falar do metabolismo de vitamina A precisamos compreender sua complexidade que envolve uma série de proteínas carreadoras específicas e a ingestão paralela de lipídios. Com isso, nos alimentos, a vitamina A está na forma de ésteres de retinol e, assim, os carotenoides serão hidrolisados pelas hidrolases pancreáticas no lúmen intestinal. A absorção será mais eficiente na presença de lipídios e da bile que irá entrar como emulsificante. Nos enterócitos, o retinol se ligará à *cellular retinol binding protein type-II (CRBP-II)*, e será reesterificado pela ação da enzima lecitina-retinol aciltransferase

(LRAT) e secretado juntamente com os quilomícrons no sistema linfático (Cukier; Cukier, 2020).

Mais da metade da vitamina A está armazenada no fígado, sendo suficiente para vários meses. A proteína ligadora de retinol (RBP – *retinol binding protein*) se liga ao retinol no fígado para transporte à corrente sanguínea por meio da proteína chamada transtiretina (TTR), formando um complexo, na qual irão seguir para os tecidos periféricos que o utilizarão: tecido adiposo, sistema musculoesquelético, pulmões, rins, olhos, glóbulos brancos e medula óssea. A RBP também, é responsável por controlar as concentrações de retinol sérico (Cukier; Cukier, 2020).

Os carotenoides, com atividade provitamínica A, são hidrolisados nos enterócitos pela enzima betadioxigenase, que gera retinal. Este é reduzido a retinol ou será oxidado em ácido retinoico, e então, é absorvido pelo sistema linfático, assim como a vitamina A pré-formada. Em seguida, são transportados ligados às lipoproteínas plasmáticas de baixa, muito baixa ou de alta densidade, sendo armazenados, principalmente, no fígado e tecido adiposo, ainda que alguns carotenoides sejam mais específicos a determinados órgãos, como a retina do olho (concentra especificamente luteína e zeaxantina – depositados na região da mácula). O rim é o principal órgão responsável pelo catabolismo e pela excreção da vitamina A e 40% são perdidos pelas fezes (Cukier; Cukier, 2020).

Pode-se dizer que a deficiência da vitamina A ainda é muito comum. A chamada hipovitaminose A tem como sintomas as náuseas, vômitos, visão dupla, dor de cabeça, tontura e descamação da pele. No Brasil e, em outros países, constitui um grande problema de saúde pública que compromete o estado nutricional e, nos casos mais graves, leva à xeroftalmia (olho seco) – principal causa de cegueira na infância – cegueira noturna (especialmente na gestação), anemia ferropriva (devido ao seu papel na hematopoiese, mobilização e transporte de ferro) e infecções recorrentes (Cukier; Cukier, 2020).

Com relação à avaliação dos exames laboratoriais que indicam as concentrações de vitamina A, o ponto de corte que representa deficiência é 0,70 μmol/L e abaixo de 0,35 μmol/L, a deficiência é grave (Cukier; Cukier, 2020). Em termos de recomendação as DRIs estipulam valores dispostos no **Quadro 1 (IOM, 2001)**.

**Quadro 1** – Valores diários de referência para EAR, AI* ou RDA e UL para vitamina A

|  | EAR (μg) | AI* ou RDA (μg) | UL (μg) |
|---|---|---|---|
| **Bebês** | | | |
| 00-06 meses | ND | 400* | 600 |
| 07-12 meses | ND | 500* | 600 |
| **Crianças** | | | |
| 01-03 anos | 210 | 300 | 600 |
| 04-08 anos | 275 | 400 | 900 |
| **Homens** | | | |
| 09-13 anos | 445 | 600 | 1.700 |
| 14-18 anos | 630 | 900 | 2.800 |
| 19 anos ou mais | 625 | 900 | 3.000 |
| **Mulheres** | | | |
| 09-13 anos | 420 | 600 | 1.700 |
| 14-18 anos | 485 | 700 | 2.800 |
| 19 anos ou mais | 500 | 700 | 3.000 |
| **Gestantes** | | | |
| Menos de 18 anos | 530 | 750 | 2.800 |
| 19-50 anos | 550 | 770 | 3.000 |

| Lactantes | | | |
|---|---|---|---|
| Menos de 18 anos | 885 | 1200 | 2.800 |
| 19-50 anos | 900 | 1300 | 3.000 |

* Valores referentes à ingestão adequada – AI *(adequate intake)*.
Valores estão em equivalentes de atividade de retinol (RAE). 1 RAE= 1 µg de retinol, 12 µg de β-caroteno, 24 µg de α-caroteno. ou 24 µg de β-criptoxantina. ND: não definido.

Fonte: IOM, 2001

A fortificação de alimentos com vitamina A, ainda que não mandatória, é observada em óleos, margarinas e/ou cereais. A suplementação medicamentosa de vitamina A, especialmente para os grupos de maior vulnerabilidade à deficiência, como as mulheres no pós-parto e crianças menores de cinco anos, é uma realidade do programa governamental denominado: Programa Nacional de Suplementação de Vitamina A (PNSVA), instituído em 1983, mas oficialmente somente em 2005, por meio da Portaria nº 729, de 13 de maio de 2005, com o objetivo de reduzir e controlar a hipovitaminose A, a mortalidade e morbidade em crianças de 6 a 59 meses de idade (Brasil, 2005).

A partir de 2012 o programa foi expandido para todas as crianças na faixa etária residentes nas Regiões Norte e Nordeste e em diversos municípios das Regiões Centro-Oeste, Sul e Sudeste, além dos 34 Distritos Sanitários Especiais Indígenas. Em 2016, por orientação da OMS, mulheres no pós-parto foram excluídas do programa por não haver evidências científicas suficientes que comprovassem a efetividade nesta população específica. Em 2022, houve uma atualização do programa por meio do Caderno dos Programas Nacionais de Suplementação de Micronutrientes (Brasil, 2022).

A conduta de suplementação está disposta na **Tabela 22**. São entregues megadoses compostas por vitamina A na forma líquida, diluída em óleo de soja e acrescida de vitamina E, acondicionadas em frascos, contendo, cada um, cinquenta cápsulas gelatinosas moles que devem ser administradas via oral. As cápsulas apresentam cores diferentes, conforme a dose (100.000 UI: cor amarela ou 200.000 UI: cor vermelha).

Conforme os dados do estudo Estudo Nacional de Alimentação e Nutrição Infantil (ENANI 2019), a prevalência de deficiência de vitamina A em crianças de 6 a 23 meses é de 6,4% no país, sendo maior na Região Centro-Oeste (11,5%) e menor na Região Sudeste (5,0%), as regiões Norte, Nordeste e Centro-Oeste, e crianças assistidas pelo SasiSUS (Subsistema de Atenção à Saúde Indígena) recebem de 6 a 59 meses e dos estados Sul e Sudeste de 6 a 24 meses (Universidade Federal do Rio de Janeiro, 2021; Brasil, 2022).

**Tabela 22** – Conduta de suplementação do PNSVA

| Público | Conduta | Periodicidade |
|---|---|---|
| Crianças de 6 a 11 meses | 100.000 UI | Uma dose |
| Crianças de 12 a 24 meses | 200.000 UI | Uma vez a cada 6 meses |
| Crianças de 25 a 59 meses | 200.000 UI | Uma vez a cada 6 meses |

Fonte: Caderno dos programas nacionais de suplementação de micronutrientes. Brasil, 2022

A ingestão crônica de vitamina A pré-formada até três a quatro vezes acima da recomendada pode resultar em hipervitaminose A. A ingestão de cerca de dez vezes mais leva à toxicidade e consequente doença hepática, a toxicidade é caracterizada por lábios secos (queilite), seguidos de secura das mucosas (nasal, dos olhos) e fraturas ósseas. Além disso, o excesso de retinol é teratogênico. Por outro lado, a toxicidade causada pelos carotenoides é baixa, até 30 mg de betacaroteno não causa efeitos colaterais além da hipercarotenodermia (acúmulo de carotenoide na pele e consequente amarelamento), condição reversível após a normalização dos níveis (Cukier; Cukier, 2020).

### Conceitos e definições

**Teratogênico:** é definido como qualquer substância, organismo, agente físico ou estado de deficiência que, estando presente durante a vida embrionária ou fetal, produz uma alteração na estrutura ou função da descendência.

**Quadro 2** – Resumo das principais características da vitamina A

| | Vitamina A |
|---|---|
| Formas | - **Retinol:** armazenamento no fígado;<br>- **Retinaldeído:** auxilia na função de reprodução humana e proteção ocular;<br>- **Ácido retinoico:** efetivamente a vitamina A. |
| Origem | - **Origem animal:** encontrada sob a forma de retinol e, no organismo é oxidado em retinaldeído e, em seguida, oxidado em ácido retinoico.<br>- **Origem vegetal:** encontrada sob a forma de carotenoide (provitamina), sendo o betacaroteno a forma mais ativa. São compostos que podem ser convertidos em vitaminas ativas. |
| Função | Auxilia na integridade da visão noturna e é indispensável para o crescimento e desenvolvimento dos ossos e células epiteliais. |
| Deficiência | - **Nictalopia:** cegueira noturna;<br>- **Xerose:** atrofia e queratinização da córnea – olhos secos;<br>- **Xeroftalmia:** ulceração e endurecimento das córneas. |
| Excesso | Causa pele seca e unhas quebradiças, hipercarotenodermia (deposição de carotenos nos tecidos, que causa amarelamento da pele e dos olhos) e sensibilidade em articulações e ossos. |

| Vitamina A | |
|---|---|
| Fontes Alimentares | - **Retinol:** alimentos de origem animal – produtos lácteos, manteiga, creme de leite e queijos;<br>-**Betacaroteno:** alimentos de origem vegetal e com coloração amarelo-alaranjado, por exemplo: cenoura, abóbora, frutas e hortaliças amarelas. |

Fonte: Adaptado de Carelle e Cândido, 2014

### 5.1.2 Vitamina D

Uma das mais conhecidas vitaminas, a vitamina D, é classificada como uma "vitamina lipossolúvel". No entanto, a melhor classificação para ela seria de pré-hormônio, que, juntamente com o paratormônio (PTH), atua como reguladora da homeostase do cálcio e do metabolismo ósseo. Isso ocorre tendo em vista que, conceitualmente, as vitaminas são compostos orgânicos essenciais para o funcionamento do organismo e não podem ser produzidas por ele, sendo ingeridas por meio da alimentação (Martini; Peters, 2017).

Já os hormônios são os mensageiros orgânicos que fazem regulação na célula (ação autócrina), em células próximas (ação parácrina) ou em regiões distantes do organismo (ação endócrina). Como a vitamina D pode ser produzida pelo organismo e apresenta diversas ações de regulação isso a torna um hormônio (Martini; Peters, 2017).

A vitamina D se divide em duas formas: o ergocalciferol, conhecida como vitamina D2, é derivada da irradiação do ergosterol em plantas e leveduras e o colecalciferol, conhecida como vitamina D3, tem origem de fontes animais ou por meio da irradiação do 7-desidrocolesterol em pré-vitamina D3 (Martini; Peters, 2017).

A vitamina D3 (colecalciferol), é produzida na pele a partir da ação dos raios ultravioleta B (UVB) em algumas etapas (Martini; Peters, 2017):

- **1º:** ação dos raios solares sobre o 7-desidrocolesterol (7-DHC), molécula derivada do colesterol e presente nas camadas superficiais da epiderme (a camada mais externa da pele que está em contato com o ambiente);
- **2º:** isomerização dependente da temperatura, que converte 7-desidrocolesterol em colecalciferol;
- **3º:** após a síntese cutânea, a vitamina D3 chega lentamente (sete dias, em média) à corrente sanguínea.

Esta produção é influenciada por diversos fatores tais como, latitude, estação do ano, hora do dia (interferem na intensidade da exposição solar), aumento da pigmentação da pele, envelhecimento cutâneo (principalmente após 65 anos) e a aplicação de filtro solar (interferem reduzindo a eficiência da produção cutânea da vitamina D) (Martini; Peters, 2017).

A intoxicação por vitamina D a partir de irradiação solar é inexistente, mesmo após exposição prolongada, pois existem mecanismos reguladores: os raios ultravioletas estimulam também a síntese de melanina, composto que compete pelos raios UVB com o 7-DHC, limitando, assim, a síntese de pré-colesterol. Ainda, o excesso produzido pode ainda ser convertido reversivelmente em lumisterol ou taquisterol, isômeros biologicamente inertes (Martini; Peters, 2017).

E via alimentação, conseguimos produzir vitamina D? A resposta é sim! Os vegetais também têm a capacidade de produzir, mas não a D3 e sim, o ergocalciferol ou vitamina D2 que apresenta características biológicas semelhantes a vitamina D3. No entanto, é importante destacar que, a presença da vitamina D nos alimentos é bastante limitada: peixes gordurosos (exemplo, salmão e o arenque), óleos de fígado de peixes como o de bacalhau, além de cogumelos irradiados, são boas fontes, entretanto, mas dificilmente aparecem na dieta dos brasileiros (Martini; Peters, 2017).

Não há uma política de fortificação ou suplementação específica para vitamina D. Mas, em outros países, como a exemplo dos Estados Unidos, Canadá e Finlândia, que têm latitude mais alta e a exposição solar é dificultada, há fortificação de alimentos como laticínios e sucos (Marques; Marques; Xavier, 2012). E justamente, por ser um país de clima tropical, o Brasil tem como principal fonte de vitamina D, a exposição solar (Marques; Marques; Xavier, 2012; Martini; Peters, 2017).

A vitamina D proveniente dos alimentos ou de suplementação é absorvida no intestino delgado, com as gorduras. Este processo é dependente de sais biliares e a principal via de excreção é biliar, há intensa recirculação êntero-hepática, motivo pelo qual pacientes submetidos a procedimentos de redução intestinal, portadores de doenças intestinais ou síndromes de má absorção a sua absorção é comprometida (Martini; Peters, 2017).

Independentemente de ser ergocalciferol (vitamina D2) ou colecalciferol (vitamina D3), ambos precisam ser ativados para apresentarem sua ação biológica, sendo que a primeira etapa deste processo ocorre no fígado. Uma hidroxilação no carbono 25 leva à formação da 25-hidroxivitamina D [25(OH)D]. O excesso de 25(OH)D produzido pode ser estocado no tecido adiposo, músculos ou ser convertido pelo fígado a metabólitos inativos e excretados pela bile ou pela urina (Martini; Peters, 2017).

Cerca de 99% do composto circula ligado à proteína ligadora da vitamina D (DBP), que o protege da depuração renal. Em exames laboratoriais, é solicitado, por refletir os estoques corporais e na determinação de seu status: deficiente, insuficiente, suficiente. A segunda etapa do processo acontece no rum, com a ação da enzima 1-alfa-hidroxilase renal que converte a 25(OH)D em 1,25-di-hidroxivitamina D (1,25(OH)2D) ou também chamada de calcitriol, ao introduzir uma hidroxila ao carbono 1. A regulação do calcitriol é dada pelas concentrações séricas de cálcio e fósforo, o fator de crescimento de fibroblasto 23 (FGF-23), o paratormônio (PTH) e a própria 1,25(OH)2D (Martini; Peters, 2017).

Em termos de ingestão, temos divergências no Brasil, pois as tabelas nutricionais encontram-se desatualizadas e recomendam a ingestão de 200 UI ao dia para todas as idades. A Sociedade Brasileira de Endocrinologia (SBEM) recomenda seguir as orientações mais conservadoras do IOM (**Quadro 3**) para a população geral e para populações sob risco de deficiência da vitamina, indicam-se as diretrizes da Sociedade Americana de Endocrinologistas, sendo eles: gestantes e lactantes, idosos com histórico de queda ou de fratura não traumática, crianças e adultos obesos, em uso de medicamentos anticonvulsivantes, glicocorticoides, antirretrovirais, antifúngicos, colestiramina, indivíduos com suspeita de raquitismo ou osteomalácia, osteoporose, hiperparatireoidismo, insuficiência renal crônica, insuficiência hepática e má absorção intestinal por doença inflamatória intestinal, doença de Crohn, enterite actínica, fibrose cística e cirurgia bariátrica. Nesses casos, o rastreamento de uma possível deficiência (hipovitaminose D) é necessário e, em boa parte dos casos a suplementação é indicada (IOM, 2011; Munns *et al.*, 2016).

**Quadro 3** – Valores diários de referência para EAR, AI* ou RDA e UL para vitamina D

|  | EAR (UI) e (µg) | AI* ou RDA (UI) e (µg) | UL (UI) e (µg) |
|---|---|---|---|
| Bebês | | | |
| 00-06 meses | ND | 400 UI (10 µg) * | 1.000 UI (25 µg) |
| 07-12 meses | ND | 400 UI (10 µg) * | 1.500 UI (38 µg) |
| Crianças | | | |
| 01-03 anos | 400 UI (10 µg) | 600 UI (15 µg) | 4.000 UI (100 µg) |
| 04-08 anos | 400 UI (10 µg) | 600 UI (15 µg) | 4.000 UI (100 µg) |

|  | EAR (UI) e (µg) | AI* ou RDA (UI) e (µg) | UL (UI) e (µg) |
|---|---|---|---|
| **Homens** | | | |
| 09-18 anos | 400 UI (10 µg) | 600 UI (15 µg) | 4.000 UI (100 µg) |
| 19-70 anos | 400 UI (10 µg) | 600 UI (15 µg) | 4.000 UI (100 µg) |
| 70 anos ou mais | 400 UI (10 µg) | 800 UI (20 µg) | 4.000 UI (100 µg) |
| **Mulheres** | | | |
| 09-18 anos | 400 UI (10 µg) | 600 UI (15 µg) | 4.000 UI (100 µg) |
| 19-70 anos | 400 UI (10 µg) | 600 UI (15 µg) | 4.000 UI (100 µg) |
| 70 anos ou mais | 400 UI (10 µg) | 800 UI (20 µg) | 4.000 UI (100 µg) |
| **Gestantes** | | | |
| Menos de 18 anos | 400 UI (10 µg) | 600 UI (15 µg) | 4.000 UI (100 µg) |
| 19-50 anos | 400 UI (10 µg) | 600 UI (15 µg) | 4.000 UI (100 µg) |
| **Lactantes** | | | |
| Menos de 18 anos | 400 UI (10 µg) | 600 UI (15 µg) | 4.000 UI (100 µg) |
| 19-50 anos | 400 UI (10 µg) | 600 UI (15 µg) | 4.000 UI (100 µg) |

* Valores referentes à ingestão adequada – AI *(adequate intake)*.
ND: não definido.

Fonte: IOM, 2011

O tratamento e suplementação podem ser realizados na forma de ergocalciferol ou por colecalciferol, mas a D3 é três vezes mais efetiva em aumentar os níveis séricos de 25(OH)D, e a D2, quando usada para suplementação, deve ter sua posologia diária. Embora não seja linear, de forma geral, para cada 100 UI de vitamina D suplementada, há um aumento de 0,7 ng/mL a 1,0 ng/mL nas concentrações plasmáticas de 25(OH) D. O Global Consensus for Nutritional Rickets orienta doses únicas altas para maiores de 3 meses de idade. De 3 a 12 meses, a recomendação é de 50.000 UI, via oral, seguida da dose de suplementação usual. Entre 1 e 12 anos, recomenda-se a administração de 150.000 UI por vez, via oral, seguida de dose de manutenção usual e para pacientes acima de 12 anos, dose única de 300.000 UI, via oral, também seguida de manutenção (MUNNS et al., 2016). O Endocrine Society Clinical Practice Guideline também faz recomendação de dose semanal de 50.000 UI, por seis a oito semanas, independentemente da idade (Holick et al., 2011).

Exames devem ser repetidos a cada três meses ou após o tempo de tratamento. A meta é atingir o alvo de suficiência de vitamina D de acordo com o valor de referência adotado (Martini; Peters, 2017).

Em termos de recomendações ou níveis adequados de vitamina D, também temos divergências, pois o IOM considera adequada a concentração de 25(OH)D os valores acima de 20 ng/mL. Por outro lado, a Endocrine Society (ES) e a SBEM consideram adequados níveis acima de 30 ng/mL para pacientes de risco para deficiência e classifica os demais indivíduos que apresentem concentrações abaixo de 20 ng/mL em deficientes e com concentrações entre 20 ng/mL e 30 ng/mL, como insuficientes, sendo risco para toxicidade valores acima de 150 ng/mL (Martini; Peters, 2017).

Essa recomendação é dada, devido à relação inversa entre as concentrações de 25(OH)D e PTH, quando os níveis de vitamina estão baixos. Acredita-se que a elevação compensatória do PTH pode ter efeitos deletérios, uma vez que o hormônio estimula a reabsorção óssea, entre outras funções. Dessa forma, as recomendações para se manter as concentrações de 25(OH)D acima de 30 ng/mL evitariam a ocorrência de aumento compensatório de PTH (Martini; Peters, 2017).

Outro destaque é que nem o IOM, nem as sociedades de endocrinologia dos países em questão, recomenda uma avaliação generalizada na população das concentrações de vitamina D e segundo as diretrizes da Sociedade Americana de Endocrinologia, a avaliação somente deve ser realizada em indivíduos sob risco de deficiência (Martini; Peters, 2017).

**Quadro 4** – Resumo das principais características da vitamina D

| | Vitamina D |
|---|---|
| Formas | - **Vitamina D2:** ergocalciferol, originada do ergosterol no tecido vegetal (utilizada na fortificação dos alimentos);<br>- **Vitamina D3:** colecalciferol, originada da transformação do 7-deidrocolesterol; encontrada na pele de mamíferos. |
| Função | Atua na saúde óssea, crescimento, imunidade, musculatura, metabolismo. Auxilia na absorção do cálcio, auxiliando na formação e na manutenção de ossos e dentes. |
| Deficiência | Raquitismo em crianças e osteomalacia em adultos. |
| Excesso | Hipercalcemia; anorexia; fraqueza; náusea; vômito; constipação intestinal. |
| Fontes Alimentares | Gema de ovo, fígado, manteiga, óleos de fígado de peixes (arenque, cavala, sardinha e atum). |

Fonte: Adaptado de Carelle e Cândido, 2014

## 5.1.3 Vitamina E

A vitamina E foi descoberta em 1922 por Evans e Bishop, após um estudo sobre infertilidade em ratas. A vitamina E está sob a forma de tocoferóis e tocotrienóis, que se diferenciam conforme sua estrutura. Os tocoferóis dispõem de um sistema de anel hidroxilado com uma cadeia lateral longa saturada, e os tocotrienóis, com uma cadeia lateral insaturada. O alfatocoferol é o mais biologicamente ativo, com atuação no plasma e nos tecidos humanos com capacidade de reverter os sintomas de deficiência de vitamina E em seres humanos (Braga; Amancio, 2022).

A vitamina E tem participação na manutenção da integridade e fluidez das membranas celulares do sistema imunológico (imunomoduladora), mas sua principal função é de ação antioxidante, protegendo os ácidos graxos poli-insaturados (AGPI) componentes de membranas celulares e a lipoproteína de baixa densidade (LDL) contra os efeitos danosos das espécies reativas de oxigênio (Braga; Amancio, 2022).

Devido à obtenção da vitamina E ser por via placentária ao feto, ela é essencial nos primeiros estágios da vida, desde a concepção até o desenvolvimento pós-uterino, se ela não for eficiente, o recém-nascido pode desenvolver deficiência, levando a anemia hemolítica, hemorragia intraventricular e displasia broncopulmonar, em função da peroxidação lipídica nas membranas de eritrócitos (Braga; Amancio, 2022).

Em termos de absorção, ocorre no intestino delgado (lúmen intestinal) principalmente na forme de alfatocoferol, na presença de micelas, gorduras dietéticas, secreções biliares e pancreáticas. Na ausência desses componentes, a absorção de vitamina E e a sua secreção para o interior do sistema linfático são reduzidas. Nesse processo, ela está ligada ao sal biliar, que faz parte de uma micela composta de ácidos graxos. Os ácidos graxos, por sua vez, são formados a partir da quebra dos lipídios pela lipase pancreática. No enterócito, a vitamina E é incorporada a um quilomícron para transporte até o fígado, e finalmente, transportada do fígado em partículas de lipoproteína de densidade muito baixa (VLDL), que se tornam partículas de lipoproteína de baixa densidade (LDL), que por sua vez, são absorvidas pelos tecidos do nosso organismo (Braga; Amancio, 2022).

O produto principal da oxidação do alfatocoferol é a alfatocoferil quinona, sendo combinada para formar o glicuronato após redução da hidroquinona, que será excretado na bile ou posteriormente degradado em ácido alfa tocoferônico nos rins e excretado na urina. Compreende uma cadeia lateral encurtada e uma estrutura cromada aberta, o que indica que foi formado a partir de alfatocoferol que reagiu como um antioxidante. Os metabólitos degradados na bile são excretados por via fecal em decorrência de sua baixa absorção intestinal (Braga; Amancio, 2022).

Quanto a deficiência, pode ser causada por ingestão inadequada, absorção diminuída ou metabolismo prejudicado. Em casos de distúrbios de absorção e transporte de lipídios, bem como metabolismo de lipoproteínas prejudicado, podemos citar a doença hepática colestática, síndrome da bacia curta, doença de Crohn, abetalipoproteinemia e doença de Niemann-Pick tipo C, bem como a doença de Tangier. A diminuição da absorção ocorre na doença hepática colestática, fibrose cística e ressecção extensa do intestino delgado (Braga; Amancio, 2022).

As causas da má absorção de gordura são diversas e geralmente resultam em deficiência de vitamina E já na primeira infância. Estas incluem doenças hepáticas colestáticas, fibrose cística, doença de Crohn, trombose, pseudo-obstrução intestinal e pancreatite crônica. A síndrome de Marinesco-Sjögren e a doença de retenção de quilomícrons, também conhecida como doença de Anderson, são outras causas de deficiência grave de vitamina E (Braga; Amancio, 2022).

O valor de vitamina E plasmática considerado adequado é ≥ 0,6 mg/dL, e valores < 0,2 mg/dL são indicativos de deficiência. Além disso, foram estabelecidos pelo IOM recomendações de ingestão, conforme disposto no **Quadro 5** (IOM, 2000). E como ponto de corte em toda a população, como o "limite abaixo do normal", valores totais de alfatocoferol sérico de 0,5 mg/dL (11,6 mcmol/L).

**Quadro 5** – Valores diários de referência para EAR, AI* ou RDA e UL para vitamina E α-tocoferol equivalentes

| | EAR (mg) | AI* ou RDA (mg) | UL (mg) |
|---|---|---|---|
| **Bebês** | | | |
| 00-06 meses | ND | 4* | ND |
| 07-12 meses | ND | 5* | ND |
| **Crianças** | | | |
| 01-03 anos | 5 | 6 | 200 |
| 04-08 anos | 6 | 7 | 300 |
| **Homens** | | | |
| 09-13 anos | 9 | 11 | 600 |
| 14-18 anos | 12 | 15 | 800 |
| 19 anos ou mais | 12 | 15 | 1.000 |
| **Mulheres** | | | |
| 09-13 anos | 9 | 11 | 600 |
| 14-18 anos | 12 | 15 | 800 |
| 19 anos ou mais | 12 | 15 | 1.000 |
| **Gestantes** | | | |
| Menos de 18 anos | 12 | 15 | 800 |
| 19-50 anos | 12 | 15 | 1.000 |
| **Lactantes** | | | |
| Menos de 18 anos | 16 | 19 | 800 |
| 19-50 anos | 16 | 19 | 1.000 |

* Valores referentes à ingestão adequada – AI *(adequate intake)*.
Como α-tocoferol. O α-tocoferol inclui RRR α-tocoferol (única forma encontrada nos alimentos) e as formas 2R-estereoisoméricas de -tocoferol (RRR-, RSR-, RRS- e RSS–tocoferol) que são encontradas nos alimentos fortificados e suplementos. Ele não inclui as formas 2R-estereoisoméricas de -tocoferol (SRR-, SSR, SR- e SSS--tocoferol) também encontradas em alimentos fortificados e suplementos.
ND: não definido.

Fonte: IOM, 2000.

O diagnóstico da deficiência consiste em realizar um exame laboratorial que faça a dosagem do nível plasmático de alfatocoferol. Também pode ser feita pela correlação com as concentrações de lipídios sanguíneos, como colesterol total (CT) e triglicerídeos (TGL), proposta por Kang *et al.* (2004): alfatocoferol/lipídios totais (colesterol + triglicérides + fosfolípides) também foi utilizada em estudos como indicador do estado nutricional de vitamina E, estipulando como ponto de corte o valor de < 0,8 mg/g para identificação da deficiência (Braga; Amancio, 2022).

A deficiência incorre na neuropatia periférica progressiva com degenerações de axônios mais calibrosos de neurônios sensoriais, ataxia, fraqueza muscular e danos na retina que levam a cegueira (retinite pigmentosa). Indivíduos com mutações recessivas autossômicas no gene para alfa-TTP (ataxia por deficiência de vitamina E – ADVE) apresentam sintomas neurodegenerativos, incluindo ataxia cerebelar, perda de reflexos profundos de tendões, distúrbios no sentido vibratório, disartria, fraqueza muscular e distonia (Braga; Amancio, 2022).

O tratamento é feito com a reposição de vitamina E. Ela é normalmente fornecida por suplementação oral, com administração de alfatocoferol suplementar ou de tocoferóis mistos (alfa, beta e gama-tocoferol). Nos casos de má absorção e causas de deficiências clínicas evidentes, administram-se 15 a 25 mg/kg de alfatocoferol por via oral, uma vez ao dia. Os tocoferóis mistos (duzentas a quatrocentas unidades) também podem ser administrados. São necessárias doses maiores de alfatocoferol para tratar a neuropatia durante os estágios iniciais, a fim de superar o defeito de absorção e transporte na abetalipoproteinemia, de acordo com o estudo de Klein *et al.* (2011).

Não há programas voltados à suplementação ou a fortificação específica de vitamina E no Brasil, mas ainda assim, estudos experimentais indicaram que o aumento plasmático de alfatocoferol pode ser alcançado por meio de fortificação de alimentos e de suplementação em forma de cápsulas ou xarope (Braga; Amancio, 2022).

As principais fontes alimentares são os óleos vegetais comestíveis. Outros alimentos são grãos de cereais não processados, nozes, frutas, vegetais e carnes, especialmente a porção gordurosa. Todo o alfatocoferol presente nesses alimentos está na forma natural, RRR-alfatocoferol e contribui para o cumprimento da dieta recomendada (Braga; Amancio, 2022).

A toxicidade é rara, pois existem evidências de grandes quantidades diárias de vitamina E (400 a 800 mg/dia de alfatocoferol) por meses, às vezes por anos, sem danos aparentes. Ocasionalmente, fraqueza muscular, fadiga, náuseas e diarreia. O risco mais significativo é o de sangramento (além do aumento de risco de acidente vascular encefálico hemorrágico e morte prematura), mas sua ocorrência é incomum, a menos que a dose seja superior a 1.000 mg/dia ou em pacientes que consomem cumarina ou varfarina. Assim, o limite superior para adultos com mais de 19 anos é de 1.000 mg para qualquer forma de tocoferol (Braga; Amancio, 2022).

**Quadro 6** – Resumo das principais características da vitamina E

| | Vitamina E |
|---|---|
| **Formas** | É uma vitamina antioxidante, razoavelmente resistente à alta temperatura, destruída em contato com gordura rançosa, chumbo e ferro. O congelamento e a fritura em gorduras quentes destroem essa vitamina. É armazenada no fígado e tecido adiposo. |
| **Função** | Acentua a atividade da vitamina A, protege a membrana celular, impedindo a ação de radicais livres e impede a peroxidação de ácidos graxos poli-insaturados. |

| Vitamina E | |
|---|---|
| Deficiência | É rara pela ampla disponibilidade. Quando ocorre, está associada à má absorção ou a anormalidades no transporte dos lipídios, sendo sua deficiência associada a sintomas de neuropatia. |
| Excesso | É raro, mesmo com altas doses. Ocasionalmente, fraqueza muscular, fadiga, náuseas e diarreia. |
| Fontes alimentares | Óleos de semente, óleo de germe de trigo é a fonte mais rica. Embora, em fontes menores, também encontrada em frutas, vegetais e gorduras animais. |

Fonte: Adaptado de Carelle e Cândido, 2014

### 5.1.4 Vitamina K

A descoberta da vitamina K deu-se em 1929 por Henrik Dam, na Dinamarca, que analisou e constatou síndrome hemorrágica em frangos alimentados com uma dieta sem lipídios e a nomeou "K" por causa da palavra dinamarquesa *koagulation* (coagulação). Este termo é o nome dado a uma família de compostos lipossolúveis que podem ser classificados como filoquinona (vitamina K1) – maior parte da dieta – e menaquinona (vitamina K2), que consiste em diversos subtipos – são sintetizadas por bactérias do gênero anaeróbio Bacteroides encontradas no trato intestinal. A menadiona (vitamina K3) é a forma sintética (Asakura *et al.*, 2019).

A absorção da vitamina K ocorre no intestino delgado, requer lipólise (devido à sua lipossolubilidade) e formação de micela. Portanto, indivíduos que apresentem distúrbios na digestão e na absorção de gorduras podem ter deficiência de vitamina K. Uma vez absorvida, a vitamina K, é reesterificada e transportada em quilomícron rico em triacilgliceróis no sistema linfático, sendo convertida no fígado em metabólitos de cadeia curta excretados na bile e na urina. Até 70% da vitamina K absorvida em uma refeição é excretada em vários dias, o que sugere a necessidade de reposição frequente das reservas corporais (Asakura *et al.*, 2019).

Com relação à sua função, a vitamina K é um cofator para a carboxilação da reação que transforma resíduos do ácido glutâmico (GLU) da proteína precursora para resíduos de gamacarboxiglutamato (GLA) em certas proteínas dependentes de vitamina K, sendo essencial na síntese dos fatores II (protrombina), VII, IX e X, que participam do processo de coagulação sanguínea (Asakura *et al.*, 2019).

Também é um cofator da enzima gamacarboxilase, que ativa proteínas relacionadas com a síntese e a regulação da matriz óssea (formação óssea e inibe sua reabsorção). No aspecto bioquímico, já bem estudado e conhecido, a vitamina é responsável pela produção da proteína plasmática protrombina, precursora inativa da trombina, uma enzima que converte a proteína fibrinogênio em fibrina – proteína fibrosa responsável pela formação do coágulo sanguíneo (Asakura *et al.*, 2019).

A deficiência da vitamina K é rara, salvo em casos em que um indivíduo já apresenta alguma doença associada como gastrintestinal, caracterizada por síndrome de má absorção, e doença hepatobiliar (com deficiência resultante de disfunção hepática ou colestase), uso de antibióticos (exemplo, cefamandole, cefoperazone), altas doses de vitamina E (1.200 UI/dia) em pacientes em uso de anticoagulantes orais e recém-nascidos (baixa concentração de protrombina) devido à dificuldade de absorção de gorduras nos primeiros dias de vida, com risco de doença hemorrágica nos três primeiros meses de vida, principalmente, associada ao uso materno de anticoagulantes ou a distúrbios de absorção intestinal do bebê (Asakura *et al.*, 2019).

A identificação principal de sinais da deficiência é devido à presença de hemorragias anormais (evidente, presente na urina ou sangue oculto nas fezes), sendo confirmada por exame bioquímico que mensura as concentrações plasmáticas de filoquinona (adequada: entre 0,8 e 5,3 nmol/ℓ) e refletem inicialmente ingestão dietética recente (últimas 24 h), mas não diagnostica da doença hemorrágica do recém-nascido, justamente por conta da sua baixa concentração (Asakura *et al.*, 2019).

A dose de vitamina K recomendada para tratamento de sua deficiência é de 1 µg/kg de peso corporal, administrada via intravenosa ou intramuscular, incluindo a profilática (preventiva) de 1 mg de filoquinona (K1) ao recém-nascido. Em termos de toxicidade da vitamina K há casos ligados à forma sintética (K3), que pode provocar anemia hemolítica e hiperbilirrubinemia (Asakura *et al.*, 2019).

A ingestão recomendada de vitamina K inclui 2µg/dia nos primeiros 6 meses de vida, aumentando-se para 2,5 µg/dia para bebês entre 7 e 12 meses. A partir de 1 ano de idade, a ingestão adequada é de 30, 55, 60 e 75 µg/dia para grupos etários de 1 a 3, 4 a 8, 9 a 13 e 14 a 18 anos, respectivamente. Em adultos, a ingestão considerada adequada é de 90 e 120 µg/dia para mulheres e homens, respectivamente; 75 e 90 µg/dia para gestantes e lactantes, respectivamente (**Quadro 7**) (Asakura *et al.*, 2019).

**Quadro 7** – Valores diários de referência para EAR, AI* ou RDA e UL para vitamina K

|  | EAR (µg) | AI* ou RDA (µg) | UL (µg) |
|---|---|---|---|
| Bebês ||||
| 00-06 meses | ND | 2,0* | ND |
| 07-12 meses | ND | 2,5* | ND |
| Crianças ||||
| 01-03 anos | ND | 30* | ND |
| 04-08 anos | ND | 55* | ND |
| Homens ||||
| 09-13 anos | ND | 60* | ND |
| 14-18 anos | ND | 75* | ND |
| 19 anos ou mais | ND | 120* | ND |

|  | EAR (µg) | AI* ou RDA (µg) | UL (µg) |
|---|---|---|---|
| **Mulheres** | | | |
| 09-13 anos | ND | 60* | ND |
| 14-18 anos | ND | 75* | ND |
| 19 anos ou mais | ND | 90* | ND |
| **Gestantes** | | | |
| Menos de 18 anos | ND | 75* | ND |
| 19-50 anos | ND | 90* | ND |
| **Lactantes** | | | |
| Menos de 18 anos | ND | 75* | ND |
| 19-50 anos | ND | 90* | ND |

\* Valores referentes à ingestão adequada – AI (*adequate intake*).
ND: não definido.

Fonte: IOM, 2001

A vitamina K pode ser encontrada em alimentos de origem vegetal e animal, especialmente entre os vegetais verde-escuros, como brócolis, couve, repolho, alface, espinafre, couve-de-bruxelas, salsão, acelga, e algumas frutas, como kiwi e uva. Óleos, manteiga e margarina também representam fontes importantes, como o de soja, canola, azeite de oliva, amendoim, milho e girassol. O fígado, por ser o principal órgão de reserva da vitamina, também apresenta grandes quantidades (Asakura *et al.*, 2019).

**Quadro 8** – Resumo das principais características da vitamina K

| | Vitamina K |
|---|---|
| Formas | - **Vitamina K1 (filoquinona):** presente em plantas verdes.<br>- **Vitamina K2 (menaquinona):** formada a partir da ação bacteriana do trato gastrointestinal.<br>- **Vitamina K3 (menadiona):** composto sintético, sendo mais potente biologicamente que as anteriores.<br>A vitamina K é resistente à cocção, é absorvida no intestino delgado e transportada até o fígado. |
| Função | É indispensável para a coagulação sanguínea juntamente com a protrombina. |
| Deficiência | É rara, mas pode estar associada à má absorção de lipídios ou destruição da flora intestinal por antibióticos ou algumas doenças hepáticas. |
| Excesso | Doses excessivas de vitamina K sintética produziram anemia hemolítica em ratos e icterícia em lactentes. |
| Fontes alimentares | Encontrada em vegetais de folhas verdes (por exemplo, brócolis, repolho e alface). Uma quantidade significativa é formada pela flora bacteriana do intestino grosso. |

Fonte: Adaptado de Carelle e Cândido, 2014

## 5.2 Vitaminas hidrossolúveis

As vitaminas denominadas hidrossolúveis são aquelas que apresentam solubilidade em água: do complexo B, que incluem B1 (tiamina), B2 (riboflavina), B3 (niacina), B5 (ácido pantotênico), B6 (piridoxina), biotina (B7), ácido fólico, B12 (cobalamina) e C (ácido ascórbico). Por serem hidrossolúveis, tendem a ser absorvidas pela difusão simples quando ingeridas em grandes quantidades e por processos mediados por carreador quando ingeridas em quantidades menores (Melo, 2019). Em razão dessa solubilidade, o organismo não consegue armazená-las como reserva, sendo os excessos eliminados na urina e, portanto, precisam ser ingeridas diariamente (Venturi; Sant'anna, 2020).

## 5.2.1 Vitaminas do complexo B

### 5.2.1.1 Vitamina B1 (tiamina)

A vitamina B1, chamada de tiamina, foi descoberta por Funk, que, com Suzuki *et al.*, isolaram do arroz em 1911. Até então, era "um composto cristalino com atividade biológica", e somente a partir do ano 2000 a denominação tiamina foi atribuída e passou a ser difundida. Tem como função principal atuar como coenzima (cofator, substância necessária para o funcionamento da enzima) e é necessária para a produção de adenosina trifosfato (ATP), ribose, dinucleotídeo de nicotinamida e adenina (NAD) e DNA (Venturi; Sant'anna, 2020).

Os baixos níveis de tiamina no organismo podem resultar em redução da atividade enzimática, alteração da atividade mitocondrial, metabolismo oxidativo prejudicado e diminuição da produção de energia. A deficiência grave resulta em debilidade inicial e perda de sensibilidade nas pernas, com desenvolvimento de insuficiência cardíaca, falta de ar e edema em alguns casos, a doença beribéri. Esta doença foi descoberta no início da década de 1880, com a morte de inúmeros marinheiros japoneses que não apresentavam qualidade na sua alimentação, sendo assim, por meio da adição de carnes, peixes, verduras e pão à ração diária de arroz descascado da tropa, o número de doentes reduziu-se, constatando a sua relação com a doença (Almeida *et al.*, 2019; Venturi; Sant'anna, 2020; Biesek; Alves; Guerra, 2023).

Na atualidade, em nível mundial, o beribéri não é mais uma doença largamente difundida na população. Mas, ainda assim, ocorre em regiões da Ásia, da África, da América do Sul (Almeida *et al.*; 2019; Venturi; Sant'anna, 2020; Biesek; Alves; Guerra, 2023). Especificamente no Brasil, existem casos de beribéri notificados no Maranhão e no Tocantins desde 2006, e casos suspeitos em indígenas (etnias Ingaricó e Macuxi) em Roraima em 2008 (Brasil, 2024).

É foco de ações em saúde pública no Brasil pelo fato de acomete majoritariamente, adultos jovens do sexo masculino, e pela sua capacidade de causar surtos e epidemias com o adoecimento e óbito em curto período, estando fortemente associado à pobreza e à fome, alimentação monótona baseada em arroz polido, elevado teor de carboidratos simples. Por este motivo, em 2012, foi lançado no Brasil o "Guia de Consulta para Vigilância Epidemiológica, Assistência e Atenção Nutricional dos Casos de Beribéri" (Brasil, 2012; Brasil, 2024).

Outra doença relacionada com a deficiência de tiamina é a síndrome de Wernicke-Korsakoff (SWK), que geralmente afeta etilistas (indivíduos que consomem álcool excessivamente). A encefalopatia de Wernicke ocorre precocemente no curso da doença e se caracteriza por lesões cerebrais não inflamatórias. Caso, nesse primeiro momento, o indivíduo não seja tratado (administração de tiamina), a doença pode evoluir para psicose de Korsakoff, quando os indivíduos podem apresentar delírios, confabulações, confusão mental e perda de memória permanente (Almeida *et al.*, 2019; Venturi; Sant'anna, 2020).

Em termos de recomendação de ingestão, a DRI preconiza o consumo de 1,2 mg/dia para homens adultos e de 1,1 mg/dia para mulheres adultas (valor de referência: RDA, **Quadro 9**). As principais fontes alimentares origem vegetal são os cereais, como o milho, o arroz integral, o gérmen de trigo, a levedura de cerveja; as oleaginosas, como nozes, castanha-do-pará e amendoim; as leguminosas, como o feijão; e de origem animal, temos o fígado, os peixes, as carnes magras, a gema de ovo e o leite (Almeida *et al.*, 2019; Venturi; Sant'anna, 2020; Biesek; Alves; Guerra, 2023).

**Quadro 9** – Valores diários de referência para EAR, AI* ou RDA e UL para vitamina B1 (tiamina)

| | EAR (mg) | AI* ou RDA (mg) | UL (mg) |
|---|---|---|---|
| **Bebês** | | | |
| 00-06 meses | ND | 0,2* | ND |
| 07-12 meses | ND | 0,3* | ND |
| **Crianças** | | | |
| 01- 03 anos | 0,4 | 0,5 | ND |
| 04-08 anos | 0,5 | 0,6 | ND |
| **Homens** | | | |
| 09-13 anos | 0,7 | 0,9 | ND |
| 14-18 anos | 1,0 | 1,2 | ND |
| 19 anos ou mais | 1,0 | 1,2 | ND |
| **Mulheres** | | | |
| 09-13 anos | 0,7 | 0,9 | ND |
| 14-18 anos | 0,9 | 1,0 | ND |
| 19 anos ou mais | 0,9 | 1,1 | ND |
| **Gestantes** | | | |
| Menos de 18 anos | 1,2 | 1,4 | ND |
| 19-50 anos | 1,2 | 1,4 | ND |
| **Lactantes** | | | |
| Menos de 18 anos | 1,2 | 1,4 | ND |
| 19-50 anos | 1,2 | 1,4 | ND |

* Valores referentes à ingestão adequada – AI (*adequate intake*).
ND: não definido.

Fonte: IOM, 1998

Para a avaliação de exames laboratoriais, podem ser realizadas: a determinação da atividade da enzima transcetolase eritrocitária (sua atividade diminui nas primeiras fases da deficiência de tiamina); a excreção urinária de tiamina antes e depois de sobrecarga (portanto, um índice de ingestão recente); e os níveis sanguíneos da vitamina (quantificação da tiamina livre e seus fosfoésteres no sangue total e nos eritrócitos) (Almeida *et al.*, 2019).

### 5.2.1.2 Vitamina B2 (riboflavina)

A vitamina B2, chamada de riboflavina, foi isolada pela primeira vez em 1879 pelo químico inglês Wynter Blyth a partir de seus estudos sobre a composição do leite de vaca. Tem como função principal formar nas células importantes cofatores redox, os mononucleotídeos de flavina (FMN, do inglês flavin mononucleotide) e dinucleotídeos de flavina e adenina (FAD, do inglês flavin adenine dinucleotides), essenciais para a produção de células e energia mitocondrial – formas biologicamente ativas da riboflavina. Esse mecanismo ocorre por mediação hormonal, com ação do hormônio adrenocorticotrófico (ACTH, do inglês adrenocorticotropic hormone), aldosterona e hormônios tiroidianos que aceleram a conversão de riboflavina em suas formas de coenzima (Venturi; Sant'anna, 2020; Biesek; Alves; Guerra, 2023).

A riboflavina está envolvida no metabolismo de substâncias como glicose, ácidos graxos, aminoácidos e vitaminas K e D, síntese de triptofano, niacina (B3), forma ativa de folato (B9) e a forma ativa da B6 (piridoxal fosfato), além de desempenhar atividade importante no sistema antioxidante endógeno (Biesek; Alves; Guerra, 2023).

A deficiência de riboflavina está relacionada à ingestão insuficiente (é a principal causa), problemas hormonais, distúrbios de ingestão e absorção (intolerância à lactose, pois o leite é uma boa fonte alimentar), drogas, álcool ou quelantes, reduzindo sua biodisponibilidade, doença celíaca, malignidade ou ressecção do intestino delgado. Ela começa com sinais de fraqueza, estomatite e coceira nos olhos, que se transformam em quilose, dermatite seborreica, opacidade da córnea, entre outros (Almeida *et al.*; 2019; Venturi; Sant'anna, 2020; Biesek; Alves; Guerra, 2023).

Evidências sugerem que a vitamina B2 pode exercer efeitos neuroprotetores em distúrbios neurológicos, como doença de Parkinson, esclerose múltipla e enxaqueca, por meio de seu papel em algumas vias que se acredita estarem prejudicadas nessas condições, como formação de mielina, função mitocondrial e metabolismo do ferro (redução da mobilização de riboflavina a partir da proteína transportadora ferritina e pelo aumento da perda gastrintestinal do mineral) (Almeida *et al.*; 2019; Venturi; Sant'anna, 2020; Biesek; Alves; Guerra, 2023).

Em termos de recomendação de ingestão, a DRI preconiza o consumo de 1,3 mg/dia para homens adultos e de 1,1 mg/dia para mulheres adultas (valor de referência: RDA), demais valores estão dispostos no **Quadro 10** (IOM, 1998). A FAO/OMS recomenda uma ingestão de 0,6 mg de riboflavina por 1.000 kcal para a manutenção das reservas teciduais em adultos e crianças. As principais fontes alimentares origem animal são leite e seus derivados, como o iogurte e queijo, fígado bovino, rim e coração, peixes gordurosos e ovos; e de origem vegetal, os cereais matinais e as sementes, como de girassol e abóbora (Almeida *et al.*; 2019; Venturi; Sant'anna, 2020; Biesek; Alves; Guerra, 2023).

**Quadro 10** – Valores diários de referência para EAR, AI* ou RDA e UL para vitamina B2 (riboflavina)

|  | EAR (mg) | AI* ou RDA (mg) | UL (mg) |
|---|---|---|---|
| Bebês | | | |
| 00-06 meses | ND | 0,3* | ND |
| 07-12 meses | ND | 0,4* | ND |

|  | EAR (mg) | AI* ou RDA (mg) | UL (mg) |
|---|---|---|---|
| Crianças | | | |
| 01-03 anos | 0,4 | 0,5 | ND |
| 04-08 anos | 0,5 | 0,6 | ND |
| Homens | | | |
| 09-13 anos | 0,8 | 0,9 | ND |
| 14-18 anos | 1,1 | 1,3 | ND |
| 19 anos ou mais | 1,1 | 1,3 | ND |
| Mulheres | | | |
| 09-13 anos | 0,8 | 0,9 | ND |
| 14-18 anos | 0,9 | 1,0 | ND |
| 19 anos ou mais | 0,9 | 1,1 | ND |
| Gestantes | | | |
| Menos de 18 anos | 1,2 | 1,4 | ND |
| 19-50 anos | 1,2 | 1,4 | ND |
| Lactantes | | | |
| Menos de 18 anos | 1,3 | 1,6 | ND |
| 19-50 anos | 1,3 | 1,6 | ND |

* Valores referentes à ingestão adequada – AI (*adequate intake*).
ND: não definido.

**Fonte:** IOM, 1998

Para identificação do estado nutricional da riboflavina realiza-se a prova funcional *in vitro* do coeficiente de atividade da glutationa redutase eritrocitária, uma enzima FAD-dependente e com maior atividade em situações de deficiência, refletindo menor saturação da apoenzima com seu cofator nos indivíduos afetados em comparação aos níveis normais (Almeida *et al.*; 2019).

### 5.2.1.3 Vitamina B3 (Niacina)

A vitamina B3, chamada de niacina (nome genérico para niacinamida, ácido nicotínico ou nicotinamida), foi descoberta por Joseph Goldberger, que iniciou investigações sistemáticas, a partir de 1914 com experiências com cães que comprovaram a sua influência na etiologia da doença pelagra. Pelagra (do italiano, pele grossa), por sua vez, foi descrita pelo médico Gaspar Casal, em 1735, como "mal de rosa", um agravo com os sintomas clássicos de demência, dermatite, diarreia (nomeada como a doença dos três "D") e, eventualmente, morte. Em 1935, o bioquímico alemão Otto Warburg conseguiu isolar e identificar a estrutura química da coenzima atualmente chamada de nicotinamida adenina dinucleotídio fosfato (Almeida et al., 2019; Venturi; Sant'anna, 2020; Biesek; Alves; Guerra, 2023).

Niacinamida, ácido nicotínico ou nicotinamida são precursores nutricionais das moléculas bioativas de nicotinamida adenina dinucleotídeo (NAD) e nicotinamida adenina dinucleotídeo fosfato (NADP). NAD e NADP são nucleotídeos e cofatores importantes para a maioria das reações redox celulares, além de essenciais para manterem o metabolismo e a respiração celulares, participando o das reações do metabolismo energético, oxidação do etanol, síntese de ácidos graxos, colesterol, hormônios esteroides, DNA, regeneração da glutationa, vitamina C e tioredoxina. No plasma, é encontrada preferencialmente como nicotinamida. Ela é também sintetizada no fígado a partir do triptofano e requer B2, B6 e ferro (Almeida et al., 2019; Venturi; Sant'anna, 2020; Biesek; Alves; Guerra, 2023).

A deficiência pode ocorrer em pessoas desnutridas, alcoólatras, pacientes com nutrição parenteral de longo uso. A deficiência causa pelagra que, como já falamos anteriormente, causa alterações digestivas, neurológicas e cutâneas. A síndrome de Hartnup, um distúrbio autossômico recessivo, caracteriza-se por alteração na síntese de niacina a partir do triptofano, absorção alterada do triptofano no intestino e/ou aumento da excreção renal, que se manifesta por sintomas semelhantes aos da pelagra, sendo que os sintomas neurológicos e a dermatite são melhorados com tratamento de nicotinamida em doses elevadas de niacina, entre 40 e 250 mg/dia (Almeida *et al.*, 2019).

Em termos de recomendação de ingestão, a DRI preconiza o consumo de 16 mg/dia para homens adultos e de 14 mg/dia para mulheres adultas (valor de referência: RDA, **Quadro 11**) (IOM, 1998). A OMS recomenda 6,6 EN por 1.000 kcal da dieta por dia para suprir as necessidades diárias dessa vitamina, levando-se em consideração que cada 60 mg de triptofano da dieta equivalem a 1 mg de niacina, para determinação com o uso da equação a seguir:

$$EN(mg) = mg\,de\,niacina + \frac{mg\,de\,triptofano}{60}$$

Sendo que EN = equivalente de niacina: considera a quantidade de niacina existente no alimento e a quantidade de niacina que, teoricamente, pode ser produzida pela biossíntese em seres humanos a partir do precursor triptofano.

**Quadro 11** – Valores diários de referência para EAR, AI* ou RDA e UL para vitamina B3 (niacina)

|  | EAR (mg) | AI* ou RDA (mg) | UL (mg) |
|---|---|---|---|
| Bebês | | | |
| 00-06 meses | ND | 2* | ND |
| 07-12 meses | ND | 4* | ND |
| Crianças | | | |
| 01-03 anos | 5 | 6 | 10 |
| 04-08 anos | 6 | 8 | 15 |

| Homens | | | |
|---|---|---|---|
| 09-13 anos | 9 | 12 | 20 |
| 14-18 anos | 12 | 16 | 30 |
| 19 anos ou mais | 12 | 16 | 35 |
| Mulheres | | | |
| 09-13 anos | 9 | 12 | 20 |
| 14-18 anos | 11 | 14 | 30 |
| 19 anos ou mais | 11 | 14 | 35 |
| Gestantes | | | |
| Menos de 18 anos | 14 | 18 | 30 |
| 19-50 anos | 14 | 18 | 35 |
| Lactantes | | | |
| Menos de 18 anos | 13 | 17 | 30 |
| 19-50 anos | 13 | 17 | 35 |

\* Valores referentes à ingestão adequada – AI (*adequate intake*).
ND: não definido.

Fonte: IOM, 1998

As principais fontes alimentares de origem animal são as carnes magras, fígado, peixes gordurosos, ovos, leite e queijos; e as de origem vegetal, as folhas verdes escuras, alcachofra, aspargos, cogumelo, ervilhas, batata e outros. O café tem um alcaloide – a trigonelina – que, na presença de calor e ácido (processo de tostagem), pode formar ácido nicotínico, aumentando em até trinta vezes o conteúdo de niacina (Almeida *et al.*, 2019; Venturi; Sant'anna, 2020; Biesek; Alves; Guerra, 2023).

Para identificação do estado nutricional da niacina realiza-se excreção urinária de 24 h dos principais metabólitos metilados (NMN e 2-piridona). Níveis urinários de NMN inferiores a 0,8 mg/dia indicam deficiência de niacina. Também pode ser avaliado por meio da determinação de suas formas fisiologicamente ativas, o NADH e o NADPH (Almeida *et al.*, 2019).

### 5.2.1.4 Vitamina B5 (ácido pantotênico)

A vitamina B5, chamada de ácido pantotênico (composto de beta-alanina e ácido pantoico), foi descoberta a partir de pesquisas realizadas com leveduras. Este nome é dado por ser encontrado em uma grande diversidade de alimentos (*pantothen*, do grego, significa de todo lugar) (Almeida *et al.*, 2019; Venturi; Sant'anna, 2020; Biesek; Alves; Guerra, 2023).

Tem como função estrutural da coenzima A (CoA), sendo que esta é importante no metabolismo energético, pois bioquimicamente o piruvato é convertido a acetilcoenzima A (acetil-CoA), que vai se condensar com o oxaloacetato para introduzir o acetato na oxidação no ciclo de Krebs, fundamental para a transformação de energia a partir de carboidratos, lipídios e proteínas. Além disso, cabe destacar que participa da produção de colesterol, sais biliares, corpos cetônicos e hormônios esteroides (Almeida *et al.*, 2019; Venturi; Sant'anna, 2020; Biesek; Alves; Guerra, 2023).

A deficiência só foi descrita em indivíduos com desnutrição grave, sendo, portanto, rara. Nesses casos, os indivíduos apresentaram sintomas neurológicos incluindo, fadiga, dor de cabeça e síndrome dos pés ardentes. O ácido pantotênico, de forma terapêutica, é usado para tratar queimaduras solares e conjuntivites. O ácido pantotênico tem uma toxicidade mínima, uma vez que estudos relatam diarreia com doses de 10 a 20 g/dia, além de doses suplementadas acima de 100 mg/dia que podem elevar a perda urinária de niacina. Dessa forma, o estado nutricional da vitamina B5 pode ser avaliado por meio da urina (pantotenato), devendo ter suas concentrações acima de 1 mg/dia (Almeida *et al.*, 2019; Venturi; Sant'anna, 2020; Biesek; Alves; Guerra, 2023).

Em termos de recomendação de ingestão, as DRIs preconizam a necessidade diária de 5 mg para homens e mulheres (valor de referência: RDA, **Quadro 12**) (IOM, 1998). As principais fontes são os ovos, leite, carnes, feijão, ervilha, cereais integrais, gérmen de trigo e cogumelo (Almeida *et al.*, 2019; Venturi; Sant'anna, 2020; Biesek; Alves; Guerra, 2023). Para identificação do estado nutricional da vitamina B5 utiliza-se a avaliação de excreção urinária e concentrações séricas que em indivíduos saudáveis são – **livre:** 1,52 e **total:** 160 ng/mℓ (Almeida *et al.*, 2019).

**Quadro 12** – Valores diários de referência para EAR, AI* ou RDA e UL para vitamina B5 (ácido pantotênico)

| | EAR (mg) | AI* ou RDA (mg) | UL (mg) |
|---|---|---|---|
| Bebês | | | |
| 00-06 meses | ND | 1,7* | ND |
| 07-12 meses | ND | 1,8* | ND |
| Crianças | | | |
| 01-03 anos | ND | 2* | ND |
| 04-08 anos | ND | 3* | ND |
| Homens | | | |
| 09-13 anos | ND | 4* | ND |
| 14-18 anos | ND | 5* | ND |
| 19 anos ou mais | ND | 5* | ND |
| Mulheres | | | |
| 09-13 anos | ND | 4* | ND |
| 14-18 anos | ND | 5* | ND |
| 19 anos ou mais | ND | 5* | ND |
| Gestantes | | | |
| Menos de 18 anos | ND | 6* | ND |
| 19-50 anos | ND | 6* | ND |

|  | EAR (mg) | AI* ou RDA (mg) | UL (mg) |
|---|---|---|---|
| Lactantes | | | |
| Menos de 18 anos | ND | 7* | ND |
| 19-50 anos | ND | 7* | ND |

* Valores referentes à ingestão adequada – AI (*adequate intake*).
ND: não definido.

Fonte: IOM, 1998

### 5.2.1.5 Vitamina B6 (piridoxina)

A vitamina B6, chamada de piridoxina, foi inicialmente isolada em sua forma cristalina por György e Lepkovsky em 1934. Tem como função ser agente antioxidante e modulador anti-inflamatório e, em sua forma ativa, a coenzima-5'-fosfato de piridoxal (PLP, do inglês pyridoxal phosphate), que promove a catalização de mais de 150 enzimas que regulam o metabolismo e a síntese de proteínas, carboidratos, lipídios e importantes metabólitos bioativos. É muito importante para as vias metabólicas necessárias para o exercício, principalmente, no metabolismo de aminoácidos e degradação de glicogênio. Quanto maior a quebra de proteína ou aumento do consumo de proteína, maior será a necessidade dessa vitamina (Almeida *et al.*, 2019; Venturi; Sant'anna, 2020; Biesek; Alves; Guerra, 2023).

Na deficiência de vitamina B6, os sinais clínicos surgem em estágios mais avançados e incluem: anemia microcítica, estomatite, queilose, glossite, irritabilidade, depressão, confusão, registro eletrencefalográfico anormal e convulsões. Indivíduos etilistas apresentam menores níveis plasmáticos de vitamina B6 que independem da dieta e dos defeitos no metabolismo causados pelo dano hepático. Em termos de toxicidade, há relato na literatura de neuropatia sensorial e fotossensibilidade (1 a 6 g/dia) para tratamento de condições como síndrome pré-menstrual e asma. O limite máximo de ingestão diária (UL) é de 100 mg/dia (Almeida *et al.*, 2019; Venturi; Sant'anna, 2020; Biesek; Alves; Guerra, 2023).

Em termos de recomendação de vitamina B6, a OMS indica para a população geral, de 0,6 a 1 mg por 1.000 kcal ingeridas, o que difere um pouco do recomendado pelas DRIs, disposto no **Quadro 13** (IOM, 1998). Suas principais fontes alimentares são os peixes, como arenque e atum; oleaginosas, como nozes, castanha e amendoim; sementes, como gergelim e girassol; cereais integrais, milho, levedo de cerveja, leguminosas, abacate, banana e uvas-passas (Almeida *et al.*, 2019; Venturi; Sant'anna, 2020; Biesek; Alves; Guerra, 2023).

**Quadro 13** – Valores diários de referência para EAR, AI* ou RDA e UL para vitamina B6 (piridoxina)

| | EAR (mg) | AI* ou RDA (mg) | UL (mg) |
|---|---|---|---|
| Bebês | | | |
| 00-06 meses | ND | 0,1* | ND |
| 07-12 meses | ND | 0,3* | ND |
| Crianças | | | |
| 01-03 anos | 0,4 | 0,5 | 30 |
| 04-08 anos | 0,5 | 0,6 | 40 |
| Homens | | | |
| 09-13 anos | 0,8 | 1,0 | 60 |
| 14-18 anos | 1,1 | 1,3 | 80 |
| 19-50 anos | 1,1 | 1,3 | 100 |
| 51 anos ou mais | 1,4 | 1,7 | 100 |
| Mulheres | | | |
| 09-13 anos | 0,8 | 1,0 | 60 |
| 14-18 anos | 1,0 | 1,2 | 80 |
| 19-50 anos | 1,1 | 1,3 | 100 |
| 51 anos ou mais | 1,3 | 1,5 | 100 |

|  | Gestantes | | |
| --- | --- | --- | --- |
| Menos de 18 anos | 1,6 | 1,9 | 80 |
| 19-50 anos | 1,6 | 1,9 | 100 |
|  | Lactantes | | |
| Menos de 18 anos | 1,7 | 2,0 | 80 |
| 19-50 anos | 1,7 | 2,0 | 100 |

* Valores referentes à ingestão adequada – AI (*adequate intake*).
ND: não definido.

Fonte: IOM, 1998

Para a avaliação do estado nutricional de vitamina B6 nos indivíduos o método mais utilizado é a dosagem plasmática de piridoxal-5-fosfato (PLP), que deve ser interpretado com cautela, uma vez que vários fatores podem afetar sua concentração, como aumento no consumo proteico, tabagismo e idade (Almeida *et al.*, 2019).

**5.2.1.6 Vitamina B7 (biotina)**

A vitamina B7, chamada de biotina, foi identificada entre 1920 e 1930, em um experimento em que ratos alimentados com uma dieta rica em clara de ovo crua apresentaram dermatite, alopecia e anormalidades neurológicas. O estudo constatou que esses sinais poderiam ser evitados por um **fator protetor X** encontrado na batata, no levedo, na gema de ovo, no leite e no fígado, que recebeu o nome de **vitamina H**, posteriormente, chamada de biotina (Almeida *et al.*, 2019; Venturi; Sant'anna, 2020; Biesek; Alves; Guerra, 2023).

Ela atua metabolismo intermediário como cofator covalentemente ligado às reações de carboxilação. Essas carboxilases dependentes de biotina são fundamentais nos processos biológicos essenciais, na síntese de ácidos graxos, gliconeogênese e metabolismo de aminoácidos (catabolismo da leucina). Portanto, a biotina desempenha uma função importante para as anormalidades metabólicas envolvidas em doenças inflamatórias e imunológicas. Além disso, tem função de não coenzima envolvida na proliferação de células e expressão de genes, papel desempenhado por meio de sua ligação com histonas no núcleo celular. Os seres humanos não podem sintetizar biotina, mas as bactérias intestinais são capazes de a produzir (Almeida *et al.*, 2019; Venturi; Sant'anna, 2020; Biesek; Alves; Guerra, 2023).

A sua deficiência é muito rara, mas pode aparecer devido ao consumo prolongado e excessivo de clara de ovo crua, em indivíduos submetidos à nutrição parenteral total por longo tempo, em pacientes epilépticos tratados com fármacos anticonvulsivantes, no alcoolismo crônico e por desnutrição energético-proteica grave. Como resultado da deficiência, tem-se a síntese diminuída de piruvato carboxilase, podendo causar síndrome da morte súbita na infância. Para biotina não há relatos de toxicidade (Almeida *et al.*, 2019; Venturi; Sant'anna, 2020; Biesek; Alves; Guerra, 2023).

O consumo recomendado está no **Quadro 14** (IOM, 1998). A vitamina é encontrada em alimentos de origem animal, como fígado, gema de ovo, coração e rim; e, vegetal, como em leguminosas (feijão, lentilha e ervilha), espinafre, brócolis, couve e laranja. Avalia-se a biotina principalmente por seus níveis urinários (em indivíduos saudáveis varia de 20 a 65 nmol e abaixo de 20 nmol há deficiência) e de ácido 3-hidroxivalérico (Almeida *et al.*, 2019; Biesek; Alves; Guerra, 2023).

**Quadro 14** – Valores diários de referência para EAR, AI* ou RDA e UL para vitamina B7 (biotina)

|  | EAR (mg) | AI* ou RDA (mg) | UL (mg) |
|---|---|---|---|
| Bebês | | | |
| 00-06 meses | ND | 5* | ND |
| 07-12 meses | ND | 6* | ND |

| Crianças | | | |
|---|---|---|---|
| 01-03 anos | ND | 8* | ND |
| 04-08 anos | ND | 12* | ND |
| Homens | | | |
| 09-13 anos | ND | 20* | ND |
| 14-18 anos | ND | 25* | ND |
| 19 anos ou mais | ND | 30* | ND |
| Mulheres | | | |
| 09-13 anos | ND | 20* | ND |
| 14-18 anos | ND | 25* | ND |
| 19 anos ou mais | ND | 30* | ND |
| Gestantes | | | |
| Menos de 18 anos | ND | 30* | ND |
| 19-50 anos | ND | 30* | ND |
| Lactantes | | | |
| Menos de 18 anos | ND | 35* | ND |
| 19-50 anos | ND | 35* | ND |

* Valores referentes à ingestão adequada – AI *(adequate intake)*.
ND: não definido.

Fonte: IOM, 1998

### 5.2.1.7 Vitamina B9 (ácido fólico)

A vitamina B9, chamada de ácido fólico ou folato (ácido pteroilglutâmico e pteroilglutamato, respectivamente), foi descrito inicialmente como o fator hidrossolúvel de Wills ou vitamina B9, encontrado em um preparado de leveduras em 1931. Tem como função ser cofator de enzimas para a síntese de DNA, hormônios, neurotransmissores, metabolismo de aminoácidos e de decompor a homocisteína, fundamental para evitar seu acúmulo o que parece aumentar a formação de coágulos no sangue e a deterioração da parede da artéria. O ácido fólico foi relatado por demonstrar potencial função no tratamento de vários tipos de dores, incluindo dor nas articulações (artrite reumatoide), dor miofascial e dor associada ao câncer (Almeida *et al.*, 2019; Venturi; Sant'anna, 2020; Biesek; Alves; Guerra, 2023).

A sua deficiência ocasiona a anemia megaloblástica (divisão anormal e menor número de células, mas com tamanho aumentado) e defeitos no tubo neural em fetos (anencefalia e a espinha bífida) e pode ser decorrente de ingestão inadequada (perda no cozimento excessivo dos alimentos, desnutrição e baixa ingestão de alimentos fontes); absorção inadequada (diarreias crônicas); utilização inadequada (antagonistas do ácido fólico e fármacos anticonvulsivantes); aumento das necessidades (alcoolismo, prematuridade, gravidez, lactação e períodos de intenso crescimento – infância e adolescência); aumento da destruição (anemias hemolíticas); e aumento da excreção (Almeida *et al.*, 2019; Venturi; Sant'anna, 2020; Biesek; Alves; Guerra, 2023).

Já a toxicidade (limite máximo de 1 mg/dia – suplementos e alimentos fortificados) pode produzir resposta hematológica em pessoas com anemia megaloblástica causada por deficiência de vitamina B12. Além da vitamina B9 não corrigir os sintomas neurológicos graves da deficiência de vitamina B12, pode ocorrer uma exacerbação do desenvolvimento de defeitos neurológicos nesses indivíduos. Não há evidências de efeitos adversos no organismo com a ingestão de altas doses (acima de 1 mg/dia) do folato proveniente de fontes alimentares (Almeida *et al.*, 2019; Venturi; Sant'anna, 2020; Biesek; Alves; Guerra, 2023).

Em termos de recomendação de ácido fólico é de 400 µg/dia para homens e mulheres (valor de referência: RDA, **Quadro 15**). São consideradas como boas fontes alimentares de ácido fólico vísceras, leguminosas, carnes bovinas e suínas, fígado, ovos, queijo, folhas verdes escuras, espinafre, couve, aspargo, brócolis, laranja, abobora, abacate, cenoura e beterraba (Almeida *et al.*, 2019; Venturi; Sant'anna, 2020; Biesek; Alves; Guerra, 2023).

## Quadro 15 – Valores diários de referência para EAR, AI* ou RDA e UL para vitamina B9 (ácido fólico)**

| | EAR (µg) | AI* ou RDA (µg) | UL (µg) |
|---|---|---|---|
| **Bebês** | | | |
| 00-06 meses | ND | 65* | ND |
| 07-12 meses | ND | 80* | ND |
| **Crianças** | | | |
| 01-03 anos | 120 | 150 | 300 |
| 04-08 anos | 160 | 200 | 400 |
| **Homens** | | | |
| 09-13 anos | 250 | 300 | 600 |
| 14-18 anos | 330 | 400 | 800 |
| 19 anos ou mais | 320 | 400 | 1.000 |
| **Mulheres** | | | |
| 09-13 anos | 250 | 300 | 600 |
| 14-18 anos | 330 | 400 | 800 |
| 19 anos ou mais | 320 | 400 | 1.000 |
| **Gestantes** | | | |
| Menos de 18 anos | 520 | 600 | 800 |
| 19-50 anos | 520 | 600 | 1.000 |
| **Lactantes** | | | |
| Menos de 18 anos | 450 | 500 | 800 |
| 19-50 anos | 450 | 500 | 1.000 |

* Valores referentes à ingestão adequada – AI *(adequate intake)*.
**Equivalente alimentar de folato (DFE)= 1 µg de folato alimentar= 0,6 µg de ácido fólico de alimento fortificado ou como suplemento consumido com alimento= 0,5 µg de suplemento tomado com o estômago vazio. Dadas as evidências que ligam a ingestão de folato aos defeitos do tubo neural no feto, é recomendado que todas as mulheres capazes de engravidar consumam 400 µg a partir de suplementos ou alimentos fortificados, além da ingestão do folato alimentar de uma dieta variada; ND: não definido.

Fonte: IOM, 1998

Como política, de modo a reduzir problemas relacionados à má-formação do tubo neural, desde junho de 2004, as farinhas de trigo e milho utilizadas em alimentos industrializados passaram a ser enriquecidas com ácido fólico. Em 2022, a Anvisa, por meio da Resolução da Diretoria Colegiada – RDC nº 604, de 10 de fevereiro de 2022 estabeleceu novos valores, sendo estes: teor igual ou superior a 140 microgramas de ácido fólico por 100 gramas de farinha observado o limite máximo de 220 microgramas de ácido fólico por 100 gramas de farinha de trigo e de milho, sendo o composto utilizado para esta fortificação, o ácido N-pteroil-L-glutâmico (Brasil, 2022).

**5.2.1.8 Vitamina B12 (cobalamina)**

A vitamina B12, conhecida como cobalamina (devido à presença de cobalto em sua composição), foi descoberta somente em 1948 por Hodgkin, que recebeu o Prêmio Nobel de Química. Até então, desde 1920, quando descoberto o tratamento com fígado cru para a anemia perniciosa (causada pela deficiência de vitamina B12) até 1940, devido as similaridades da anemia provocada pela deficiência de vitamina B12 e de ácido fólico, os pacientes com a anemia perniciosa foram tratados erroneamente com ácido fólico (Almeida *et al.*, 2019; Venturi; Sant'anna, 2020; Biesek; Alves; Guerra, 2023).

O metabolismo da vitamina B12 é complexo devido a quantidade de processos, sendo eles: participação no metabolismo de folato, mantém as bainhas de mielina que isolam os neurônios e promove o crescimento normal, regeneram o aminoácido metionina, atividade celular, metabolismo dos ossos, auxílio na síntese de DNA, necessária para a formação de glóbulos vermelhos e ácido ribonucleico (RNA), processos que dependem tanto do folato como da vitamina B12 (Almeida *et al.*, 2019; Venturi; Sant'anna, 2020; Biesek; Alves; Guerra, 2023).

Como já observamos anteriormente, a sua deficiência leva a anemia perniciosa ou megaloblástica, mais comum entre indivíduos idosos (redução na produção do fator intrínseco), ressecção cirúrgica de regiões do estômago (local de produção do fator intrínseco) e intestino delgado (local onde se encontram os receptores de fator intrínseco-B12) e da hipocloridria (falta de ácido clorídrico), normal do processo de envelhecimento e que, portanto, não se dá por ingestão inadequada, mas por comprometimento de absorção pela falta de ácido clorídrico ou do fator intrínseco. O ácido clorídrico é necessário para desprender a vitamina da matriz proteica do alimento (principalmente as carnes), para que possa se ligar com fator intrínseco antes da absorção (Almeida et al., 2019; Venturi; Sant'anna, 2020; Biesek; Alves; Guerra, 2023).

Contudo, a anemia megaloblástica precisa ter sua causa investigada, pois se a deficiência de vitamina B12 for a causa da anemia, o estado anêmico continuará persistente se o indivíduo receber somente suplementação com o ácido fólico. Sintomas de deficiência de vitamina B12 são depressão, distúrbios neurológicos (dormência e formigamento de braços e pernas, dificuldade de caminhar, perda de memória, desorientação e demência), anemia megaloblástica e mutações em genes que codificam proteínas importantes da via metabólica da cobalamina (Almeida et al., 2019; Venturi; Sant'anna, 2020; Biesek; Alves; Guerra, 2023).

A anemia perniciosa (doença de Addison) e a má absorção de cobalamina são as principais causas de deficiência sutil ou documentada de vitamina B12 em adultos. Já com relação a toxicidade, não há relatos nem por ingestão de alimentos, nem de suplementos em pessoas saudáveis (Almeida et al., 2019; Venturi; Sant'anna, 2020; Biesek; Alves; Guerra, 2023).

Em termos de recomendação de vitamina B12, as DRIs preconizam 2,4 mcg/dia para homens e mulheres (valor de referência: RDA, **Quadro 16**). As fontes alimentares são de origem animal, como peixes de água fria (salmão e atum), fígado bovino, carne de porco, ovos, leite e derivados (Almeida *et al.*, 2019; Venturi; Sant'anna, 2020; Biesek; Alves; Guerra, 2023). Por este motivo, os indivíduos vegetarianos, geralmente, precisam de suplementação.

**Quadro 16** – Valores diários de referência para EAR, AI* ou RDA e UL para vitamina B12 (cobalamina)

| | EAR (µg) | AI* ou RDA (µg) | UL (µg) |
|---|---|---|---|
| **Bebês** | | | |
| 00-06 meses | ND | 0,4* | ND |
| 07-12 meses | ND | 0,5* | ND |
| **Crianças** | | | |
| 01-03 anos | 0,7 | 0,9 | ND |
| 04-08 anos | 1,0 | 1,2 | ND |
| **Homens** | | | |
| 09-13 anos | 1,5 | 1,8 | ND |
| 14-18 anos | 2,0 | 2,4 | ND |
| 19 anos ou mais | 2,0 | 2,4 | ND |
| **Mulheres** | | | |
| 09-13 anos | 1,5 | 1,8 | ND |
| 14-18 anos | 2,0 | 2,4 | ND |
| 19 anos ou mais | 2,0 | 2,4 | ND |
| **Gestantes** | | | |
| Menos de 18 anos | 2,2 | 2,6 | ND |
| 19-50 anos | 2,2 | 2,6 | ND |
| **Lactantes** | | | |
| Menos de 18 anos | 2,4 | 2,8 | ND |
| 19-50 anos | 2,4 | 2,8 | ND |

* Valores referentes à ingestão adequada – AI *(adequate intake)*.
ND: não definido.

Fonte: IOM, 1998

Para avaliar a possível deficiência de vitamina B12 o principal método é a identificação da concentração sérica de cobalamina, que acontece quando os valores são inferiores a 150 mg/ℓ. Outro metabólito dosado para avaliação do estado nutricional de vitamina B12 é a homocisteína plasmática. Entretanto, vários outros fatores podem ocasionar sua elevação (deficiência de vitamina B6 e ácido fólico, erros inatos do metabolismo, hipotireoidismo) (Almeida *et al.*, 2019).

**Quadro 17** – Resumo das principais características das vitaminas do complexo B

| Vitamina | Nome | Funções e Metabolismo | Deficiência (sinais e sintomas) | Excesso | Fontes Alimentares |
|---|---|---|---|---|---|
| B1 | Tiamina | A tiamina tem papéis essenciais na transformação de energia, atuando no metabolismo de gorduras, proteínas e principalmente, dos carboidratos. A vitamina B1 é absorvida no duodeno e pode ser sintetizada por bactérias no trato gastrointestinal, mas pode ser inibida pelo consumo de álcool. | Os sinais clínicos da deficiência envolvem os sistemas nervoso e cardiovascular, eventualmente presentes na deficiência beribéri. Beribéri seco: confusão mental, perda muscular. Beribéri úmido: edema nos membros superiores e inferiores e aumento do volume cardíaco. | Não há efeito conhecido. | A carne de porco magra e o germe de trigo são fontes importantes. Também pode ser encontrada em músculo, carnes magras, gema de ovo, peixe, leguminosas, pães integrais enriquecidos e cereais. |

| Vitamina | Nome | Funções e Metabolismo | Deficiência (sinais e sintomas) | Excesso | Fontes Alimentares |
|---|---|---|---|---|---|
| B2 | Riboflavina | A riboflavina tem papel importante nos processos metabólicos, além de funcionar como componente das coenzimas flavina adenina dinucleotídeo (FAD) e flavina adenina mononucleotídio (FMN), responsáveis por catalisar as reações de oxidação e, também, como coenzimas no metabolismo dos lipídios, proteínas e glicídios. É estável ao calor e cozimento, mas se desintegra na presença de luz. É absorvida no intestino delgado, mas não é armazenada em grandes quantidades, sendo eliminada pela urina. | Quando ocorre, geralmente está associada à deficiência de outras vitaminas hidrossolúveis, levando vários meses para que sinais de deficiência se desenvolvam. Acarreta:<br>- Queilose (rachadura no canto dos lábios).<br>- Glossite (língua seca, vermelha e atrófica).<br>- Dermatite seborreica.<br>- Lacrimejamento. | Não há efeito conhecido, apenas alteração na coloração da urina (alaranjada). | Suas melhores fontes são leite, queijos dos tipos cheddar e ricota, carnes magras, leveduras, ovos, leguminosas e vegetais de folhas verde-escuras. Os pães são geralmente enriquecidos com vitamina, em razão de a farinha, durante a moagem, ter perdas consideráveis dessa vitamina. |

| Vitamina | Nome | Funções e Metabolismo | Deficiência (sinais e sintomas) | Excesso | Fontes Alimentares |
|---|---|---|---|---|---|
| B3 | Niacina | Componente das coenzimas nicotinamida adenina dinucleotídio (NAD) e nicotinamida adenina dinucleotídio fosfato (NADP). Encontrada em todas as células, é essencial para a liberação de energia proveniente dos nutrientes. Absorção ocorre no intestino delgado, e o excesso é eliminado na urina. | » Deficiência aguda: fraqueza muscular, anorexia, indigestão e erupções cutâneas.<br>» Deficiência crônica: pelagra ou doença dos 3 Ds: dermatite, demência e diarreia. Também causa alopecia, fraqueza muscular, espasmos, queimação nas extremidades, marcha alterada. | Geralmente não ocorre pela ingestão dietética, mas terapêutica, causando formigamento, sensação de latejamento na cabeça e vasodilatação. Aumento das concentrações de ácido úrico no sangue. | Carnes, leite, ovos, levedo de cerveja, amendoim e pasta de amendoim. |

| Vitamina | Nome | Funções e Metabolismo | Deficiência (sinais e sintomas) | Excesso | Fontes Alimentares |
|---|---|---|---|---|---|
| B5 | Ácido Pantotênico | Constituinte da coenzima A (acetil-CoA), é essencial para metabolismo celular, liberação de energia dos carboidratos, ácidos graxos, além da síntese de hormônios esteroides e colesterol. É estável durante o cozimento, porém, em alimentos refinados e processados, há perdas significativas. É absorvido facilmente pelo trato intestinal e eliminado pela urina, podendo ser sintetizado pelas bactérias intestinais. | Dermatite, dormência e/ou sensação de queimação nas extremidades, diarreia. | Causa diarreia. | Ovo, rim, fígado, leveduras, brócolis e carne bovina. |

| Vitamina | Nome | Funções e Metabolismo | Deficiência (sinais e sintomas) | Excesso | Fontes Alimentares |
|---|---|---|---|---|---|
| B6 | Piridoxina | A piridoxamina e o piridoxal são derivados da piridoxina e funcionam como coenzima no metabolismo das proteínas e ácidos graxos. É essencial para o metabolismo do triptofano em sua conversão à niacina. Participa da síntese de hemoglobina e da formação da bainha de mielina. As três formas, piridoxina, piridoxal e piridoxamina, são absorvidas na porção do intestino delgado, são estáveis ao calor em meio ácido, mas muito instáveis à luz e ao congelamento. | Irritabilidade e insônia. Anormalidades no sistema nervoso central, anemia e dermatite. | Em altas doses, pode provocar ataxia (dificuldade ou incapacidade de manter a coordenação motora normal) e fraqueza muscular. | Frango e vísceras (principalmente fígado), leguminosas, batatas, banana e aveia. |

| Vitamina | Nome | Funções e Metabolismo | Deficiência (sinais e sintomas) | Excesso | Fontes Alimentares |
|---|---|---|---|---|---|
| B7 | Biotina | Conhecida como vitamina H. Está envolvida na glico-neogênese, na síntese e oxidação de ácidos graxos atuando como coenzima e degradação de alguns aminoácidos (ácido aspártico, treonina e serina). | - Dermatite seca.<br>- Náuseas.<br>- Vômitos.<br>- Anorexia. | Não há nenhum efeito tóxico conhecido do excesso de biotina. | Ligada à proteína na maior parte dos alimentos naturais. Sintetizada por bactérias intestinais e presente no fígado bovino e de aves, em rins, gema de ovo, feijão de soja, leveduras, peixes, nozes e farinha de aveia. |

| Vitamina | Nome | Funções e Metabolismo | Deficiência (sinais e sintomas) | Excesso | Fontes Alimentares |
|---|---|---|---|---|---|
| B9 | Ácido Fólico (folato, folacina ou pteroil-monoglutamato) | A folacina e o folato são nutricional e quimicamente parecidos com o ácido fólico, têm a função de coenzimas, atuam no metabolismo do carbono, aminoácidos e estão presentes na síntese do ácido desoxirribonucleico (DNA) e do ácido ribonucleico (RNA), sendo importantes na formação das hemácias e leucócitos na medula óssea. São facilmente oxidáveis e perdidos durante o preparo em altas temperaturas. | » Anemia megaloblástica.<br>» Glossite.<br>» Distúrbios no trato intestinal.<br>» Defeitos no tubo neural (fetos). | Não está totalmente esclarecido, mas pode aumentar o risco de câncer e interromper a hematopoiese normal. Pode causar euforia, excitação e hiperatividade. | Fígado, feijão e vegetais frescos de folhas verde-escuras, espinafre, brócolis e aspargo. Carne bovina magra, batata, pão de trigo integral, laranja. Cerca de 50% do folato nos alimentos é destruído na preparação. |

| Vitamina | Nome | Funções e Metabolismo | Deficiência (sinais e sintomas) | Excesso | Fontes Alimentares |
|---|---|---|---|---|---|
| B12 | Cobalamina | As formas mais ativas são cianocobalamina e hidroxicobalamina. São substâncias hidrossolúveis que formam cristais vermelhos pela presença do cobalto. Comercialmente, encontramos a cianocobalamina por ser a forma mais estável. É destruída em quantidade considerável pelo cozimento e a sua absorção ocorre no trato intestinal em quantidade significativa pela presença do fator intrínseco. | » Perda de apetite.<br>» Anemia perniciosa.<br>» Glossite.<br>» Alterações neurológicas.<br>» Formigamento e queimação nos pés.<br>» Fraqueza nas pernas. | Doenças hepáticas, insuficiência renal e doenças autoimunes/inflamatórias. | Presente em alimentos com proteína animal como fígado e rim, leite, ovos, peixe, queijo e carnes de músculo. |

| Vitamina Nome | Funções e Metabolismo | Deficiência (sinais e sintomas) | Excesso | Fontes Alimentares |
|---|---|---|---|---|
| | A vitamina B12 é essencial para o funcionamento normal de todas as células, especialmente para aquelas do trato intestinal, medula óssea e tecido nervoso, inclusive as sanguíneas, atuando em sua maturação, envolvida na formação da bainha de mielina. Vegetarianos devem fazer a adequação da dieta ou suplementação medicamentosa para não ocorrer déficit. | | | |

Fonte: Adaptado de Carelle e Cândido, 2014

## 5.2.2 Vitamina C

A vitamina C, nome dado ao ácido ascórbico, tem o escorbuto (boca inchada e ulcerada) como doença decorrente de sua deficiência. Essa doença é uma das mais antigas já relatadas, tendo em vista distúrbios ósseos característicos de escorbuto em múmias egípcias da época de 2050 até 500 anos a.C., além de ter acometido marinheiros, soldados em batalhas, presidiários, refugiados e idosos em asilos. A vitamina C não é sintetizada e precisa estar presente na dieta habitual (Filho; Suen, 2018; Tomita, 2019; Venturi; Sant'anna, 2020; Biesek; Alves; Guerra, 2023).

O ácido ascórbico tem função antioxidante, reduzindo as espécies reativas de oxigênio para proteger contra a oxidação de lipídios, proteínas e ácido desoxirribonucleico (DNA), saúde ocular, modulação de alguns componentes hormonais do sistema nervoso, como a hidroxilação de dopamina e noradrenalina, funciona como um cossubstrato para uma série de enzimas, incluindo as responsáveis pela síntese de carnitina, tirosina e colágeno, um importante aliado no tratamento de celulite, unhas, cabelos e pele, glândulas como as adrenais e pituitária requerem muita vitamina C para manter a produção de hormônios e neurotransmissores (Filho; Suen, 2018; Tomita, 2019; Venturi; Sant'anna, 2020; Biesek; Alves; Guerra, 2023).

A deficiência (concentração plasmática menor que 11 $\mu$mol/$\ell$ (0,2 mg/100 m$\ell$) e leucócito menor que 2 $\mu$g/$10^8$ células) causa o escorbuto, associado ao alcoolismo ou à restrição alimentar na presença de enfermidades, e que tem como sinais e sintomas a hiperqueratose folicular, petéquias, alteração da cicatrização e degradação oxidativa de alguns fatores de coagulação sanguínea, contribuindo para inflamação e sangramento das gengivas, hemorragias perifoliculares e artralgia. A sua ocorrência é rara no Brasil, mas comum entre povos refugiados por escassez de consumo de frutas e verduras (Tomita, 2019).

A toxicidade por vitamina C é caracterizada pela presença de dores abdominais e diarreia osmótica, principalmente após a ingestão de altas doses por via oral (> 2 g/dia). Contudo, também pode ocorrer nefrolitíase, conhecido como cálculos renais de oxalato de cálcio, uma vez que é metabolizada no corpo em oxalato (Tomita, 2019; Venturi; Sant'anna, 2020; Biesek; Alves; Guerra, 2023).

Em termos de recomendação, a RDA para mulheres adultas é de 75 mg/dia e para homens adultos, é de 90 mg/dia, demais valores estão no **Quadro 18** (IOM, 2000). Já a OMS recomenda ingestão de 25 a 30 mg/1.000 kcal (Tomita, 2019; Venturi; Sant'anna, 2020; Biesek; Alves; Guerra, 2023).

**Quadro 18** – Valores diários de referência para EAR, AI* ou RDA e UL para vitamina C (ácido ascórbico)

| | EAR (µg) | AI* ou RDA (µg) | UL (µg) |
|---|---|---|---|
| Bebês | | | |
| 00-06 meses | ND | 40* | ND |
| 07-12 meses | ND | 50* | ND |
| Crianças | | | |
| 01-03 anos | 13 | 15 | 400 |
| 04-08 anos | 22 | 25 | 650 |
| Homens | | | |
| 09-13 anos | 39 | 45 | 1.200 |
| 14-18 anos | 63 | 75 | 1.800 |
| 19 anos ou mais | 75 | 90 | 2.000 |
| Mulheres | | | |
| 09-13 anos | 39 | 45 | 1.200 |
| 14-18 anos | 56 | 65 | 1.800 |

| | | | |
|---|---|---|---|
| 19 anos ou mais | 60 | 75 | 2.000 |
| **Gestantes** | | | |
| Menos de 18 anos | 66 | 80 | 1.800 |
| 19-50 anos | 70 | 85 | 2.000 |
| **Lactantes** | | | |
| Menos de 18 anos | 96 | 115 | 1.800 |
| 19-50 anos | 100 | 120 | 2.000 |

\* Valores referentes à ingestão adequada – AI (*adequate intake*).
ND: não definido.

Fonte: IOM, 2000

Existem relatos de ocorrência de 114 epidemias de escorbuto no período de 1556 a 1857 em vários países, a maioria no inverno, em consequência da falta de verduras e frutas frescas na alimentação. Dessa maneira, tem como fontes alimentares as frutas e verduras, principalmente as cítricas, como camu-camu (fruta típica da Amazônia), acerola, laranja, limão, caju, goiaba branca, mexerica, kiwi, morango, *goji berry*, abacaxi, além do pimentão amarelo, couve, brócolis, tomate, espinafre, aspargos, rúcula, agrião, entre outros. Sua concentração nos alimentos varia de acordo com estação do ano, transporte, armazenamento e cozimento (Filho; Suen, 2018; Tomita, 2019; Venturi; Sant'anna, 2020; Biesek; Alves; Guerra, 2023).

Para determinação da vitamina C, o método mais utilizado é a cromatografia líquida de alta eficiência (HPLC, do inglês *high performance liquid chromatography*). Podem ser também avaliados sangue total (leucócitos), soro e plasma. O soro e o plasma refletem a ingestão recente de vitamina C, enquanto os níveis nos leucócitos representam a reserva orgânica dessa vitamina. A concentração normal plasmática é de 0,8 a 1,4 mg/100 mℓ, enquanto nos leucócitos é de 20 a 40 µg/$10^8$ células (Filho; Suen, 2018; Tomita, 2019).

## Quadro 19 – Resumo das principais características da vitamina C

| Vitamina C ou ácido ascórbico | |
|---|---|
| **Formas** | Também conhecida como antiescorbuto, o ácido ascórbico é extremamente sensível ao oxigênio, calor, cobre e pH alcalino, sendo facilmente perdido na água durante a cocção. É absorvido no intestino delgado, sendo armazenado no fígado e no baço, mas excretado pela urina se ingerido em grande quantidade. |
| **Função** | Considerado antioxidante, atua na manutenção do colágeno (cicatrização de feridas), aumenta a resistência contra infecções, auxilia na absorção do ferro e evita sangramento das gengivas. |
| **Deficiência** | Distúrbios neuróticos como hipocondria, histeria, depressão, fraqueza, perda de apetite, inflamação e sangramento das gengivas e escorbuto. |
| **Excesso** | Formação de cálculos renais. |
| **Fontes alimentares** | Frutas cítricas como laranja, limão, acerola, morango, abacaxi, caju e goiaba e hortaliças cruas como brócolis, repolho, espinafre, pimentão. |

Fonte: Adaptado de Carelle e Cândido, 2014

## 5.3 Minerais

Os minerais são divididos em macrominerais e microminerais. Os macrominerais são aqueles que estão presentes e são necessários em maiores quantidades no organismo, ou seja, acima de 100 mg/dia (com destaque para o magnésio, sódio, potássio, cloro, cálcio e fósforo). Os macrominerais são classificados conforme sua função na célula ou nos fluidos extracelulares do corpo, sendo divididos em dois grupos: eletrólitos, presentes no soro, como sódio, potássio e cloro; e o segundo, presente nos fluidos corporais, como cálcio, fósforo e magnésio (Melo, 2019; Venturi; Sant'anna, 2020).

Os microminerais ou elementos-traço que são necessários em quantidades mínimas no organismo, que variam de 1 a 100 mg/dia (com destaque para o ferro, zinco, iodo, selênio, manganês, flúor, molibdênio, cobre e cromo) (Melo, 2019; Venturi; Sant'anna, 2020).

### 5.3.1 Macrominerais

#### 5.3.1.1 Cálcio

O cálcio é um macromineral que contribui para cerca de 1,5% do peso total do corpo. É muito conhecido e estudado pela sua necessidade em todas as células e por, principalmente, ter como função ser constituinte e fortalecedor de ossos e dentes (99% do cálcio está contido nos ossos e dentes). Além dessa função, já muito conhecida, o cálcio é importante para coagulação sanguínea, à contração muscular, à transmissão de impulsos nervosos, à secreção de hormônios e à ativação de algumas reações enzimáticas (Santanna; Martins, 2018; Santos; Matos; Abreu, 2018). Os hormônios da paratireoide (PTH) estimulam a sua absorção intestinal, reabsorção pelos rins e a mobilização de cálcio ósseo com o intuito de manter os níveis sanguíneos adequados. Nesse processo, há participação da vitamina D e do magnésio (Biesek; Alves; Guerra, 2023).

Juntamente com o fosfato inorgânico são importantes para muitas funções do corpo, por isso, os regulamentos de suas concentrações plasmáticas são rigorosamente controlados pelas ações consertadas de reabsorção/excreção no rim (absorção no intestino e troca óssea), o principal reservatório de cálcio e fosfato no corpo (Venturi; Sant'anna, 2020).

As principais fontes alimentares de cálcio são o leite e seus derivados, mas ele também está presente em frutos do mar e alimentos de origem vegetal como couve, brócolis (folhas escuras), sementes (de sésamo, chia e linhaça) e oleaginosas (amêndoas e avelãs). As DRIs recomendam uma ingestão na adolescência, devido ao estirão de crescimento, de 1.300 mg/dia. Já o indivíduo adulto pode ingerir 1.000 mg/dia, devendo aumentar essa ingestão na fase idosa ou na pós-menopausa (valor de referência: RDA, **Quadro 20**) (IOM, 2011).

## Quadro 20 – Valores diários de referência para EAR, AI* ou RDA e UL para cálcio

| | EAR (mg) | AI* ou RDA (mg) | UL (mg) |
|---|---|---|---|
| Bebês | | | |
| 00-06 meses | ND | 200* | 1.000 |
| 07-12 meses | ND | 260* | 1.500 |
| Crianças | | | |
| 01-03 anos | 500 | 700 | 2.500 |
| 04-08 anos | 800 | 1.000 | 2.500 |
| Homens | | | |
| 09-13 anos | 1.100 | 1.300 | 3.000 |
| 14-18 anos | 1.100 | 1.300 | 3.000 |
| 19-50 anos | 800 | 1.000 | 2.500 |
| 51-70 anos | 800 | 1.000 | 2.000 |
| 71 anos ou mais | 1.000 | 1.200 | 2.000 |
| Mulheres | | | |
| 09-13 anos | 1.100 | 1.300 | 3.000 |
| 14-18 anos | 1.100 | 1.300 | 3.000 |
| 19-50 anos | 800 | 1.000 | 2.500 |
| 51-70 anos | 1.000 | 1.200 | 2.000 |
| 71 anos ou mais | 1.000 | 1.200 | 2.000 |
| Gestantes | | | |
| Menos de 18 anos | 1.000 | 1.300 | 3.000 |
| 19-50 anos | 800 | 1.000 | 2.500 |
| Lactantes | | | |
| Menos de 18 anos | 1.000 | 1.300 | 3.000 |
| 19 a 50 anos | 800 | 1.000 | 2.500 |

* Valores referentes à ingestão adequada – AI *(adequate intake)*.
ND: não definido.

Fonte: IOM, 2011

A deficiência de cálcio pode levar ao raquitismo na criança, osteomalacia no adulto e osteoporose no idoso. Existem alguns fatores que poderão levar à hipocalcemia (cálcio total plasmático inferior a 2,12 mmol/ℓ [8,5 mg/dℓ]), como algumas doenças (por exemplo, insuficiência renal crônica e hipoparatireoidismo), fármacos (como os bifosfonatos), deficiência grave de vitamina D (25OHD3 < 6 ng/mℓ) e hipomagnesemia. A hipocalcemia pode causar parestesia, tetania, cãibras musculares, broncospasmos, depressão e fadiga, vertigens, hipotensão, arritmias e até coma (Jr; Rogeri; Pereira-Lancha, 2018).

Já a hipercalcemia (cálcio total plasmático superior a 2,62 mmol/ℓ [10,5 mg/dℓ]) também poderá ocorrer independentemente do status de cálcio e apresenta consequências adversas, como náuseas, vômito, obstipação, dor abdominal, pancreatite, fadiga, diminuição da contração muscular, depressão, poliúria, desidratação, nefrolitíase e nefrocalcinose, calcificação de vários tecidos moles e, quando grave (cálcio total plasmático > 3,5 mmol/ℓ [14 mg/dℓ]), poderá levar ao coma. Assim, é importante conhecer os valores de referência para o cálcio plasmático total e livre, que são de 2,15 a 2,57 mmol/ℓ (8,6 a 10,3 mg/dℓ) e de 1,15 a 1,33 mmol/ℓ (4,6 a 5,3 mg/dℓ), respectivamente (Jr; Rogeri; Pereira-Lancha, 2018).

Quando a suplementação for necessária, a recomendação de administração é de pequenas doses ao longo do dia de, no máximo, 500 mg, e antes de dormir para evitar interferência das fibras no processo absortivo e beneficiar a indução do sono profundo. As formas de suplementação são carbonato de cálcio, gluconato de cálcio ou citrato de cálcio. O citrato de cálcio tem menor chance de comprometimento gástrico e pode acelerar a absorção de ferro (Biesek; Alves; Guerra, 2023).

## Quadro 21 – Resumo das principais características do Cálcio

| Cálcio | |
|---|---|
| Características | É o mineral mais abundante encontrado no organismo; 99% estão presentes nos ossos e dentes e 1% está presente no sangue e líquidos extracelulares. A absorção ocorre no duodeno, controlada pela ação da vitamina D e do íleo, o que não é absorvido é excretado nas fezes. Muitos fatores podem contribuir para a não absorção do cálcio, como ácido oxálico presente em alimentos de origem vegetal. |
| Funções | Entre as principais funções do cálcio estão: a formação de ossos e dentes; coagulação sanguínea; transformação de protombina em trombina; transmissão nervosa e regulação dos batimentos cardíacos. |
| Deficiência | Deformidades ósseas: raquitismo, osteomalacia e osteoporose; tetania: irritabilidade das fibras e centros nervosos, resultando em espasmos musculares, paralisia muscular das pernas; hipertensão. |
| Excesso | Hipercalcemia; calcificação excessiva de ossos e tecidos moles. |
| Fontes alimentares | Leite e derivados, vegetais de folhas verde-escuras, sardinha, mariscos e ostras. |

Fonte: Adaptado de Carelle e Cândido, 2014

### 5.3.1.2 Magnésio

O magnésio, como já observamos na seção anterior, também está envolvido, assim como o cálcio nas contrações musculares e na coagulação do sangue (o cálcio promove os processos, ao passo que o magnésio os inibe – antagonista intracelular do cálcio iônico). Ele é importante para as reações intracelulares, na lipólise, para auxiliar no funcionamento normal do sistema imunológico, dos nervos (transmissão nervosa), coração (ritmo cardíaco, a vasodilatação), secreção do PTH e é cofator em muitas reações enzimáticas (atua diretamente em duzentas enzimas), especialmente aquelas envolvidas na produção de energia e na utilização de ATP e é responsável pelo transporte dos íons sódio, potássio e cálcio. Além disso, ajuda a prevenir cáries ao preservar cálcio no esmalte dos dentes (Santanna; Martins, 2018; Santos; Matos; Abreu, 2018).

Dessa maneira, encontra-se presente nos tecidos ósseo (50 a 60%), muscular (20 a 30%) e em outros tecidos e órgãos (20 a 25%). Contudo, a principal função celular do magnésio é a quelação da adenosina trifosfato (ATP), da adenosina difosfato (ADP), do inositol trifosfato e dos ácidos nucleicos (RNA e DNA), possibilitando a ligação desses nucleotídios às enzimas que os utilizam como substratos. Desta maneira, o magnésio afeta a ativação de aminoácidos, a formação de fosforilcreatina, a glicólise, a via das pentoses, o ciclo de Krebs, a fosforilação oxidativa, bem como a síntese de ATP, a betaoxidação, e a síntese, o reparo e a duplicação de DNA (Santanna; Martins, 2018; Santos; Matos; Abreu, 2018).

A falta de homeostase do magnésio tem sido implicada em diversas doenças, que quando em baixas concentrações pode causar dislipidemia, inflamação, hipertensão arterial, arritmia, náuseas e vômito, fadiga, debilidade muscular, cãibras musculares, depressão, irritabilidade e alterações do sono. Além disso, está associada ao aumento do risco de diabetes tipo 2, síndrome metabólica, pré-eclâmpsia e eclâmpsia, infarto do miocárdio e acidente vascular cerebral. Sua deficiência leva diretamente à formação de grandes cristais de hidroxiapatita, o que reduz a estabilidade óssea. Considerando que a quantidade deste nutriente na alimentação em vários países, incluindo o Brasil, é baixa devido ao consumo prioritário de alimentos processados e ultraprocessados, a sua avaliação é muito importante na prática clínica (Santanna; Martins, 2018; Santos; Matos; Abreu, 2018; Biesek; Alves; Guerra, 2023).

A recomendação de ingestão é de 400 mg para adultos de 19 a 30 anos do sexo masculino e 420 mg, a partir dos 31 anos. Para mulheres adultas, recomenda-se 310 mg de 19 a 30 anos e 320 mg, a partir dos 31 anos, conforme disposto no **Quadro 22** (IOM, 1997). Este macromineral está presente em vegetais folhosos verde escuros, devido a sua presença na clorofila (pigmento esverdeado), produtos marinhos, oleaginosas, frutas secas, cacau e cereais integrais. Algumas águas minerais e águas potáveis contêm quantidades interessantes de magnésio, porém variam significativamente de acordo com a região (Santanna; Martins, 2018; Santos; Matos; Abreu, 2018).

**Quadro 22** – Valores diários de referência para EAR, AI* ou RDA e UL para magnésio

|  | EAR (mg) | AI* ou RDA (mg) | UL** (mg) |
|---|---|---|---|
| Bebês | | | |
| 00-06 meses | ND | 30* | ND |
| 07-12 meses | ND | 75* | ND |
| Crianças | | | |
| 01-03 anos | 65 | 80 | 65 |
| 04-08 anos | 110 | 130 | 110 |
| Homens | | | |
| 09-13 anos | 200 | 240 | 350 |
| 14-18 anos | 340 | 410 | 350 |
| 19-30 anos | 330 | 400 | 350 |
| 31-50 anos | 350 | 420 | 350 |
| 51-70 anos | 350 | 420 | 350 |
| 71 anos ou mais | 350 | 420 | 350 |

|  | EAR (mg) | AI* ou RDA (mg) | UL** (mg) |
|---|---|---|---|
| **Mulheres** | | | |
| 09-13 anos | 200 | 240 | 350 |
| 14-18 anos | 300 | 360 | 350 |
| 19-30 anos | 255 | 310 | 350 |
| 31-50 anos | 265 | 320 | 350 |
| 51-70 anos | 265 | 320 | 350 |
| 71 anos ou mais | 265 | 320 | 350 |
| **Gestantes** | | | |
| Menos de 18 anos | 335 | 400 | 350 |
| 19-30 anos | 290 | 350 | 350 |
| 31-50 anos | 300 | 360 | 350 |
| **Lactantes** | | | |
| Menos de 18 anos | 300 | 360 | 350 |
| 19-30 anos | 255 | 310 | 350 |
| 31-50 anos | 265 | 320 | 350 |

* Valores referentes à ingestão adequada – AI (*adequate intake*).
**O UL para magnésio representa a ingestão na forma de suplemento apenas e não inclui a ingestão do nutriente a partir do alimento e água; ND: não definido.

Fonte: IOM, 1997

Para avaliação do estado nutricional de magnésio utiliza-se a avaliação em urina de 24 horas; valores menores que 50 mg indicam deficiência (hipomagnesúria). Caso haja necessidade, deve-se solicitar o conteúdo eritrocitário – um marcador mais sensível do estado nutricional e parece ser um biomarcador efetivo). O biomarcador do status deste mineral mais estudado, mais prático e acessível e considerado mais efetivo é o magnésio total sérico ou plasmático. Considera-se adequado o status de magnésio quando as concentrações no soro ou plasma se encontram entre 0,75 e 0,95 mmol/ℓ. No entanto, pode existir deficiência subclínica com concentrações superiores a 0,75 mmol/ℓ, como demonstrado por Costello *et al.* (2016), que concluíram que o limite inferior para o magnésio deveria ser 0,85 mmol/ℓ (Santanna; Martins, 2018; Santos; Matos; Abreu, 2018; Biesek; Alves; Guerra, 2023).

Ainda que a administração de cloreto de magnésio seja a forma mais barata, em indivíduos com prejuízo da função renal, aumenta-se o risco de hipermagnesemia, que pode resultar em hipotensão, letargia, confusão e distúrbios do ritmo cardíaco, que se não revertida, pode evoluir para fraqueza muscular e dificuldade de respiração, podendo agravar-se e chegar a parada cardíaca com hipermagnesemia grave. Diante do exposto, as formas orgânicas, como magnésio citrato e magnésio quelato, são melhores para suplementar, evitando as formas leite de magnésio (óxido de magnésio ou MgO) ou sulfato de magnésio (MgSO4), pois têm baixa absorção e podem causar diarreia (Biesek; Alves; Guerra, 2023). A UL é de 350 mg/dia e se refere somente ao magnésio suplementado, não ao somatório do Mg alimentar + suplemento. Além disso, deve existir uma proporção de 2:1 com o cálcio.

**Quadro 23** – Resumo das principais características do Magnésio

| Magnésio | |
|---|---|
| **Características** | Tem ação antagônica ao cálcio na contração muscular normal, sendo que o cálcio age como um estimulador e o magnésio, como um relaxante. A reação das células vasculares e musculares lisas depende da proporção de cálcio e magnésio. O magnésio é absorvido no intestino delgado e a maior parte no jejuno. |
| **Funções** | Metabolismo de carboidratos, lipídios, proteínas e ácidos nucleicos (DNA e RNA). |
| **Deficiência** | Tremores, espasmos musculares, mudanças de personalidade, anorexia, náuseas e vômitos. |

| Magnésio | |
|---|---|
| Excesso | Hipermagnesemia, que pode resultar em hipotensão, letargia, confusão e distúrbios do ritmo cardíaco. |
| Fontes alimentares | Nozes, amêndoas, castanha-do-Brasil, aveia, amendoim, leguminosas e grãos de cereais não moídos, assim como vegetais de folha verde-escura, presente na clorofila dessas plantas. |

Fonte: Adaptado de Carelle e Cândido, 2014

### 5.3.1.3 Sódio e potássio

O sódio é um eletrólito que ajuda a manter o equilíbrio ácido-base, sendo essencial para a transmissão de impulsos nervosos e para a contração muscular. Distúrbios do equilíbrio de sódio e água perturbam o ambiente celular, causando hiponatremia ou hipernatremia. Sua deficiência é rara, mas pode acometer, principalmente, atletas, trabalhadores em atividades extenuantes em ambientes quentes e pacientes edemaciados (hiponatremia). A perda de sódio e água pode causar hipovolemia com risco de vida, e a ressuscitação com líquidos contendo sódio é essencial (Venturi; Sant'anna, 2020).

Por outro lado, o excesso é mais comum na população (Santanna; Martins, 2018; Santos; Matos; Abreu, 2018). No Brasil, segundo dados da Pesquisa Nacional de Saúde (PNS, edição de 2019), o brasileiro consome cerca de 9,3 g de sal (correspondente aproximadamente a 3,7 g de sódio), quase o dobro recomendado pela OMS (5 g de sal e 2 g de sódio/dia) (Mill et al., 2021). Em termos de fontes alimentares, está presente no sal de cozinha (cloreto de sódio: cerca de 60% de cloro e 40% de sódio) e em alimentos industrializados (como os embutidos e enlatados), visto que é utilizado como conservante, mas também em alimentos *in natura* como frutos do mar, leite, carnes, ovos (Santanna; Martins, 2018; Santos; Matos; Abreu, 2018).

O potássio é essencial para os sistemas muscular, cardiovascular (cardioprotetor), nervoso (neuroprotetor), endócrino, respiratório, digestivo e renal e executa muitas das funções do sódio, como equilíbrio hídrico e transmissão de impulsos nervosos, mas opera dentro e não fora das células como o sódio. Durante a transmissão de impulsos nervosos e a contração muscular, o potássio e o sódio trocam brevemente de posição por meio da membrana celular. O controle da distribuição do potássio é de alta prioridade para o corpo, pois influencia em muitos aspectos da homeostase, incluindo o batimento cardíaco estável (Santanna; Martins, 2018; Santos; Matos; Abreu, 2018; Venturi; Sant'anna, 2020).

A deficiência pode ter como causa êmese, diarreia, diuréticos, desnutrição grave ou cirurgias e leva ao retardo de crescimento, com acentuada diminuição da circulação dos níveis de hormônio do crescimento e inibição de síntese proteica, o excesso, pode ocasionar arritmia cardíaca, fraqueza muscular, dormência e vômitos. As fontes de alimentares de potássio incluem brócolis, espinafre, tomate, frutos do mar, banana, laranja, pêssego e frutas secas (Venturi; Sant'anna, 2020).

**Quadro 24** – Resumo das principais características do sódio e do potássio

| | Sódio e Potássio |
|---|---|
| **Características** | Fazem parte de todos os líquidos corporais, por isso estão relacionados entre si. O sódio representa 2%, o potássio 5% do conteúdo mineral do organismo. O sódio é um elemento primariamente extracelular, enquanto potássio é um elemento principalmente intracelular. Esses minerais são absorvidos no trato intestinal e liberados também na urina, nas fezes e no suor. São integrantes da bomba sódio e potássio, responsável pela regulação de líquidos na célula. |

| Sódio e Potássio ||
|---|---|
| Deficiência | É rara por serem amplamente distribuídos na natureza e na dieta comum, mas por causa de algumas doenças ou atividades extenuantes podem ocorrer hiponatremia, hipocloremia e hipocalcemia. |
| Excesso | Ocorre principalmente por sódio, levando à hipertensão e edema. |
| Fontes alimentares | » Sódio: sal de cozinha e alimentos marítimos, além de enlatados e produtos curados e industrializados;<br>» Potássio: frutas e vegetais crus. |

Fonte: Adaptado de Carelle e Cândido, 2014

### 5.3.1.4 Fósforo

O fósforo faz parte do DNA e RNA e, portanto, é necessário para o crescimento e metabolismo energético. Os lipídios que contêm fósforo como parte de suas estruturas (fosfolipídios) ajudam a transportar outros lipídios no sangue. Embora nenhuma doença esteja atualmente associada a uma ingestão inadequada de fósforo, uma deficiência pode contribuir para a perda óssea em mulheres idosas. Em termos de recomendação das DRIs, para homens e mulheres adultas é de 700 mg/dia (valor de referência: RDA, **Quadro 25**) (IOM, 1997).

**Quadro 25** – Valores diários de referência para EAR, AI* ou RDA e UL para fósforo

| | EAR (mg) | AI* ou RDA (mg) | UL (g) |
|---|---|---|---|
| Bebês ||||
| 00-06 meses | ND | 100* | ND |
| 07-12 meses | ND | 275* | ND |
| Crianças ||||
| 01-03 anos | 380 | 460 | 3 |
| 04-08 anos | 405 | 500 | 3 |

|  | EAR (mg) | AI* ou RDA (mg) | UL (g) |
|---|---|---|---|
| Homens | | | |
| 09-13 anos | 1.055 | 1.250 | 4 |
| 14-18 anos | 1.055 | 1.250 | 4 |
| 19-70 anos | 580 | 700 | 4 |
| 70 anos ou mais | 580 | 700 | 3 |
| Mulheres | | | |
| 09-13 anos | 1.055 | 1.250 | 4 |
| 14-18 anos | 1.055 | 1.250 | 4 |
| 19-70 anos | 580 | 700 | 4 |
| 70 anos ou mais | 580 | 700 | 3 |
| Gestantes | | | |
| Menos de 18 anos | 1.055 | 1.250 | 3,5 |
| 19-50 anos | 580 | 700 | 3,5 |
| Lactantes | | | |
| Menos de 18 anos | 1.055 | 1.250 | 4 |
| 19-50 anos | 580 | 700 | 4 |

* Valores referentes à ingestão adequada – AI *(adequate intake)*.
ND: não definido.

Fonte: IOM, 1997

A hiperfosfatemia é frequente entre pessoas portadoras de Doença Renal Crônica (DRC), especialmente naquelas submetidas à terapia dialítica, e pode ter consequências graves à saúde como calcificação cardiovascular, calcificação dos tecidos moles, osteopenia (diminuição da massa óssea), anemia, hipertensão, coceira (pode levar a lesões cutâneas graves) e disfunção sexual (Carvalho; Nerbass; Cuppari Cuppari, 2021). O fósforo está presente em ovos, peixes, grãos integrais, carnes, aves, laticínios e pode ser utilizado como aditivo alimentar em produtos ultra processados, pois assim como o sódio ele contribui para a conservação dos alimentos (Casanova *et al.*, 2013; Santanna; Martins, 2018; Santos; Matos; Abreu, 2018).

**Quadro 26** – Resumo das principais características do Fósforo

| Fósforo | |
|---|---|
| Características | Elemento essencial, abundante no organismo, responsável pela mineralização óssea e dos dentes; como fosfolipídio, está presente em todas as membranas do organismo; na forma de fosfato, é um componente vital para o sistema de liberação de energia dos nutrientes. |
| Deficiência | Por ser abundante, há pouca possibilidade de sua deficiência, mas anormalidades neuromusculares, esqueléticas, hematológicas e renais podem ocorrer pela diminuição de ATP. |
| Excesso | Hiperfosfatemia é frequente entre pessoas portadoras de Doença Renal Crônica (DRC), especialmente submetidas à terapia dialítica, e pode ter consequências graves à saúde como calcificação cardiovascular, calcificação dos tecidos moles, osteopenia (diminuição da massa óssea), anemia, hipertensão, coceira (pode levar a lesões cutâneas graves) e disfunção sexual. |
| Fontes alimentares | Carnes bovinas, aves, peixes e ovos; leites e derivados; nozes, leguminosas e cereais (no revestimento interno dos cereais o fósforo é encontrado como ácido fítico). |

Fonte: Adaptado de Carelle e Cândido, 2014

### 5.3.2 Microminerais

#### 5.3.2.1 Ferro

O ferro é um micromineral essencial, um dos elementos mais abundantes que temos na terra, ele faz parte da hemoglobina (67%), hemácias do sangue, e da mioglobina nas células musculares (10%) e tem como principais funções transportar o oxigênio e o dióxido de carbono para o processo de respiração celular e o metabolismo energético. Além disso, o ferro é parte de muitas enzimas e é requerido por aquelas envolvidas na produção de aminoácidos, colágeno, hormônios e neurotransmissores. Também é necessário para a função do cérebro e do sistema imune, além de contribuir para a desintoxicação de agentes no fígado e para a saúde óssea. As formas ferrosas (Fe 2+) e férricas (Fe 3+) do ferro funcionam em muitas reações de oxidação e redução no metabolismo humano (Jr; Rogeri; Pereira-Lancha, 2018; Venturi; Sant'anna, 2020).

A falta de ferro pode levar a um quadro de anemia ferropriva. A anemia por deficiência de ferro atinge cerca de 15% da população mundial, sendo que a definição comumente utilizada para anemia, independentemente da sua causa, é a baixa concentração de hemoglobina. Mas, cabe destacar que a deficiência de ferro é dividida em dois estágios, culminando em um possível terceiro: a anemia ferropriva (Jr; Rogeri; Pereira-Lancha, 2018; Venturi; Sant'anna, 2020; Biesek; Alves; Guerra, 2023).

No primeiro estágio, há depleção dos estoques de ferro corporal total, mantendo níveis normais de outros índices de ferro e hemoglobina normal. O segundo estágio já é marcado por baixos níveis de ferritina, ferro sérico baixo ou saturação de transferrina diminuída e aumento da capacidade total de ligação do ferro. Na evolução da deficiência, o último estágio é a anemia ferropriva (Jr; Rogeri; Pereira-Lancha, 2018; Venturi; Sant'anna, 2020; Biesek; Alves; Guerra, 2023).

A recomendação das DRIs, com valor de referência RDA deve ser de 8 mg/dia para homens adultos e 18 mg/dia para mulheres adultas (sendo maior em mulheres devido à perda adicional na menstruação), conforme o **Quadro 27** (IOM, 2001). A ingestão de ferro pela dieta consiste em dois componentes: ferro heme, mais facilmente absorvido (cerca de 23%) e ferro não heme ou inorgânico, com maior dificuldade de absorção (de 3 a 8%). A dose terapêutica para tratamento da anemia é de 3 a 5 mg de Fe/kg/dia por período suficiente para normalizar os valores de hemoglobina e restaurar os estoques de Fe (Biesek; Alves; Guerra, 2023).

**Quadro 27** – Valores diários de referência para EAR, AI* ou RDA e UL para ferro

|  | EAR (mg) | AI* ou RDA (mg) | UL (mg) |
|---|---|---|---|
| **Bebês** | | | |
| 00-06 meses | ND | 0,27* | 40 |
| 07-12 meses | 6,9 | 11 | 40 |
| **Crianças** | | | |
| 01-03 anos | 3 | 7 | 40 |
| 04-08 anos | 4,1 | 10 | 40 |
| **Homens** | | | |
| 09-13 anos | 5,9 | 8 | 40 |
| 14-18 anos | 7,7 | 11 | 45 |
| 19-50 anos | 6 | 8 | 45 |
| 51 anos ou mais | 6 | 8 | 45 |
| **Mulheres** | | | |
| 09-13 anos | 5,7 | 8 | 40 |
| 14-18 anos | 7,9 | 15 | 45 |
| 19-50 anos | 8,1 | 18 | 45 |
| 51 anos ou mais | 5 | 8 | 45 |
| **Gestantes** | | | |
| Menos de 18 anos | 23 | 27 | 45 |
| 19-50 anos | 22 | 27 | 45 |

|  | EAR (mg) | AI* ou RDA (mg) | UL (mg) |
|---|---|---|---|
| Lactantes | | | |
| Menos de 18 anos | 7 | 10 | 45 |
| 19-50 anos | 6,5 | 9 | 45 |

* Valores referentes à ingestão adequada – AI (*adequate intake*).
ND: não definido.

Fonte: IOM, 2001

O ferro heme da dieta, que é o mais biodisponível, está presente somente em alimentos de origem animal, como em fígado e outras vísceras, carnes bovina, suína e de frango, ovos e mariscos (40% do teor de ferro total nas carnes). O ferro não heme, considerado menos biodisponível, tem sua absorção intestinal fortemente controlada pelo hormônio hepcidina, regulador do ferro. Está presente nos mesmos alimentos que o ferro heme se encontra, adicionados de alimentos de origem vegetal como brócolis, couve, espinafre, leguminosas (farinha de soja, feijão, lentilha), chocolate meio amargo e farinhas fortificadas (Jr; Rogeri; Pereira-Lancha, 2018; Venturi; Sant'anna, 2020; Biesek; Alves; Guerra, 2023).

De acordo com o estudo ENANI, a anemia é mais prevalente entre as crianças na faixa etária de 6 a 23 meses (19,0%) e estima-se que ela afete 17,3% das gestantes brasileiras (Universidade Federal do Rio de Janeiro, 2021; Brasil, 2022). Dessa forma, no campo da Saúde Pública, temos o Programa Nacional de Suplementação de Ferro (PNSF), instituído em 2005, por meio da Portaria nº 730, de 13 de maio de 2005 que preconiza a suplementação profilática de ferro para todas as crianças de 6 a 24 meses de idade, gestantes ao iniciarem o pré-natal, mulheres no pós-parto e pós-aborto e na suplementação de ácido fólico para gestantes atendidas na Atenção Primária à Saúde (APS) (**Tabela 23**). A oferta diária é de ferro na forma de sulfato ferroso (Brasil, 2005; Brasil, 2022).

**Tabela 23** – Conduta de suplementação do PNSF

| Público | Conduta | Periodicidade |
|---|---|---|
| Crianças de 6 a 24 meses | 10,0-12,5 mg de ferro elementar | Dois ciclos intermitentes de suplementação no período: três meses de suplementação diária seguidos de três meses de intervalo e reinício de novo ciclo. |
| Gestantes | 40 mg de ferro elementar | Diariamente após a confirmação da gravidez até o final da gestação. |
| Gestantes | 0,4 mg de ácido fólico | Diariamente pelo menos trinta dias antes da data que se planeja engravidar até a 12° semana de gestação. |
| Mulheres no pós-parto e/ou pós-aborto | 40 mg de ferro elementar | Diariamente até o terceiro mês pós-parto e/ou pós-aborto. |

Fonte: Caderno dos programas nacionais de suplementação de micronutrientes. Brasil, 2022

Além disso, temos uma política que preconiza a fortificação de farinhas de trigo e de milho com ferro na seguinte concentração: teor igual ou superior a 4 miligramas de ferro por 100 gramas de farinha observado o limite máximo de 9 (nove) miligramas de ferro por 100 gramas de farinha, utilizando um dos possíveis seguintes compostos: sulfato ferroso, sulfato ferroso encapsulado, fumarato ferroso ou fumarato ferroso encapsulado (Brasil, 2022).

Para avaliar o estado nutricional de ferro utilizam-se indicadores bioquímicos: ferritina plasmática, saturação da transferrina e concentração de hemoglobina. A concentração de ferritina no plasma devido a sua representação das reservas corporais (principal responsável pelo armazenamento de ferro na medula óssea), e valores iguais ou inferiores a 30 µg/L já podem indicar deficiência de ferro. A concentração de hemoglobina inferior a 12 g/dL para mulheres e 13 g/dL para homens, caracteriza a anemia ferropriva (durante os estágios finais da deficiência de ferro), assim como eritrócitos menores que o normal (microcíticos) e com baixo teor em ferro (hipocrômicos) (Jr; Rogeri; Pereira-Lancha, 2018; Venturi; Sant'anna, 2020; Biesek; Alves; Guerra, 2023).

**Quadro 28** – Resumo das principais características do ferro

| | Ferro |
|---|---|
| Características | Tem papel importante como elemento estrutural do grupo heme das hemácias. Desempenha papel importante em processos metabólicos de DNA, RNA e neurotransmissores. A absorção do ferro ocorre no intestino, no qual é carregado pela transferrina (proteína que se liga ao ferro), e posteriormente é armazenado no fígado sob a forma de ferritina. É excretado no suor e nas fezes. |
| Deficiência | Palidez; fadiga; falta de ar a pequenos esforços; anemia ferropriva; redução de células do sistema imune e da capacidade antimicrobiana; apatia; irritabilidade; redução de concentração e aprendizagem; redução da capacidade de trabalho físico; déficit cognitivo. |
| Excesso | Cefaleia, convulsões, vômito, náuseas; formação de radicais livres; hepatomegalia; aumento do risco de diabetes; inflamação de articulações; doenças cardíacas; hemocromatose (acúmulo de ferro nos órgãos). |
| Fontes alimentares | Carne bovina, vísceras, leguminosas e hortaliças de folha verde-escura. |

Fonte: Adaptado de Carelle e Cândido, 2014

### 5.3.2.2 Cobre

O cobre é um micromineral essencial, sendo que participa processos metabólicos celulares, incluindo metabolismo energético, atividade antioxidante, neurotransmissores e síntese hemoglobina, facilita a absorção do ferro e é importante para a hematopoiese. Participa da oxidação orgânica da vitamina C, tem papel no metabolismo ósseo e no metabolismo da elastina associado à vitamina C e ao zinco, no processo de cicatrização. A maior concentração está no fígado, depois no cérebro, coração e rins. Também pode ser encontrado no intestino grosso, nos músculos e, em menores concentrações, nos ossos (Jr; Rogeri; Pereira-Lancha, 2018; Venturi; Sant'anna, 2020; Biesek; Alves; Guerra, 2023).

Conforme **Quadro 29**, em termos de recomendação, as DRIs preconizam o consumo de 900 μg para homens e mulheres adultas (valor de referência: RDA) (IOM, 2001).

**Quadro 29** – Valores diários de referência para EAR, AI* ou RDA e UL para cobre

|  | EAR (μg) | AI* ou RDA (μg) | UL (μg) |
|---|---|---|---|
| Bebês | | | |
| 00-06 meses | ND | 200 μg* ou 30 μg/kg* | ND |
| 07-12 meses | ND | 220 μg* ou 24 μg/kg* | ND |
| Crianças | | | |
| 01-03 anos | 260 | 340 | 1.000 |
| 04-08 anos | 340 | 440 | 3000 |
| Homens | | | |
| 09-13 anos | 540 | 700 | 5.000 |
| 14-18 anos | 685 | 890 | 8.000 |
| 19 anos ou mais | 700 | 900 | 10.000 |

|  | EAR (µg) | AI* ou RDA (µg) | UL (µg) |
|---|---|---|---|
| **Mulheres** | | | |
| 09-13 anos | 540 | 700 | 5000 |
| 14-18 anos | 685 | 890 | 8.000 |
| 19 anos ou mais | 700 | 900 | 10.000 |
| **Gestantes** | | | |
| Menos de 18 anos | 785 | 1.000 | 8.000 |
| 19-50 anos | 800 | 1.000 | 10.000 |
| **Lactantes** | | | |
| Menos de 18 anos | 985 | 1.300 | 8.000 |
| 19-50 anos | 1.000 | 1.300 | 10.000 |

* Valores referentes à ingestão adequada – AI (*adequate intake*).
ND: não definido.

Fonte: IOM, 2001

A deficiência de cobre ou o excesso pode afetar diferentes sistemas orgânicos. A deficiência pode levar a fadiga, anemia, palpitações, lesões na língua, disfagia e redução da imunidade. Já o excesso pode levar a depressão, irritabilidade, náusea, vômito, dores musculares e artralgias. As doenças de Menkes e Wilson são distúrbios genéticos relacionados a déficit e excesso de cobre, respectivamente. Os alimentos mais ricos em cobre são os frutos do mar, fígado bovino, cacau, cereais integrais, nozes (Jr; Rogeri; Pereira-Lancha, 2018; Venturi; Sant'anna, 2020; Biesek; Alves; Guerra, 2023).

**Quadro 30** – Resumo das principais características do Cobre

| Cobre | |
|---|---|
| Características | Atua no sistema imunológico e é indispensável para a maturação dos leucócitos, é responsável por mobilizar o ferro para a síntese de hemoglobina, hormônios e formação dos tecidos conjuntivos. É absorvido no intestino delgado e as concentrações maiores estão no fígado, cérebro, coração e rim. |
| Deficiência | Anemia macrocítica; diminuição do número de neutrófilos; diminuição do número de leucócitos; desmineralização óssea. |
| Excesso | Náuseas; vômitos; diarreia e hemorragias. |
| Fontes alimentares | Fígado, moluscos, ostras, grãos integrais, leguminosas, aves e nozes. |

Fonte: Adaptado de Carelle e Cândido, 2014

### 5.3.2.3 Zinco

O zinco é um micromineral essencial para sustentar muitas funções corporais (participa em mais de trezentas reações químicas do corpo), classificadas como estruturais, reguladoras e catalíticas, com destaque para: síntese e função do DNA; metabolismo proteico, cicatrização de feridas e crescimento; imunomodulador (ingestões acima da RDA não proporcionam qualquer benefício extra à função imunológica); desenvolvimento e maturação de órgãos sexuais e de ossos; armazenagem, liberação e função da insulina; estrutura e função da membrana celular; antioxidante indireto como componente de dois tipos de superóxido dismutase, enzima que ajuda na prevenção do dano oxidativo às células. É encontrado em maior concentração (cerca de 86% do total) no músculo esquelético e nos ossos (Jr; Rogeri; Pereira-Lancha, 2018; Venturi; Sant'anna, 2020; Biesek; Alves; Guerra, 2023).

A deficiência leve de zinco, que ocorre nas populações de risco (idosos e vegetarianos), pode prejudicar a funcionalidade de linfócitos T e de células NK. Em caso de deficiência mais grave de zinco há comprometimento das funções imunológicas, crescimento físico, função reprodutora, cicatrização de feridas, hipogeusia (diminuição do paladar), transtornos de comportamento e cegueira noturna. A deficiência subclínica, pelo contrário, apresenta sintomas e sinais ambíguos, mas existe evidência de que um estado subótimo de zinco possa estar envolvido em doenças crônicas, como o diabetes tipo 2 e doenças cardiovasculares (Jr; Rogeri; Pereira-Lancha, 2018; Venturi; Sant'anna, 2020; Biesek; Alves; Guerra, 2023).

A recomendação de consumo das DRIs, por meio da RDA, é de 8 mg para mulheres e 11 mg para homens adultos (**Quadro 31**) (IOM, 2001).

**Quadro 31** – Valores diários de referência para EAR, AI* ou RDA e UL para zinco

| | EAR (mg) | AI* ou RDA (mg) | UL (mg) |
|---|---|---|---|
| Bebês | | | |
| 00-06 meses | ND | 2* | 4 |
| 07-12 meses | 2,5 | 3* | 5 |
| Crianças | | | |
| 01-03 anos | 2,5 | 3 | 7 |
| 04-08 anos | 4 | 5 | 12 |
| Homens | | | |
| 09-13 anos | 7 | 8 | 23 |
| 14-18 anos | 8,5 | 11 | 34 |
| 19 anos ou mais | 9,4 | 11 | 40 |
| Mulheres | | | |
| 09 -13 anos | 7 | 8 | 23 |
| 14-18 anos | 7,3 | 9 | 34 |
| 19 anos ou mais | 6,8 | 8 | 40 |
| Gestantes | | | |
| Menos de 18 anos | 10,5 | 13 | 34 |
| 19-50 anos | 9,5 | 11 | 40 |

|  | EAR (mg) | AI* ou RDA (mg) | UL (mg) |
|---|---|---|---|
| Lactantes | | | |
| Menos de 18 anos | 10,9 | 14 | 34 |
| 19-50 anos | 10,4 | 12 | 40 |

* Valores referentes à ingestão adequada – AI *(adequate intake)*.
ND: não definido.

Fonte: IOM, 2001

O zinco, como fonte alimentar, está presente em alimentos como fígado, carnes vermelhas, vísceras, gema do ovo, grão-de-bico, castanhas e nozes, cogumelo, frutos do mar (mariscos, ostras), soja e espinafre (Jr; Rogeri; Pereira-Lancha, 2018; Venturi; Sant'anna, 2020; Biesek; Alves; Guerra, 2023).

**Quadro 32** – Resumo das principais características do Zinco

| Zinco | |
|---|---|
| Características | As maiores concentrações de zinco estão na musculatura, nos ossos e nas secreções de fluidos corporais. Também é essencial para a formação de enzimas, na defesa imunológica, além de ser indispensável para o crescimento. É absorvido no intestino delgado e transportado para o fígado. As maiores perdas de zinco ocorrem pelas fezes, urina e sudorese excessiva. |
| Deficiência | Retardo no crescimento, atraso na maturação sexual, baixa resistência a infecções, paladar alterado; cicatrização prejudicada; irritabilidade; depressão. |
| Excesso | Náuseas, vômitos, dor epigástrica, diarreia, tonturas. |
| Fontes alimentares | Carne bovina, aves, frutos do mar, vísceras, grãos integrais, castanhas, legumes e cereais. |

Fonte: Adaptado de Carelle e Cândido, 2014

### 5.3.2.4 Selênio

O selênio tem ação antioxidante, participa da conversão do hormônio tireoidiano T4 em T3 e na destoxificação de metais pesados (mercúrio, cádmio e prata), colabora para a manutenção das funções do sistema nervoso central, e, além de modular o sistema imunológico, é um componente essencial da glutationa peroxidase e de outras enzimas antioxidantes, como superóxido dismutase, catalase e glutationa redutase (Cardoso, 2019; Sant'anna, 2020; Biesek; Alves; Guerra, 2023).

A concentração de selênio nos alimentos irá depender do solo em que se encontra, influenciada pelo intemperismo, composição e de certos fertilizantes fosfatados, podendo estar nas seguintes formas: inorgânicas selenito ($SeO3-2$), selenato ($SeO4-2$) e seleneto ($Se-2$). Aqueles solos com maior concentração de selênio, são chamados de seleníferos (> 5 mg/kg), encontrados na Irlanda, na China e na Índia, e podem resultar em toxicidade pelo mineral. Por outro lado, em áreas com baixa concentração de selênio no solo, como em parte da China, há risco de deficiência, que pode resultar em doença de Keshan, caracterizada por cardiomiopatia congestiva, e em doença de Kashin-Beck, caracterizada por osteoartropatia e necrose das articulações (Cardoso, 2019; Sant'anna, 2020; Biesek; Alves; Guerra, 2023).

Baixos níveis de selênio também estão associados ao estresse oxidativo e à diminuição da proteção dos vasos sanguíneos contra danos oxidativos; identificado como atuante em vários distúrbios neurodegenerativos, incluindo a doença de Alzheimer e Parkinson (Cardoso, 2019).

A toxicidade por selênio pode acarretar selenose, condição caracterizada por alterações gastrintestinais, queda de cabelo, unhas manchadas e enfraquecidas, fadiga, irritabilidade e hálito com odor de alho (decorrente da presença de dimetilselenido – composto organossulfurado, com este odor característico) (Cardoso, 2019; Sant'anna, 2020; Biesek; Alves; Guerra, 2023).

E você já deve estar se perguntando, e como é no Brasil? Estudos mostram que a região amazônica e o Nordeste apresentam solo com concentração alta, embora não haja relatos relevantes de intoxicação, enquanto nas regiões Centro-sul e Sudeste o teor de selênio é baixo, no entanto, diferentemente dos solos ricos em que não se tem relatos de toxicidade, nas regiões de solo pobre brasileiras, há alta prevalência de deficiência do mineral na população (Cardoso, 2019; Sant'anna, 2020; Biesek; Alves; Guerra, 2023).

Em termos de recomendação das DRIs, temos 55 µg para adultos de ambos os sexos (valor de referência: RDA, **Quadro 33**) (IOM, 2000).

**Quadro 33** – Valores diários de referência para EAR, AI* ou RDA e UL para selênio

|  | EAR (µg) | AI* ou RDA (µg) | UL (µg) |
|---|---|---|---|
| Bebês | | | |
| 00-06 meses | ND | 15* | 45 |
| 07-12 meses | ND | 20* | 60 |
| Crianças | | | |
| 01-03 anos | 17 | 20 | 90 |
| 04-08 anos | 23 | 30 | 150 |
| Homens | | | |
| 09-13 anos | 35 | 40 | 280 |
| 14-18 anos | 45 | 40 | 400 |
| 19 anos ou mais | 45 | 55 | 400 |
| Mulheres | | | |
| 09-13 anos | 35 | 40 | 280 |
| 14-18 anos | 45 | 40 | 400 |
| 19 anos ou mais | 45 | 55 | 400 |
| Gestantes | | | |
| Menos de 18 anos | 49 | 60 | 400 |
| 19-50 anos | 49 | 60 | 400 |

|  | EAR (µg) | AI* ou RDA (µg) | UL (µg) |
|---|---|---|---|
| Lactantes ||||
| Menos de 18 anos | 59 | 70 | 400 |
| 19-50 anos | 59 | 70 | 400 |

\* Valores referentes à ingestão adequada – AI *(adequate intake)*.
ND: não definido.

Fonte: IOM, 2000

Nos alimentos, encontramos o selênio nas seguintes formas: orgânicas - selenometionina (das fontes vegetais) e selenocisteína (das fontes animais, análoga à cisteína): aipo, alho, cebola, pepino, repolho, brócolis, cereais integrais, frutos do mar, leite e gema de ovo e selênio inorgânico (Cardoso, 2019; Sant'anna, 2020; Biesek; Alves; Guerra, 2023).

**Quadro 34** – Resumo das principais características do Selênio

| Selênio ||
|---|---|
| Características | Importante na produção de enzimas que impedem a formação de radicais livres. Age conjuntamente com vitaminas e tem função antioxidante. O selênio é absorvido no trato intestinal e armazenado em maior concentração no fígado e nos rins. |
| Deficiência | Aumento do colesterol, doenças de Keshan (cardiomiopatia juvenil), propensão ao desenvolvimento de câncer. |
| Excesso | O selênio elementar é relativamente pouco tóxico. No entanto, alguns dos seus compostos podem ser perigosos e ocasionar, quando consumido em excesso, gosto metálico na boca, unhas e cabelos frágeis, irritação das vias respiratórias e perturbação das enzimas hepáticas. Em crianças, pode atrasar o crescimento. |
| Fontes alimentares | Aipo, alho, cebola, pepino, repolho, brócolis, cereais integrais, frutos do mar, leite e gema de ovo. |

Fonte: Adaptado de Carelle e Cândido, 2014

### 5.3.2.5 Manganês

O manganês (Mn) é um micromineral necessário por fazer parte de enzimas (como arginase, superóxido dismutase e glutamina sintetase) relacionadas ao metabolismo dos macronutrientes (vitaminas B1 e E), formação da cartilagem e dos líquidos sinoviais, crescimento ósseo e reprodução. As metaloenzimas contendo manganês também auxiliam na formação dos ossos. Ainda, apresenta ação antioxidante, pois participa da enzima superóxido dismutase que auxilia a combater os efeitos dos radicais livres no organismo. É importante no tratamento da anemia por deficiência de ferro, com melhor atuação quando associado a vitaminas do complexo B (Jr; Rogeri; Pereira-Lancha, 2018; Venturi; Sant'anna, 2020; Biesek; Alves; Guerra, 2023).

A deficiência pode levar a problemas de crescimento, comprometimentos cognitivos e função neurológica, normalidades esqueléticas, anemia, fadiga, confusão mental, convulsões, problemas oculares, auditivos e cardíacos, hipertensão arterial, irritabilidade, perda de memória e lesões pancreáticas. Pode também contribuir para efeitos neurológicos mais sutis ou servir como fator de risco para o desenvolvimento de outras doenças neurodegenerativas, como a doença de Parkinson (Jr; Rogeri; Pereira-Lancha, 2018; Venturi; Sant'anna, 2020; Biesek; Alves; Guerra, 2023).

Em relação à toxicidade, além das exposições ocupacionais, a dieta ou a água potável são fontes de superexposição de Mn, especialmente a neurotoxicidade, quando a sua ingestão excede a eliminação, resultando em um distúrbio do movimento conhecido como manganismo – o alvo da neurotoxicidade do manganês é predominantemente os gânglios da base, que influenciam o controle motor (Jr; Rogeri; Pereira-Lancha, 2018; Venturi; Sant'anna, 2020; Biesek; Alves; Guerra, 2023).

As fontes de manganês são encontradas naturalmente em água potável e alimentos como banana, gema de ovo, vegetais folhosos verde escuros, fígado, soja e café. As doses para suplementação variam de 1 a 5 mg; doses superiores a 5 mg podem gerar danos no sistema nervoso central. A OMS recomenda que a ingestão diária seja entre 0,7 e 10,9 mg e a AI de manganês é de 2,3 mg para homens adultos e de 1,8 mg para mulheres adultas, conforme observado no **Quadro 35** (IOM, 2001). Casos de osteoartrite e osteoporose já foram relatados com o uso de suplementação dietética superior a 20 mg (Jr; Rogeri; Pereira-Lancha, 2018; Venturi; Sant'anna, 2020; Biesek; Alves; Guerra, 2023).

**Quadro 35** – Valores diários de referência para EAR, AI* ou RDA e UL para manganês

|  | EAR (mg) | AI* ou RDA (mg) | UL (mg) |
|---|---|---|---|
| Bebês | | | |
| 00-06 meses | ND | 0,003* | ND |
| 07-12 meses | ND | 0,6* | ND |
| Crianças | | | |
| 01-03 anos | ND | 1,2* | 2 |
| 04-08 anos | ND | 1,5* | 3 |
| Homens | | | |
| 09-13 anos | ND | 1,9* | 6 |
| 14-18 anos | ND | 2,2* | 9 |
| 19 anos ou mais | ND | 2,3* | 11 |
| Mulheres | | | |
| 09-13 anos | ND | 1,6* | 6 |
| 14-18 anos | ND | 1,6* | 9 |
| 19 anos ou mais | ND | 1,8* | 11 |

|  | EAR (mg) | AI* ou RDA (mg) | UL (mg) |
|---|---|---|---|
| Gestantes | | | |
| Menos de 18 anos | ND | 2,0* | 9 |
| 19-50 anos | ND | 2,0* | 11 |
| Lactantes | | | |
| Menos de 18 anos | ND | 2,6* | 9 |
| 19-50 anos | ND | 2,6* | 11 |

* Valores referentes à ingestão adequada – AI *(adequate intake)*.
ND: não definido.

Fonte: IOM, 2001

### 5.3.2.6 Iodo

O iodo é um mineral que é rapidamente absorvido pelo estômago e pela parte superior do intestino delgado. Ele desempenha papel fundamental na formação e estrutura dos hormônios da tireoide, tiroxina (T4) e triiodotironina (T3), pois a glândula tireoide acumula e reserva ativamente iodo da corrente sanguínea para sustentar a síntese destes hormônios (Jr; Rogeri; Pereira-Lancha, 2018).

É um mineral encontrado fundamentalmente na forma inorgânica, como iodeto ou iodato. O iodeto está presente nas plantas e nos animais, varia substancialmente (de 10 μg/kg a 1 mg/kg), dependendo do iodeto existente no solo. Igualmente, ocorrem variações do iodeto presente na água, dependendo da localização geográfica (Jr; Rogeri; Pereira-Lancha, 2018). As DRIs para iodo são 150 μg para adultos de ambos os sexos (valor de referência: RDA), conforme observado no **Quadro 36** (IOM, 2001).

**Quadro 36** – Valores diários de referência para EAR, AI*
ou RDA e UL para iodo

| | EAR (µg) | AI* ou RDA (µg) | UL (µg) |
|---|---|---|---|
| **Bebês** | | | |
| 00-06 meses | ND | 110* | ND |
| 07-12 meses | ND | 130* | ND |
| **Crianças** | | | |
| 01-03 anos | 65 | 90 | 200 |
| 04-08 anos | 65 | 90 | 300 |
| **Homens** | | | |
| 09-13 anos | 73 | 120 | 600 |
| 14-18 anos | 95 | 150 | 900 |
| 19 anos ou mais | 95 | 150 | 1.100 |
| **Mulheres** | | | |
| 09-13 anos | 73 | 120 | 600 |
| 14-18 anos | 95 | 150 | 900 |
| 19 anos ou mais | 95 | 150 | 1.100 |
| **Gestantes** | | | |
| Menos de 18 anos | 160 | 220 | 900 |
| 19-50 anos | 160 | 220 | 1.100 |
| **Lactantes** | | | |
| Menos de 18 anos | 209 | 290 | 900 |
| 19-50 anos | 209 | 290 | 1.100 |

\* Valores referentes à ingestão adequada – AI (*adequate intake*).
ND: não definido.

Fonte: IOM, 2001

As fontes de iodo incluem peixes de água salgada, algas e sal iodado fortificado com iodeto de potássio ou iodato potássico (Jr;

Rogeri; Pereira-Lancha, 2018). Essa política de fortificação já é antiga no Brasil. Em 1953, foi promulgada a Lei nº 1.944, de 14 de agosto de 1953, obrigando a iodação do sal para consumo humano para reduzir a prevalência do bócio endêmico e eliminar o cretinismo e, em 1955, o Ministério da Saúde (MS), realizou um estudo, que indicou a prevalência de 20,7% do bócio endêmico na população. Dessa forma, de 1955 até 1975, foi adicionada a implantação de uma política de suplementação de iodo no Brasil (Santos; Azevedo Mazon; Silva Freitas, 2011). Estudos mostram que a prevalência de bócio reduziu saindo de 20,7% em 1955 para 1,4% em 2000 (Cristóvão *et al.*, 2021).

A legislação, atualmente (houve atualizações ao longo do tempo), preconiza o teor igual ou superior a 15 miligramas de iodo por quilograma de sal observado o limite máximo de 45 miligramas de iodo por quilograma de sal, sendo que fonte de iodo para fortificação deve ser o composto: iodato de potássio. Cabe destacar que até 2013, o conteúdo de iodo era de 20 a 60 mg/kg, o que mostra uma redução tendo em vista o hábito de consumo excessivo de sal pela população brasileira (Brasil, 2022).

O enriquecimento do sal com iodo não é obrigatório quando ele for utilizado como ingrediente em produtos alimentícios onde comprovadamente o iodo causa interferências indesejáveis nas características sensoriais dos produtos alimentícios. A rotulagem do sal deve conter, próximo à tabela de informação nutricional, a seguinte frase: "Este produto é enriquecido com 15 mg a 45 mg de iodo por quilograma" (Brasil, 2022).

## Quadro 37 – Resumo das principais características do iodo

| | Iodo |
|---|---|
| Características | Está presente nos hormônios sintetizados pela glândula tireoide, T3, T4 e TSH. É essencial no controle do metabolismo humano, bem como no funcionamento do cérebro. Quando há *déficit*, o hormônio TSH aumenta na corrente sanguínea e consequentemente a glândula aumenta de tamanho, podendo caracterizar o bócio. |
| Deficiência | Bócio e cretinismo (deficiência mental e surdo-mudez). |
| Excesso | Podem ocorrer irregularidades na glândula tireoide – hipertireoidismo. |
| Fontes alimentares | Peixes, frutos do mar, além do sal de cozinha. |

Fonte: Adaptado de Carelle e Cândido, 2014

### 5.3.2.7 Cromo

O cromo é um metal de transição com estados de valência que variam de 2– a 6+. Entre as valências mais comuns, destacam-se o cromo hexavalente (Cr6+) encontrado em rochas e solos, utilizado na produção de aço inoxidável, nos processos de cromagem, soldagem e produção de pigmentos, e o cromo trivalente (Cr3+), considerado um mineral-traço essencial ao organismo, presente nos alimentos e relacionado ao metabolismo de carboidratos, lipídios e proteínas (Jr; Rogeri; Pereira-Lancha, 2018; Biesek; Alves; Guerra, 2023).

O cromo em sua versão hexavalente (Cr6+) é tóxico para o organismo, principalmente quando inalado, sendo agente carcinogênico devido à sua capacidade de promover peroxidação lipídica, causar danos ao DNA e, até mesmo morte celular. Enquanto o cromo trivalente (Cr3+) apresenta papel-chave na ação da insulina, uma vez que atua sobre a sensibilidade dos receptores periféricos na membrana celular da insulina associado a uma proteína de baixo peso molecular, para os mecanismos de amplificação de sinal na ação e eficiência da insulina, mantém a estabilidade plasmática da glicose e de aminoácidos, bem como favorece a síntese proteica (Jr; Rogeri; Pereira-Lancha, 2018; Biesek; Alves; Guerra, 2023).

Devido à dificuldade de mensurar as concentrações de cromo nos alimentos, existem poucos dados clínicos fidedignos que assegurem e estabeleçam quantidades adequadas de ingestão dificulta a definição de parâmetros que determinem as recomendações nutricionais desse mineral, além disso o método empregado para a determinação da concentração deste mineral favorece a contaminação das amostras analisadas. O que temos é a recomendação para a população em geral, de 24 a 35 mcg/dia do IOM, variando de acordo com o sexo e faixa etária (valor de referência: AI, conforme **Quadro 38**), por isso, a análise deve ser realizada com cautela (Jr; Rogeri; Pereira-Lancha, 2018).

**Quadro 38** – Valores diários de referência para EAR, AI* ou RDA e UL para cromo

| | EAR (µg) | AI* ou RDA (µg) | UL (µg) |
|---|---|---|---|
| Bebês | | | |
| 00-06 meses | ND | 0,2 µg* ou 29 ng/kg* | ND |
| 07-12 meses | ND | 5,5 µg* ou 611 ng/kg* | ND |
| Crianças | | | |
| 01-03 anos | ND | 11 | ND |
| 04-08 anos | ND | 15 | ND |
| Homens | | | |
| 09-13 anos | ND | 25 | ND |
| 14-18 anos | ND | 35 | ND |
| 19-50 anos | ND | 35 | ND |
| 51 anos ou mais | ND | 30 | ND |
| Mulheres | | | |

|  | EAR (µg) | AI* ou RDA (µg) | UL (µg) |
|---|---|---|---|
| 09-13 anos | ND | 21 | ND |
| 14-18 anos | ND | 24 | ND |
| 19-50 anos | ND | 25 | ND |
| 51 anos ou mais | ND | 20 | ND |
| **Gestantes** | | | |
| Menos de 18 anos | ND | 29 | ND |
| 19-50 anos | ND | 30 | ND |
| **Lactantes** | | | |
| Menos de 18 anos | ND | 44 | ND |
| 19-50 anos | ND | 45 | ND |

* Valores referentes à ingestão adequada – AI (*adequate intake*).
ND: não definido.

Fonte: IOM, 2001

Em relação às fontes alimentares estão as oleaginosas, carnes e vísceras, frutos do mar, especialmente mariscos e ostras, cereais integrais, cerveja, leguminosas, frutas e hortaliças, principalmente ameixa, brócolis, espinafre, cogumelos e aspargos (Jr; Rogeri; Pereira-Lancha, 2018).

**Quadro 39** – Resumo das principais características do cromo

| Cromo | |
|---|---|
| Características | Funcionamento da insulina e metabolismo glicídico. |
| Deficiência | Intolerância à glicose, alterações no metabolismo de lipídios e glicose. |
| Excesso | Náusea, diarreia, fadiga, dores de cabeça, tonturas e problemas de fígado e rins. |
| Fontes alimentares | Carne bovina e suína, frango, fígado, queijo suíço, ovo, manteiga, cogumelos, levedo de cerveja, germe de trigo, amêndoas, lecitina, pães integrais, nozes, vinho, uva-passa, maçã, aspargo, cenoura, espinafre, alface, centeio, batata e banana. |

Fonte: Adaptado de Carelle e Cândido, 2014

## 5.4 Semiologia nutricional

Já falamos, anteriormente, sobre semiologia no **Capítulo 4** dos macronutrientes. Aqui, vamos observar os sinais e sintomas relativos às vitaminas e minerais **(Quadros 40 a 42)**.

**Quadro 40** – Manifestações clínicas nutricionais decorrentes da deficiência de micronutrientes (vitaminas lipossolúveis) acordo as diferentes regiões corporais e alguns nutrientes

|  | Cabelos | Cabelos ressecados e quebradiços |
|---|---|---|
| **Deficiência de vitamina A** | Olhos | - Nictalopia (cegueira noturna)<br>- Xerose conjuntiva (estágio avançado)<br>- Manchas de Bitot bem demarcadas, secas e acinzentadas esponjosas (estágio grave)<br>- Xeroftalmia ou ceratomalácia (secura da córnea, opacidade ou até necrose – em casos graves, é irreversível)<br>- Cegueira (casos mais graves) |
|  | Pele | Hiperqueratose folicular |
|  | Rins | Nefrite (casos mais graves) |
|  | Fetal | Malformação fetal (casos mais graves) |

| | | |
|---|---|---|
| Deficiência de vitamina D | Tecido muscular | Fraqueza muscular proximal |
| | Pâncreas | - Secreção prejudicada de insulina, mas normal de glucagon (déficit de vitamina D associado às condições normais de Ca) |
| | Ossos | - Dor<br>- Deformidade esquelética<br>- Osteomalácia (no adulto)<br>- Raquitismo (na criança)<br>- Osteoporose e risco aumentado para fraturas |
| | Metabolismo enzimático/ Hormonal | - Fosfatase alcalina aumentada<br>- Hormônio de paratireoide aumentado |
| | Metabolismo de outros nutrientes | - Hipocalcemina<br>- Hipofosfatemia |
| | Infância | - Mineralização inadequada de dentes e dentina<br>- Convulsões e tétano calcêmico (deficiência nos primeiros 6 meses de vida) |
| Deficiência de vitamina E | Olhos | Oftalmoplegia (paralisia do nervo ocular) |
| | Tecido Muscular esquelético | Distrofia muscular |
| | Condição hematológica | - Anemia hemolítica (crianças prematuras)<br>- Aumento da suscetibilidade dos eritrócitos à hemólise peroxidativa |
| | Metabolismo de outros nutrientes | Creatinúria |
| | Sistema nervoso | - Neuropatias periféricas<br>- Hiporreflexia/ arreflexia |

| Deficiência de vitamina K | Olhos | Listas hemorrágicas na conjuntiva |
|---|---|---|
| | Pele | - Petéquias (por depressão e anormalidades do sistema conectivo)<br>- Equimoses<br>- Fácil formação de hematoma |
| | Unhas | Listas hemorrágicas sob as unhas |
| | Condição hematológica | - Anormalidades na coagulação sanguínea (tempo prolongado de coagulação)<br>- Hemorragias graves (em crianças recém-nascidas) |

Fonte: Sampaio et al., 2012

**Quadro 41** – Manifestações clínicas nutricionais decorrentes da deficiência de micronutrientes (vitaminas hidrossolúveis) acordo as diferentes regiões corporais e alguns nutrientes

| Deficiência de vitamina C | Cavidade oral: gengivas, língua | Gengivas esponjosas e sangrando (característica do escorbuto) |
|---|---|---|
| | Pele | - Petéquias (por depressão e anormalidades do sistema conectivo) e equimoses<br>- Hemorragias perifloliculares, diminuição na cicatrização de feridas, hiperceratose e sangramento nas cavidades corporais – característico no escorbuto) |
| | Unhas | Unhas com hemorragia ao redor dos folículos pilosos |
| | Sistema nervoso | Diminuição na produção de neurotransmissores gerando: fraqueza e irritabilidade – característico no escorbuto |

| | | |
|---|---|---|
| Deficiência de vitamina B1 (tiamina) | Olhos | Oftalmoplegia (paralisia do nervo ocular) |
| | Sistema nervoso | - Beribéri seco: alteração bilateral das funções dos reflexos sensorial/motor das extremidades inferiores (queimação dos pés, reflexo do tornozelo ausente), panturrilha mole/dificuldade para levantar-se da posição agachada<br>- Beribéri úmido: taquicardia, vasodilatação, sudorese, acidose lática, edema, insuficiência cardíaca de alto débito<br>- Beribéri cerebral (encefalopatia de Wernicke-Korsakoff): nistagmo, visão dupla, ataxia, confusão, confabulação, afonia – em deficiência aguda |
| Deficiência de vitamina B2 (riboflavina) | Olhos | - Conjuntivite com vascularização da córnea e opacidade do cristalino (olhos secos e irritados)<br>- Fotofobia – inflamação corneal |
| | Lábios | - Queilose ou queilite angular (lesões no canto da boca) |
| | Cavidade oral: gengivas, língua | - Glossite (descamação dolorosa da língua, deixando-a vermelha, seca e atrófica)<br>- Estomatite angular |
| | Pele | - Dermatite seborreica/vermelha/escamativa (principalmente na região nasolabial)<br>- Anormalidades na pele ao redor da vulva e ânus<br>- Palidez |
| | Condição hematológica | Anemia normocítica e normocrômica (raro) – em deficiência severa |

| | Olhos | Listas hemorrágicas na conjuntiva |
|---|---|---|
| Deficiência de vitamina B3 (niacina) | Cavidade oral: gengivas, língua | - Glossite escarlate e estomatite (inicialmente as extremidades/ margens da língua são escarlate, sensíveis)<br>- Queimação na boca seguida de edema de língua, ulcerações embaixo da língua ou nos lábios inferiores |
| | Pele | - Dermatite bilateral simétrica nas áreas expostas ao sol – associada a diarreia e demência<br>- Pelagra (associado a deficiência de triptofano) |
| | TGI | Náuseas/vômito tardios, superfícies mucosas inflamadas, diarreia |
| | Sistema nervoso | Prejuízo da memória, confusão e delírio/demência |
| Deficiência de vitamina B5 (ácido pantotênico) | Membros superiores e/ ou inferiores | - Queimação nos pés<br>- Parestesias das mãos/pés |
| | TGI | Desconforto abdominal |

| | | |
|---|---|---|
| **Deficiência de vitamina B6 (piridoxina)** | Lábios | - Queilose ou queilite angular (lesões no canto da boca |
| | TGI | - Síndrome disabsortiva<br>- Estomatite (geralmente ocorre associado à deficiência das demais vitaminas hidrossolúveis) |
| | Condição hematológica | - Anemia sideroblástica (raros casos)<br>- Anemia normocítica e normocrômica (geralmente ocorre associado à deficiência das demais vitaminas hidrossolúveis) |
| | Cavidade oral: gengivas, língua | - Glossite (descamação dolorosa da língua, deixando-a vermelha, seca e atrófica)<br>- Estomatite Trato Gastrointestinal |
| | Sistema nervoso | - Depressão e confusão mental (geralmente ocorre associado à deficiência das demais vitaminas hidrossolúveis)<br>- Irritabilidade<br>- Neuropatia periférica |
| | Pele | Dermatite seborreica (dobras nasolabiais, bochechas, pescoço, períneo) |
| **Deficiência de vitamina B7 (biotina)** | Cabelo | Alopecia |
| | Face | Distribuição incomum da gordura facial |
| | Cavidade oral: gengivas, língua | Mucosa oral e lingual estão protuberantes/dolorosas/avermelhadas |
| | Pele | Dermatite esfoliativa, erupção escamosa/avermelhada (frequentemente ao redor dos olhos, nariz, boca e orifícios perineais) |
| | Sistema nervoso | - Depressão<br>- Letargia |

| | | |
|---|---|---|
| **Deficiência de vitamina B9 (ácido fólico)** | Face | Palidez |
| | Cavidade oral: gengivas, língua | Língua inchada/sensível |
| | Células hematológicas | Anemia hipocrômica |
| | Região Palmar e Plantar | Descoramento |
| | Unhas | Quebradiças, rugosas ou coiloniquias |
| | Membros superiores e/ou inferiores | - Astenia/fraqueza<br>- Algia em membros inferiores |
| | Condição hematológica | Anemia macrocítica megaloblástica (em deficiência aguda) |
| | TGI | - Sintomas gastrointestinais similares à deficiência de vitamina B12, porém mais graves e abrangentes<br>- Diarreia |
| | Sistema nervoso | - Risco aumentado para defeitos no tubo neural em fetos (em deficiência durante a gestação)<br>- Irritabilidade |

| | | |
|---|---|---|
| **Deficiência de vitamina B12 (cobalamina)** | Face | Palidez |
| | Olhos | Perda de visão central |
| | Cavidade oral: gengivas, língua | Língua avermelhada, inchada, com sensação de queimação |
| | Células hematológicas | - Anemia hipocrômica<br>- Anemia macrocítica megaloblástica (semelhante à deficiência de folato) |
| | Região Palmar e Plantar | Descoramento |
| | Unhas | - Quebradiças, rugosas ou coiloniquias<br>- Tecido vascular da unha marrom |
| | Pele | - Pode haver mudanças na pigmentação (pintas amareladas)<br>- Rugas |
| | Membros superiores e/ou inferiores | - Astenia<br>- Algia em membros inferiores<br>- Parestesias em mãos e pés<br>- Instabilidade da marcha<br>- Diminuição dos reflexos tendinosos profundos, |
| | Tecido muscular esquelético | - Fraqueza muscular<br>- Ataxia |
| | Condição hematológica | Anemia megaloblástica (em deficiência prolongada) |
| | Sistema nervoso | - Delírio<br>- Depressão<br>- Perda de memória |

Fonte: Sampaio *et al.*, 2012

**Quadro 42** – Manifestações clínicas nutricionais decorrentes da deficiência de micronutrientes (minerais) acordo as diferentes regiões corporais e alguns nutrientes

| | | |
|---|---|---|
| **Deficiência de ferro** | Face | Palidez |
| | Mucosas conjuntiva e bucal | Palidez |
| | Cavidade oral: gengivas, língua | Estomatite angular, ocasionalmente com glossite |
| | Pele | Atrofia |
| | Células hematológicas | Anemia hipocrômica microcítica |
| | Região palmar e plantar | Descoramento |
| | Unhas | Quebradiças, rugosas ou coiloniquias |
| | Membros superiores e/ou inferiores | - Astenia<br>- Algia em membros inferiores |
| | Transtorno alimentar | Alotriofagia (picamalácia) |
| **Deficiência de zinco** | Cabelo | Alopecia |
| | Olhos | Cegueira noturna |
| | Pele | - Dermatite (associada a diarreia e demência)<br>- Pelagra (associado ao alcoolismo) |
| | Cavidade oral: gengivas, língua | Alterações do paladar |
| | TGI | Diarreia |
| | Células hematológicas | - Prejuízo na função imune<br>- Deficiência na cicatrização das feridas |
| | Exames | Diminuição da fosfatase alcalina |

| | | |
|---|---|---|
| Deficiência de cobre | Cabelo | Perda da pigmentação do cabelo |
| | Face | Palidez |
| | Células hematológicas | - Leucopenia<br>- Neutropenia<br>- Baixa contagem de reticulócitos<br>- Anemia (hipocrômica, microcítica, normocítica ou macrocítica) |
| Deficiência de selênio | Ossos | Osteoporose |
| | Tecido muscular esquelético | - Fraqueza muscular<br>- Mialgia (dor muscular) |
| Deficiência de cromo | Metabolismo da glicose | - Intolerância à glicose<br>- Resistência à insulina |
| | Metabolismo dos lipídios | Aumento de LDL e triglicerídeos |
| | Sistema nervoso | Neuropatia periférica |
| Deficiência de manganês | Cabelos | Alteração da pigmentação e retardo no crescimento |
| | Pele | Dermatite |
| | Metabolismo dos lipídios | Hipocolesterolemia |
| Deficiência de iodo | Pescoço | Bócio tireoidiano |
| | Juventude | Desenvolvimento físico e mental prejudicado |
| Deficiência de cálcio | Ossos | - Deformidade esquelética<br>- Osteomalácia (no adulto)<br>- Raquitismo (na criança)<br>- Osteoporose e risco aumentado para fraturas (má absorção de Ca associada a deficiência de vitamina D) |

**Fonte:** Extraído de Sampaio *et al.*, 2012

## Para concluir e refletir...

1. Paciente, sexo masculino, 45 anos, trabalha em um escritório e tem uma vida predominantemente sedentária. Ele se queixa de fadiga, fraqueza muscular e dores ósseas frequentes, especialmente nas costas. Este paciente está, possivelmente, com deficiência de qual nutriente? Quais orientações você daria a ele?
2. Paciente, sexo feminino, 30 anos, pesa 70 kg e mede 1,65 m. Ela pratica atividade física regularmente, mas não consome laticínios com frequência devido à intolerância à lactose. Sabendo-se disso, qual é a RDA e o UL de cálcio para esta paciente?
3. Paciente, sexo feminino, 55 anos, vegetariana há dez anos. Apresenta os seguintes sinais e sintomas: fadiga, fraqueza muscular, formigamento nas mãos e pés, palidez, dificuldade de concentração. Qual nutriente, possivelmente, está com deficiência, indique a RDA.
4. A Lei nº 1.944, de 14 de agosto de 1953, introduziu a fortificação de modo a reduzir a prevalência de qual doença relacionada a qual micronutriente?

## Referências bibliográficas

- ALMEIDA, L. C. *et al*. Vitaminas do Complexo B. *In*: *Nutrição e Dietética*. São Paulo: Grupo GEN, 2019. E-book. ISBN 9788527735599. Disponível em: <https://integrada.minhabiblioteca.com.br/#/books/9788527735599/>. Acesso em: 08 jan. 2024.

- ASAKURA, L. *et al*. Vitaminas Lipossolúveis A, E, e K. *In*: *Nutrição e Dietética*. São Paulo: Grupo GEN, 2019. E-book. ISBN 9788527735599. Disponível em: <https://integrada.minhabiblioteca.com.br/#/books/9788527735599/>. Acesso em: 08 jan. 2024.

- BIESEK, S.; ALVES, L. A.; GUERRA, I. *Estratégias de nutrição e suplementação no esporte*. São Paulo: Editora Manole, 2023. E-book. ISBN 9786555764208. Disponível em: <https://integrada.minhabiblioteca.com.br/#/books/9786555764208/>. Acesso em: 15 jan. 2024.

- BRAGA, J. A. P.; AMANCIO, O. M. S. *Deficiências nutricionais: manual para diagnóstico e condutas*. (Série Sban). São Paulo: Editora Manole, 2022. E-book. ISBN 9786555768060. Disponível em: https://integrada.minhabiblioteca.com.br/#/books/9786555768060/. Acesso em: 12 set. 2023.

- BRASIL. *Caderno dos programas nacionais de suplementação de micronutrientes [recurso eletrônico]*. Ministério da Saúde, Secretaria de Atenção Primária à Saúde, Departamento de Promoção da Saúde. Brasília: Ministério da Saúde, 2022. 44 p.: il.

- BRASIL. *Guia de Consulta para Vigilância Epidemiológica, Assistência e Atenção Nutricional dos Casos de beribéri*. Ministério da Saúde. Secretaria de Atenção à Saúde. Secretaria Especial de Saúde indígena. Secretaria de Vigilância em Saúde. Brasília: Ministério da Saúde, 2012. 66 p. (Série A. Normas e Manuais Técnicos).

- BRASIL. *Portaria nº 729, de 13 de maio de 2005*. Institui o Programa Nacional de Suplementação de Vitamina A e dá outras providências. DOU: Brasília, 13 de maio de 2005.

- BRASIL. *Portaria nº 730, de 13 de maio de 2005.* Institui o Programa Nacional de Suplementação de Ferro, destinado a prevenir a anemia ferropriva e dá outras providências. DOU: Brasília, 13 de maio de 2005.

- BRASIL. *Resolução Da Diretoria Colegiada – RDC Nº 604, de 10 de fevereiro de 2022.* Dispõe sobre o enriquecimento obrigatório do sal com iodo e das farinhas de trigo e de milho com ferro e ácido fólico destinados ao consumo humano. DOU: Brasília, 16 de fevereiro de 2022.

- CARDOSO, B. R. Selênio. *In*: ROSSI, L.; POLTRONIERI, F. (org.). *Tratado de Nutrição e Dietoterapia*. Rio de Janeiro: Guanabara Koogan, 2019. p. 133-137.

- CARELLE, A. C.; CÂNDIDO, C. C. *Nutrição e Farmacologia*. São Paulo: Editora Saraiva, 2014. E-book. ISBN 9788536513294. Disponível em: <https://integrada.minhabiblioteca.com.br/#/books/9788536513294/>. Acesso em: 16 jan. 2024.

- CARVALHO, A. B.; NERBASS, F. B.; CUPPARI, L. Controle da hiperfosfatemia e manutenção da calcemia na DRC. *Brazilian Journal of Nephrology*, v. 43, p. 632-638, 2021.

- CASANOVA, L. A. et al. *Fuentes ocultas de fósforo: presencia de aditivos con contenido en fósforo en los alimentos procesados*. Diálisis y Trasplante, v. 34, n. 4, p. 154-159, 2013.

- COSTELLO, R.B., et al. *Perspective:* The Case for an Evidence-Based Reference Interval for Serum Magnesium: The Time Has Come. Advances in Nutrition. v. 15, n. 7. p. 977-993, 2016.

- CRISTÓVÃO, A. et al. *Consumo Humano de Sal: da história à construção de equilíbrios.* Universidade de Trás-os-Montes e Alto Douro, 2021. ISBN: 978-989-704-459-5.

- CUKIER, C.; CUKIER, V. *Macro e micronutrientes em nutrição clínica*. São Paulo: Editora Manole, 2020. E-book. ISBN 9786555760149.

- FILHO, D. R.; SUEN, V. M. M. *Tratado de nutrologia*. 2a ed. São Paulo: Editora Manole, 2018. E-book. ISBN 9788520461372. Disponível em: <https://integrada.minhabiblioteca.com.br/#/books/9788520461372/>. Acesso em: 15 out. 2023.
- HOLICK, M. F. et al. Evaluation, treatment and prevention of vitamin D deficiency: an Endocrine Society clinical practice guideline. The Journal of Clinical Endocrinology & Metabolism. v. 6, p. 1911-1930, 2011.
- IOM. Institute of Medicine (US). Committee to Review Dietary Reference Intakes for Vitamin D and Calcium; Ross AC, Taylor CL, Yaktine AL, et al., editors. *Dietary Reference Intakes for Calcium and Vitamin D*. Washington (DC): National Academies Press (US); 2011.
- IOM. Institute of Medicine (US). *DRIs – Dietary Reference Intakes for calcium, phosphorus, magnesium, vitamin D, and fluoride*. Washington, D.C.: National Academy Press, 1997, 432 p.
- IOM. Institute of Medicine (US). *DRIs – Dietary Reference Intakes for vitamin C, vitamin E, selenium and carotenoids*. Washington, D.C.: National Academy Press, 2000a, 506 p.
- IOM. Institute of Medicine (US). *Panel on Micronutrients*. Dietary Reference Intakes for Vitamin A, Vitamin K, Arsenic, Boron, Chromium, Copper, Iodine, Iron, Manganese, Molybdenum, Nickel, Silicon, Vanadium, and Zinc. Washington (DC): National Academies Press (US); 2001. PMID: 25057538.
- IOM. Institute of Medicine (US). *Standing Committee on the Scientific Evaluation of Dietary Reference Intakes and its Panel on Folate, Other B Vitamins, and Choline. Dietary Reference Intakes for Thiamin, Riboflavin, Niacin, Vitamin B6, Folate, Vitamin B12, Pantothenic Acid, Biotin, and Choline*. Washington (DC): National Academies Press (US); 1998.
- JR., A. H. L.; ROGERI, P. S.; PEREIRA-LANCHA, L. O. *Suplementação Nutricional no Esporte*, 2ª edição. Barueri: Grupo

GEN, 2018. *E-book*. ISBN 9788527734585. Disponível em: <https://integrada.minhabiblioteca.com.br/#/books/9788527734585/>. Acesso em: 16 out. 2023.

- KANG, M. J. *et al*. Vitamin E status and its dietary determinants in Taiwanese: results of the Nutrition and Health Survey in Taiwan 1993-1996. European Journal of Nutrition. v. 43, n. 2, p. 86-92, 2004.

- KLEIN, E. A., *et al: Vitamin E and the risk of prostate cancer*: The Selenium and Vitamin E Cancer Prevention Trial (SELECT). JAMA, v. 306, n. 14, p. 1549-56, 2011.

- MARQUES, M. F.; MARQUES, M. M.; XAVIER, E. R. *Fortificação de alimentos: uma alternativa para suprir as necessidades de micronutrientes no mundo contemporâneo*. HU Revista, v. 38, n. 1 e 2, 2012.

- MARTINI, L. A.; PETERS, B. S. E. *Cálcio e vitamina D: fisiologia, nutrição e doenças associadas*. São Paulo: Editora Manole, 2017. E-book. ISBN 9788520455364. Disponível em: <https://integrada.minhabiblioteca.com.br/#/books/9788520455364/>. Acesso em: 12 out. 2023.

- MELO, S. S. Definição e classificação dos nutrientes. *In*: ROSSI, L.; POLTRONIERI, F. (org.). *Tratado de Nutrição e Dietoterapia*. Rio de Janeiro: Guanabara Koogan, 2019. p. 3-8.

- MILL, J. G. *et al. Fatores associados ao consumo de sal na população adulta brasileira:* Pesquisa Nacional de Saúde. Ciência & Saúde Coletiva, v. 26, p. 555-567, 2021.

- MUNNS, C. F. *et al. Global consensus recommendations on prevention and management of nutritional rickets*. The Journal of Clinical Endocrinology & Metabolism. v. 101, n. 2, p. 394-415, 2016.

- ROSS, A. C. *et al. The 2011 report on dietary reference intakes for calcium and vitamin D from the Institute of Medicine*: what clinicians need to know. The Journal of Clinical Endocrinology & Metabolism. v. 96, n. 1, p. 53-58, 2011.

- SAMPAIO, L. R. *et al.* Semiologia nutricional. *In*: SAMPAIO, L. R., org. *Avaliação nutricional* [online]. Salvador: EDUFBA, 2012, pp. 23-47. Sala de aula collection. ISBN: 978-85-232-1874-4.

- SANTANNA, L. C.; MARTINS, P. C. R. *Alimentação e nutrição para o cuidado.* Porto Alegre: Grupo A, 2018. *E-book.* ISBN 9788595027442. Disponível em: <https://integrada.minhabiblioteca.com.br/#/books/9788595027442/>. Acesso em: 16 out. 2023.

- SANTOS, E. C.; MATOS, S. P.; ABREU, L. M. *et al. Descomplicando a Nutrição.* São Paulo: Editora Saraiva, 2018. *E-book.* ISBN 9788536530024. Disponível em: <https://integrada.minhabiblioteca.com.br/#/books/9788536530024/>. Acesso em: 16 out. 2024.

- SANTOS, S. M.; AZEVEDO MAZON, E. M.; SILVA FREITAS, V. P. *Teores de iodo em sal fortificado para o consumo humano.* Revista do Instituto Adolfo Lutz, v. 70, n. 3, p. 349-353, 2011.

- TOMITA, L. Y. *et al.* Vitamina C. *In: Nutrição e Dietética.* São Paulo: Grupo GEN, 2019. *E-book.* ISBN 9788527735599. *Disponível em: <https://integrada.minhabiblioteca.com.br/#/books/9788527735599/>. Acesso em: 08 jan. 2024.*

- UNIVERSIDADE FEDERAL DO RIO DE JANEIRO. *Biomarcadores do estado de micronutrientes: prevalências de deficiências e curvas de distribuição de micronutrientes em crianças brasileiras menores de 5 anos.* 3: ENANI 2019. Documento eletrônico. Rio de Janeiro, RJ: UFRJ, 2021. (156 p.). Coordenador geral, Gilberto Kac. Disponível em: <https://enani.nutricao.ufrj.br/index.php/relatorios/>. Acesso em: 20 set. 2023.

- VENTURI, I.; SANT'ANNA, L. C. *Nutrição aplicada à estética. Porto Alegre: Grupo A, 2020. E-book. ISBN 9786581492687. Disponível em: <https://integrada.minhabiblioteca.com.br/#/books/9786581492687/>. Acesso em: 12 out. 2023.*

# CAPÍTULO 6

**Principais tópicos do capítulo**

- Na área de nutrição, o termo biodisponibilidade de nutrientes, é dado para indicar a proporção do nutriente que é realmente utilizada pelo organismo;
- Ao considerar o processo de digestão, absorção e metabolização dos nutrientes, destacam-se interações entre os nutrientes que podem potencializar a absorção de ambos ou apenas de um, dificultando ou mesmo impedindo a absorção de determinado nutriente;
- Uma das mais eficientes biodisponibilidades é a do retinol, chegando a atingir entre 70 e 100%;
- Fósforo é um mineral que pode atingir de 90 a 100% de biodisponibilidade (proveniente dos aditivos alimentares);
- Uma das maiores variações quanto a biodisponibilidade é a da biotina presente nos alimentos, que varia de 5 a 100%;
- O cromo é um elemento-traço que apresenta uma biodisponibilidade extremamente baixa, de 0,5 a 2%;
- Fatores antinutricionais (FANs) são compostos do metabolismo secundário das plantas, em alimentos de origem vegetal, que podem reduzir seu valor nutritivo (ao consumir), pois interferem, entre outros fatores na biodisponibilidade de muitos nutrientes;
- Suplementação deve considerar o indivíduo na sua integralidade, conforme resolução CFN nº 656/2020 (alterada CFN nº 731/2022).

## 6. Biodisponibilidade dos nutrientes

O termo biodisponibilidade foi proposto inicialmente pela Food and Drug Administration (FDA), dos Estados Unidos para a área farmacológica, visando estabelecer a proporção em que determinada droga intacta alcança a circulação. Posteriormente e, partindo do princípio de que a simples presença do nutriente na dieta não garante sua utilização pelo organismo, passou-se a utilizar este termo na área de nutrição para indicar a proporção do nutriente que é realmente utilizada pelo organismo, na década de 1980 (Cozzolino, 2020).

A biodisponibilidade se altera e pode ser comprometida antes de atingir o seu alvo. Muitos fatores podem influenciar a absorção de nutrientes, como por exemplo (Cozzolino, 2020):

- Tamanho da partícula;
- Forma química;
- Sítios de absorção;
- Presença de outros nutrientes.

Ao pensar em elaborar um plano alimentar ou cardápio, sem sombra de dúvidas a biodisponibilidade precisa estar contemplada. Sendo assim, considerar as DRIs é muito importante, pois geralmente seus valores já incluem a biodisponibilidade dos nutrientes. Em situações fisiológicas como infância, gestação, lactação e senilidade, vegetarianismo ou em algumas alterações metabólicas inatas ou adquiridas, como obesidade, cirurgia bariátrica, intolerâncias e alergias alimentares, a biodisponibilidade dos nutrientes também pode sofrer impacto (Philippi; Aquino, 2015).

Para cirurgia bariátrica, indica-se avaliar os seguintes micronutrientes quanto a biodisponibilidade: ferro, cálcio, vitamina D, zinco, vitamina B1, vitamina B12, ácido fólico, vitaminas A, E e K. Para os idosos, avaliar carboidratos, lactose, vitamina B12, vitamina

D, cálcio, zinco, magnésio e ferro e vitamina A. Para os vegetarianos, proteína, ferro, vitamina B12, zinco, cálcio e iodo. Especificidades de cada um dos micronutrientes estarão dispostas a seguir, nas próximas seções deste capítulo (Philippi; Aquino, 2015).

## 6.1 Biodisponibilidade de micronutrientes

Ao considerar o processo de digestão, absorção e metabolização dos nutrientes, destacam-se interações entre eles que podem potencializar a absorção de ambos os micronutrientes ou apenas de um, dificultar ou mesmo impedir a absorção de determinado nutriente (Philippi; Aquino, 2015). Essas interações são (Cozzolino, 2020):

- **Competitivas:** estão relacionadas à forma química do mineral;
- **Não competitivas:** quando a deficiência ou o excesso de um nutriente interfere na ação biológica do outro, sendo mais comum quando um nutriente é necessário para a utilização do outro;
- **Multielementos:** quando a interação de um nutriente com o outro resulta em efeitos negativos sobre um terceiro nutriente.

É importante o destaque para avanços tecnológicos no campo da bioinformática e da metabolômica que estão auxiliando nas pesquisas dos determinantes moleculares das variações interindividuais na biodisponibilidade, principalmente de elementos-traço, em vistas a determinar a biodisponibilidade de nutrientes com mais precisão (Cozzolino, 2020).

### 6.1.1 Vitamina A

A biodisponibilidade do retinol é eficiente, chegando a atingir entre 70 e 100%. No entanto, a dos carotenoides (precursores de vitamina A) é bastante variável, entre 3 e 90%, pois depende da localização do betacaroteno nas plantas, ou seja, se estão livres em solução oleosa ou presos no interior da matriz alimentar (Cukier;

Cukier, 2020). A vitamina A é armazenada principalmente no fígado (cerca de 50 a 80% do total dessa vitamina) suficientemente por vários meses. Quando as reservas hepáticas da vitamina são adequadas, a maior parte do retinol recém-ingerido é transferida para as células estelares e armazenada como ésteres de retinila (Cozzolino, 2020).

Por ser uma vitamina lipossolúvel, há necessidade de lipídios para sua melhor biodisponibilidade, estudos indicam que 5 g de óleo em uma refeição parece ser suficiente para assegurar a captação dos carotenoides, refletindo no aumento significativo da absorção do retinol e dos carotenoides, e na melhoria do estado nutricional dos indivíduos relativo à vitamina A (Cozzolino, 2020).

Com relação a interação nutriente-nutriente, a literatura relata três possíveis, sendo elas: ferro, zinco e carotenoides. Sugere-se que a deficiência em vitamina A prejudica a mobilização do ferro dos estoques e que a suplementação dessa vitamina aumenta a concentração de hemoglobina. Estudo de intervenção entre adolescentes indonésios demonstrou que a suplementação concomitante de vitamina A e ferro foi mais efetiva no aumento da concentração de hemoglobina (Cozzolino, 2020).

O zinco, justamente por conta da sua participação na síntese da RBP e, portanto, para a mobilização e o transporte da vitamina A do fígado para a circulação, mas os estudos são controversos. O zinco pode ainda influenciar a conversão do betacaroteno em vitamina A por meio da retinal redutase, que é dependente do mineral. Entre os carotenoides, o betacaroteno aumenta a absorção de licopeno, mas há competição por absorção entre betacaroteno e luteína – experimento mostrou que ao administrar betacaroteno purificado e luteína, havia redução significativa da absorção de luteína e da luteína sérica. Por outro lado, doses concomitantes de luteína e betacaroteno aumentaram significativamente a concentração sérica de betacaroteno (Cozzolino, 2020).

## Quadro 43 – Fatores que interferem na biodisponibilidade da vitamina A

| Biodisponibilidade da vitamina A | |
|---|---|
| **Fatores que podem interferir negativamente: redução de sua biodisponibilidade** | Ingestão inadequada de gorduras |
| | Excesso de fibras alimentares na dieta |
| | Distúrbios gastrointestinais que afetam a absorção de gorduras |
| | Exposição mais prolongada a altas temperaturas (ebulição): pode reduzir a biodisponibilidade de carotenoides dos vegetais pelo aumento da produção de isômeros ou produtos de oxidação |
| | Olestra: pode interferir na biodisponibilidade de carotenoides, principalmente os mais lipofílicos, como licopeno e betacaroteno |
| | Margarina enriquecida com esteróis |
| | Suplementação com pectina alimentar reduz a absorção de betacaroteno |
| | Etanol (em relação ao retinol): sobreposição das vias metabólicas e competição por enzimas similares |
| | Ingestão inadequada de proteína (atividade reduzida da dioxigenase em ratos e na produção limitada da RBP – proteína ligadora de retinol) e zinco (cofator na síntese da RBP) na dieta |
| **Fatores que podem interferir positivamente: aumentam sua biodisponibilidade** | Cocção aumenta o conteúdo de carotenoides em vegetais, possivelmente por causa da facilidade de extração da matriz |
| | Cocção a vapor parece aumentar a concentração de carotenoides extraídos do espinafre e da cenoura |
| | Altas temperaturas aumentam a biodisponibilidade do licopeno do suco de tomate |

Fonte: Elaboração da autora.

## 6.1.2 Vitamina D

A vitamina D é mais uma das vitaminas do conjunto das lipossolúveis que, quando ingerida, é incorporada aos quilomícrons e absorvida pelo sistema linfático. A principal função biológica da vitamina D em humanos é a manutenção das concentrações normais de Ca e fósforo (P) no soro. A maior parte da absorção ocorre no intestino delgado e cerca de 80% da vitamina é absorvida, e, portanto, considera-se que não há problemas quanto a sua biodisponibilidade em indivíduos saudáveis e com ingestão adequada de lipídios, somente entre indivíduos que apresentem doenças que levem a alterações no metabolismo lipídico (Cozzolino, 2020). Com relação à biodisponibilidade das fontes de vitamina D, as formas farmacêuticas, bem como as fontes alimentares promovem aumentos semelhantes nas concentrações séricas de 25(OH)D (Cozzolino, 2020).

Quadro 44 – Fatores que interferem na biodisponibilidade da vitamina D

| Biodisponibilidade da vitamina D | |
| --- | --- |
| Fatores que podem interferir negativamente: redução de sua biodisponibilidade | Doenças que promovem alterações no metabolismo lipídico |
| | Medicamentos utilizados para reduzir a absorção de gordura, como os poliésteres de sacarose e tetra-hidrolipstatina |

Fonte: Elaboração da autora.

## 6.1.3 Vitamina E

A terceira lipossolúvel, a vitamina E, em todas as suas oito formas, é absorvida do trato gastrintestinal e transportada via quilomícrons e HDL (lipoproteína de alta densidade) para o fígado, de modo que o α-tocoferol é separado e secretado preferencialmente dentro da VLDL (lipoproteína de muito baixa densidade) e da HDL na corrente sanguínea para distribuição no organismo. No entanto, seu mecanismo de absorção ainda não está totalmente claro (Cozzolino, 2020; Cukier; Cukier, 2020).

A taxa de absorção varia individualmente entre 20 e 80%, sendo dependente da matriz alimentar (maior biodisponibilidade nos óleos vegetais), natureza e quantidade de vitamina E consumida, atividade das enzimas digestivas, transporte eficiente da vitamina E por meio da célula intestinal e fatores genéticos (Anunciação; Cardoso; Sant'ana, 2019; Cozzolino, 2020; Cukier; Cukier, 2020).

A ingestão de ácidos graxos poli-insaturados, aumenta a necessidade de vitamina E, e isso ocorre, tendo em vista que os ácidos graxos estão concentrados nas membranas celulares, local onde conseguem sequestrar certa quantidade de esses ácidos graxos para manter sua estabilidade oxidativa (Anunciação; Cardoso; Sant'ana, 2019; Cozzolino, 2020; Cukier; Cukier, 2020; Braga; Amancio, 2022).

Estudos também apontam que alta ingestão de vitamina A, farelo de trigo e pectina podem reduzir a biodisponibilidade da vitamina E, no entanto, a interferência da fibra ainda é questionada, pois a quantidade normalmente utilizada nos trabalhos é muito superior à sua ingestão diária (Braga; Amancio, 2022).

**Quadro 45** – Fatores que interferem na biodisponibilidade da vitamina E

| Biodisponibilidade da vitamina E | |
|---|---|
| Fatores que podem interferir negativamente: redução de sua biodisponibilidade | Ácido retinoico |
| | Ésteres vegetais |
| | Ácido eicosapentaenoico |
| | Fibras alimentares |
| | Ingestão crônica de álcool |
| | Absorção é inibida por ácidos graxos poli-insaturados (interações químicas com tocoferóis) |

| Biodisponibilidade da vitamina E | |
|---|---|
| Fatores que podem interferir positivamente: aumentam sua biodisponibilidade | Óleos vegetais |
| | Absorção é aumentada por triacilgliceróis de cadeia média |

Fonte: Elaboração da autora.

### 6.1.4 Vitamina K

A vitamina K, última do bloco das lipossolúveis, apresenta duas formas dietéticas, como já vimos anteriormente, a filoquinona (vitamina K1) e a menaquinona (vitamina K2). A MK e a menadiona são absorvidas por difusão na porção distal do intestino delgado e grosso (cólon). Do total ingerido na dieta, é absorvido cerca de 40 a 80% de vitamina K e cerca de 80% da filoquinona livre é absorvida (Dores, 2019; Cozzolino, 2020; Cukier; Cukier, 2020).

A filoquinona presente nas hortaliças (vegetais verdes folhosos) é menos biodisponível, pois está firmemente aderida às membranas celulares, quando comparada à contida nos óleos vegetais. Já as menaquinonas, que são derivadas principalmente de fontes animais, são consumidas em matrizes de alimentos que contêm mais gordura, o que pode melhorar a absorção e levar à maior biodisponibilidade quando comparada à filoquinona (Asakura et al., 2019; Cozzolino, 2020).

Com relação às interações, temos com a vitamina E e o uso de anticoagulantes, como a cumarina e seu derivado, varfarina sódica. Com relação a vitamina E, doses elevadas (suplementos) poderiam levar a um efeito inibitório da ação da vitamina K. Com relação ao uso crônico de medicação anticoagulante, resulta em uma deficiência adquirida de vitamina K, assim como a ingestão de vitamina K pode influenciar a eficácia do medicamento. Ainda assim, existem evidências suficientes para indicar a manutenção de uma ingestão constante de filoquinona em pacientes submetidos a terapia com anticoagulantes devido ao papel da vitamina K na integridade óssea e os efeitos benéficos de outros nutrientes encontrados nos alimentos ricos em vitamina K (com atenção especial aos suplementos e produtos nutricionais comerciais com filoquinona) (Asakura *et al.*, 2019; Cozzolino, 2020).

**Quadro 46** – Fatores que interferem na biodisponibilidade da vitamina K

| Biodisponibilidade da vitamina K | |
|---|---|
| Fatores que podem interferir negativamente: redução de sua biodisponibilidade | Doses elevadas de vitamina E |
| | Uso crônico de medicação anticoagulante (como cumarina e varfarina sódica) |

**Fonte:** Elaboração da autora.

### 6.1.5 Vitamina B1

A tiamina (B1) pode ter sua biodisponibilidade reduzida pelas fibras dietéticas e os compostos fenólicos presentes nos alimentos, principalmente, os polifenóis termoestáveis encontrados em chás e café. A ingestão de frutas cítricas aumenta a biodisponibilidade da tiamina pelo teor de ácido cítrico e ascórbico. É uma vitamina muito instável e pode ter perdas no processamento e cocção, por exemplo, desde quando se lava o arroz antes do cozimento até cozimento. Tiaminases e antagonistas da tiamina (oxitiamina: análogo estrutural da tiamina; e a piritiamina: inibe a pirofosforilação da tiamina) também podem diminuir a biodisponibilidade da vitamina, sendo que as enzimas tiaminolíticas (presentes em crustáceos, brotos, microrganismos e alguns peixes na forma crua) são encontradas em uma variedade de microrganismos e alimentos, mas são minimizadas no processo de cocção. Condições clínicas podem interferir na absorção e na utilização de tiamina pelo organismo (Cozzolino, 2020; Cukier; Cukier, 2020).

**Quadro 47** – Fatores que interferem na biodisponibilidade da vitamina B1

| Biodisponibilidade da vitamina B1 | |
|---|---|
| Fatores que podem interferir negativamente: redução de sua biodisponibilidade | Insuficiência hepática |
| | Cirurgia ou doença gastrintestinal, diarreia, vômitos |
| | Diálise e diuréticos de alça |
| | Tiaminases e antagonistas da tiamina |
| | Fibras dietéticas |
| | Compostos fenólicos |
| | Processamento e produção do alimento (exemplo: ao lavar o arroz e ao cozinhar também) |
| Fatores que podem interferir positivamente: aumentam sua biodisponibilidade | Frutas cítricas |

Fonte: Elaboração da autora.

## 6.1.6 Vitamina B2

A riboflavina (B2) tem algumas condições específicas que provocam a inibição da sua absorção: consumo excessivo de álcool, doenças cardíacas, contaminação por metais pesados, condições de hipermetabolismo e alguns fármacos, antidepressivos tricíclicos e as fenotiazinas, prescritos simultaneamente, no trato gastrointestinal. A biodisponibilidade da riboflavina também é afetada conforme processamento do alimento, à medida que branqueamento, moagem, fermentação e refino de alimentos podem resultar em perdas (Cozzolino, 2020; Cukier; Cukier, 2020).

A fotólise, fenômeno que causa a desidratação de riboflavina pela luz do sol, com consequente formação de lumiflavina (em solução alcalina) e lumicromo (em solução ácida ou neutra) é prejudicial às frutas e verduras pelo fato de foto-oxidá-las, dependendo da duração e da intensidade da exposição à luz solar. Essas substâncias formadas também catalisam a oxidação da vitamina C e podem causar grandes perdas. Leite e os produtos lácteos devem ser protegidos em embalagens opacas, susceptível à luz UV, especialmente na luz fluorescente de estabelecimentos comerciais, evitando perdas em riboflavina e de retinol (Cozzolino, 2020; Cukier; Cukier, 2020).

**Quadro 48** – Fatores que interferem na biodisponibilidade da vitamina B2

| Biodisponibilidade da vitamina B2 | |
|---|---|
| Fatores que podem interferir negativamente: redução de sua biodisponibilidade | Antidepressivos tricíclicos e as fenotiazinas, prescritos simultaneamente |
| | Elementos que forma quelatos: sacarina, cobre, zinco, ferro, nicotinamida, vitamina C, cafeína, teofilina e triptofano |
| | Processamento do alimento (branqueamento, moagem, fermentação e refino) |
| | Consumo excessivo de álcool |
| | Contaminação por metais pesados |
| | Condições de hipermetabolismo |

**Fonte:** Elaboração da autora.

### 6.1.7 Vitamina B3

A niacina (B3) é obtida de fontes dietéticas ou sintetizada a partir do triptofano, sendo a nicotinamida a forma predominantemente absorvida. O processo de absorção ocorre no estômago e no intestino delgado, por meio de difusão facilitada por transportadores sódio-dependentes e na suplementação, altas doses de nicotinamida são absorvidas por difusão passiva. Quando na forma de NAD e NADP, estes devem ser inicialmente hidrolisados pelas enzimas NAD glicohidrolases intestinais em nicotinamida livre para serem absorvidos (Cozzolino, 2020; Cukier; Cukier, 2020).

A niacina ainda que esteja nos cereais, não é biologicamente disponível (está na forma esterificada: niacitina). No farelo de trigo, cerca de 60% da niacina está esterificada a polissacarídeos e o restante a polipeptídeos e glicopeptídeos. A torrefação ou o tratamento (com solução de hidróxido de cálcio) dos cereais com álcalis levam à liberação do ácido nicotínico. A exemplo do México, este tratamento foi positivo na menor incidência de pelagra (Cozzolino, 2020).

**Quadro 49** – Fatores que interferem na biodisponibilidade da vitamina B3

| Biodisponibilidade da vitamina B3 | |
| --- | --- |
| Fatores que podem interferir positivamente: aumentam sua biodisponibilidade | Torrefação ou tratamento em cereais |

Fonte: Elaboração da autora.

### 6.1.8 Vitamina B5

O ácido pantotênico (B5) é amplamente distribuído entre os alimentos e é absorvido no intestino delgado. Quando submetido à cocção, pode levar à perda de até 50% nos alimentos de origem animal e de até 78% nos de origem vegetal, mas como há síntese bacteriana intestinal, sua biodisponibilidade é grande e isso contribui para o estado nutricional adequado dos indivíduos (Cozzolino, 2020; Cukier; Cukier, 2020). Até o momento não há relatado algum nutriente que interfira na biodisponibilidade do ácido pantotênico, mas estudos realizados em placenta humana mostram que, aparentemente, há competição com biotina pela absorção (Almeida *et al., 2019*).

### 6.1.9 Vitamina B6

A piridoxina (B6) pode ser encontrada nas formas de piridoxina, piridoxal, piridoxamina e seus derivados fosforilados – piridoxina 5'-fosfato (PNP), piridoxamina 5'-fosfato (PMP) e piridoxal 5'-fosfato (PLP) e tem sua absorção no intestino delgado, principalmente no jejuno e o fígado é o principal órgão responsável pela metabolização da vitamina (Souza; Penteado, 2019).

Piridoxina, piridoxal e piridoxamina são absorvidos por difusão pelos hepatócitos e convertidos em piridoxina fosfato (PNP), PLP e PMP por meio da ação da piridoxal quinase (enzima). PMP e PNP são oxidados para PLP pela piridoxina fosfato oxidase (enzima). No fígado, as moléculas de PLP livres e piridoxal se ligam à albumina para serem transportadas para os tecidos (Almeida *et al.*, 2019; Cozzolino, 2020; Cukier; Cukier, 2020).

Alimentos como carnes e vegetais podem ter perdas significativas de vitamina B6 por meio do cozimento (por meio da formação de 6-hidroxi-piridoxina) e no processamento (enlatados – formando α-piridoxil-lisina com atividade antivitamínica). Em casos de congelamento, as perdas podem ser de 35% a 55% e moagem de cereais, a biodisponibilidade pode diminuir cerca de 70 a 90%. Estudos realizados com seres humanos apresentaram os seguintes resultados de biodisponibilidade: noz (78%), banana (79%), brócolis (74%), couve-flor (63%), suco de tomate (25%), espinafre (22%), suco de laranja (9,4%) e cenoura (0%) (Almeida *et al.*, 2019; Souza; Penteado, 2019; Cozzolino, 2020).

Em termos de biodisponibilidade é estimada em 75% (não ligadas a glicosídios, principalmente como piridoxina-5'-β-D-glicosídio) em uma alimentação variada, ligadas têm biodisponibilidade ao redor de 58% e mista, contendo cerca de 15% de piridoxina ligada a glicosídios, cerca de 75% é biodisponível e em suplementos de vitamina B6, é maior que 90%, mas altas doses são eliminadas na urina (Almeida *et al.*, 2019; Cozzolino, 2020; Cukier; Cukier, 2020). Além disso, fibras alimentares também podem reduzir a biodisponibilidade, retardando o processo de desfosforilação dos vitâmeros provenientes dos alimentos e lentificando a absorção no intestino; consumo excessivo de álcool prejudica e reduz metabolismo e absorção de B6 (Cukier; Cukier, 2020).

Alguns medicamentos, como a isoniazida, a ciclosserina e a penicilamina, podem formar complexos com o PLP e provocar deficiência de vitamina B6. A principal forma de avaliar a biodisponibilidade da vitamina B6 é por meio da excreção urinária do metabólito ácido 4-piridóxico (Almeida *et al.*, 2019; Cozzolino, 2020; Cukier; Cukier, 2020).

**Quadro 50** – Fatores que interferem na biodisponibilidade da vitamina B6

| Biodisponibilidade da vitamina B6 | |
|---|---|
| Fatores que podem interferir negativamente: redução de sua biodisponibilidade | Processamento (cocção, moagem e congelamento) |
| | Fontes alimentares ligadas a glicosídios |
| | Medicamentos, como a isoniazida, a ciclosserina e a penicilamina |
| | Dieta rica em fibras alimentares: retardam o processo de desfosforilação dos vitâmeros provenientes dos alimentos e lentificam a absorção no intestino |
| | Consumo excessivo de álcool |

Fonte: Elaboração da autora.

### 6.1.10 Vitamina B7

A biotina (B7) tem sua absorção por difusão passiva lenta em altas concentrações e por um transportador multivitamínico dependente de sódio (SMVT) nas porções mais proximais do intestino delgado (duodeno e jejuno) e no intestino grosso. A biodisponibilidade da biotina presente nos alimentos varia de 5 a 100%. A biotina pode ser encontrada em uma grande variedade de alimentos e pode ser sintetizada pela flora intestinal. Normalmente, alimentos de origem vegetal contêm mais biotina livre se comparados a alimentos de origem animal, em geral, está em torno de 50%; no milho, próxima de 100%, enquanto no trigo é de apenas 5%. O processamento e a conservação dos alimentos podem reduzir sua concentração. Sua absorção e, consequentemente, sua biodisponibilidade é impedida pela ação da avidina, substância da clara de ovo crua, assim como de drogas e anticonvulsivantes (Almeida *et al.*, 2019; Cozzolino, 2020; Cukier; Cukier, 2020).

### 6.1.11 Vitamina B9

O folato (B9) tem como forma ativa o tetraidrofolato. O folato é encontrado naturalmente nos alimentos, e o ácido fólico é a forma sintética da vitamina que é usada em alimentos fortificados e em suplementos dietéticos. Nos alimentos, 80% do folato da dieta está presente como poliglutamatos, enquanto o ácido fólico é encontrado na forma de monoglutamato sintético e/ou ácido pteroilglutâmico (Almeida *et al.*, 2019; Cozzolino, 2020; Cukier; Cukier, 2020).

A biodisponibilidade do folato é, em grande parte, controlada pela absorção intestinal, sendo que a dos folatos monoglutamatos ingeridos é maior que a dos folatos poliglutamatos, uma vez que sua absorção é dependente de hidrólise prévia pelo organismo. O poliglutamilfolato (forma predominante nos alimentos) deve ser desconjugado no intestino delgado, dependendo, portanto, de ação enzimática. A absorção deve ocorrer em pH ótimo e é saturável. A estabilidade de um dos principais folatos alimentares (5-metiltetrahidrofolato) é influenciada pelo pH gástrico, e a presença de ácido ascórbico tem um maior efeito protetor, que ajuda a manter o folato no seu estado molecular funcional (Almeida *et al.*, 2019; Cozzolino, 2020; Cukier; Cukier, 2020).

A forma sintética de ácido fólico (forma oxidada) é mais estável e com maior biodisponibilidade que os folatos dos alimentos *in natura*, o que pode refletir em maiores perdas do folato durante o preparo dos alimentos, principalmente no aquecimento e sob condições oxidativas. Estudos indicam biodisponibilidade de folato de aproximadamente 50% da dieta e o ácido fólico valores variando de 40 a 70% de disponibilidade de pteroilmonoglutamato são relatados para diferentes alimentos. Quando administrado com suplementos e o estômago vazio, tem absorção de quase 100%. Alimentos fortificados com ácido fólico, como em farinhas de trigo e milho, e diversos outros alimentos industrializados, tem absorção em cerca de 85%. A biodisponibilidade do folato do leite ou de dietas nas quais o leite está presente é consideravelmente maior que aquela do folato livre (Almeida *et al.*, 2019; Cozzolino, 2020; Cukier; Cukier, 2020).

Em termos de interação nutriente-nutriente, a deficiência de zinco pode prejudicar a absorção do folato, pois os conjugados de folato são hidrolisados no intestino delgado pela hidrolase pteroilpoliglutamato, uma peptidase dependente de zinco do suco pancreático, da bile e da mucosa da borda em escova (Almeida *et al.*, 2019; Cozzolino, 2020; Cukier; Cukier, 2020).

Quadro 51 – Fatores que interferem na biodisponibilidade da vitamina B9

| Biodisponibilidade da vitamina B9 ||
|---|---|
| Fatores que podem interferir negativamente: redução de sua biodisponibilidade | Deficiência de zinco |
| Fatores que podem interferir positivamente: aumentam sua biodisponibilidade | Leite ou dietas que contêm leite |

Fonte: Elaboração da autora.

## 6.1.12 Vitamina B12

A cobalamina (B12) apresenta duas vias de absorção, uma por difusão ativa associada ao fator intrínseco que necessita de condições normais do estômago, de enzimas pancreáticas e do íleo terminal funcionando adequadamente e outra por difusão passiva. A cobalamina deve ser liberada da sua fração proteica no estômago, pela ação do suco gástrico e da pepsina, que quando livre, liga-se a proteína R no estômago, ou seja, uma cobalofilina, proteína secretada na saliva, nos sucos gástrico e intestinal, e no soro. Essa proteína é degradada por enzimas pancreáticas que agem em meio alcalino no intestino delgado; assim, a vitamina B12 (fator extrínseco) se liga ao fator intrínseco (FI), uma glicoproteína de 60-kDa, que é secretada pelas células gástricas parietais, as quais também secretam ácido clorídrico. O estímulo para essa secreção ocorre a partir do nervo vago, histamina, gastrina e insulina (Cozzolino, 2020; Cukier; Cukier, 2020).

As descobertas sobre sua biodisponibilidade ainda têm limitações devido à escassez de estudos. Estes indicam que ela depende da quantidade ingerida na dieta, sendo que os alimentos de origem animal são fontes naturais de vitamina B12. As formas de vitamina B12 (adenosilcobalamina e a hidroxicobalamina) são sintetizadas por bactérias, encontradas em produtos animais e raramente em produtos vegetais (apenas quando estes são contaminados por microrganismos). Alguns nódulos radiculares de legumes podem conter pequenas quantidades da vitamina, produzida por microrganismos neles presentes. Em geral, a biodisponibilidade é de 50% nos indivíduos que apresentam função gastrointestinal normal (Souza; Penteado, 2019; Cozzolino, 2020; Cukier; Cukier, 2020).

Evidências sugerem que uma refeição com 1,5 a 2,5 µg da vitamina sature os receptores localizados no íleo, limitando a absorção. Na carne de carneiro a vitamina é de aproximadamente 60%, enquanto nos ovos e nas trutas esse valor não é maior que 45%.

Já o fígado de boi, por conter um alto teor de B12, apresenta menor taxa de biodisponibilidade, em torno de 11%. Em carne de peixe e frango é, em média, de 42% e 61 a 66%, respectivamente. Em ovos, varia de 4 a 9%. A cocção da carne em calor úmido pode ainda levar a perdas de até 30%. Em 100 g de leite há aproximadamente de 0,3 a 0,4 µg de vitamina B12, e sua biodisponibilidade é de cerca de 65%. Quando esse alimento é aquecido, pode haver perdas de até 50% da vitamina. No caso da pasteurização, essa perda está entre 5 e 10%. Em ovos, a biodisponibilidade pode variar entre 4 e 9%. Cereais matinais fortificados parecem ser boas opções para vegetarianos e idosos (Souza; Penteado, 2019; Cozzolino, 2020; Cukier; Cukier, 2020).

### 6.1.13 Vitamina C

O ácido ascórbico (vitamina C) ingerido na alimentação tem absorção rápida e fácil no sistema digestório (cerca de 80 a 90%) por meio de transporte ativo dependente de sódio. Não há diferenças quanto à biodisponibilidade de vitamina C encontrada tanto nos alimentos quanto em suplementos comerciais, mas ainda há controvérsias na literatura e recomenda-se o consumo de vitamina C por fontes naturais (Souza; Penteado, 2019; Cozzolino, 2020; Cukier; Cukier, 2020).

Em doses baixas, a biodisponibilidade desse nutriente é rápida e quase completa: estudo indicou o seguinte resultado – 15 mg de 89%; em 100 mg, de 80%; em 200 mg, de 72%; em 500 mg, de 63%; e em 1.250 mg, de 46%, portanto, a quantidade ingerida e a biodisponibilidade de vitamina C são inversamente proporcionais. A suplementação, portanto, não traz benefícios adicionais, mas tem sido recomendada para auxiliar na cicatrização de feridas em situações pós-cirúrgicas, deiscência de anastomose ou em úlcera de decúbito, por seu papel na síntese de colágeno (Souza; Penteado, 2019; Cozzolino, 2020; Cukier; Cukier, 2020).

A biodisponibilidade da vitamina C é determinada medindo-se o aumento da concentração da vitamina no plasma, após uma dose oral, e fazendo a comparação com o aumento da concentração após a mesma dose administrada por via intravenosa. Há relatos na literatura de que a biodisponibilidade da vitamina C em produtos crus seja superior à de alimentos cozidos (Cozzolino, 2020).

### 6.1.14 Cálcio

O cálcio é um dos micronutrientes que mais apresenta sua biodisponibilidade afetada por uma série de nutrientes, como a vitamina D3 com interação muito significativa, o magnésio e o fosfato (com interação pouco significativa), proteínas do leite e lactose, sódio e potássio, dietas com carga ácida positiva, fibras, além de fatores antinutricionais, como fitatos e oxalatos, álcool e cafeína e alguns fármacos, como os inibidores da bomba de prótons, estando relacionados com as seguintes questões (Jr; Rogeri; Pereira-Lancha, 2018; Passos; Morais; Cominetti, 2019; Cozzolino, 2020; Cukier; Cukier, 2020):

- **Ácido oxálico (por exemplo, em espinafre e nozes), ácido fítico (em sementes e oleaginosas) e taninos (por exemplo, chá):** encontrados sobretudo em alimentos de origem vegetal, podem se ligar ao cálcio e prejudicar sua absorção intestinal, pois formam complexos e tornam o cálcio insolúvel em pH neutro, dificultando a absorção passiva no íleo;
- **Vitamina D:** em sua forma ativa (1α,25-di-hidroxivitamina D3 [1α,25(OH)2D3]), regula o transporte transcelular de cálcio, portanto sua deficiência seja pelo baixo consumo de alimentos fontes e a insuficiente exposição solar, afeta negativamente a biodisponibilidade de cálcio;
- **Ingestão de proteína (excessiva):** apesar de estimular a secreção de ácidos no estômago e, com isso, favorecer a

absorção de cálcio, quantidades mais elevadas de proteína de origem animal na alimentação aumentam consideravelmente a excreção urinária do mineral;

- **Proteína do leite e lactose:** aumentam a solubilidade e a osmolaridade do cálcio no íleo e estimulam a difusão passiva. A lactose parece aumentar a absorção em crianças. No entanto, em adultos, a absorção de cálcio de vários produtos perecíveis parece ser equivalente. Em produtos como o iogurte, que apresenta lactose parcialmente hidrolisada, ou mesmo em alguns queijos que não contêm lactose, a absorção de cálcio é tão eficiente quanto no leite;
- **Quantidades de sódio e potássio:** ao passo que o sódio (presente em alimentos processados e ultraprocessados), em uma dieta com ingestão excessiva (acima de 2.400 mg), aumenta a excreção urinária de cálcio e o potássio (amplamente distribuído em alimentos frescos, *in natura*) diminui a excreção urinária de cálcio e favorece sua retenção;
- **Álcool e cafeína:** em quantidades elevadas, podem diminuir a absorção intestinal de cálcio;
- **Fármacos inibidores da bomba de prótons:** podem reduzir a absorção de alguns sais de cálcio existentes em suplementos, em especial o carbonato;
- **Dieta com carga ácida positiva:** caracterizada por baixo teor de frutas, hortaliças e tubérculos, e elevado teor de sal, carne, peixe, ovos, queijo e cereais, parece aumentar a excreção urinária de cálcio;
- **Fibras:** resultados são ainda controversos na literatura. Fibras solúveis de frutas e vegetais afetam negativamente a absorção do mineral, mas em proporção menor que as insolúveis, predominantes em cereais, incluindo celulose, lignina e algumas hemiceluloses. Por outro lado, influência positiva do consumo de amido resistente no balanço de cálcio e na sua absorção pelo intestino grosso e de oligossacarídeos não

digeríveis (inulina, frutanos) na absorção do cálcio, estes últimos não são hidrolisados e absorvidos no estômago e intestino delgado, sofrem fermentação parcial ou total quando chegam ao intestino grosso e leva à produção de ácidos graxos de cadeia curta, que resulta na acidificação do intestino e consequente estimulação da absorção de cálcio.

A biodisponibilidade do cálcio, além de ser influenciada por componentes exógenos que interferem na sua absorção e excreção como já observamos, também é controlada por fatores endógenos como idade, condições fisiológicas e regulação hormonal (Jr; Rogeri; Pereira-Lancha; 2018; Passos; Morais; Cominetti, 2019; Cozzolino, 2020; Cukier; Cukier, 2020).

A quantidade total de cálcio ingerida influencia diretamente sua taxa de absorção intestinal, pois as duas variáveis se correlacionam inversamente, a eficiência da absorção do cálcio é praticamente similar na maioria dos alimentos, incluindo o leite e seus derivados, mas pode ter baixa absorção em alimentos ricos em ácido oxálico (inibidor mais potente do cálcio), como espinafre, batata-doce e feijão, além do ácido fítico que é um inibidor mais moderado. Um exemplo claro é a absorção de cálcio do espinafre que é de apenas 5%, quando comparada com 27% do leite em doses similares (Cozzolino, 2020; Cukier; Cukier, 2020).

De forma indireta, também temos atuação do hormônio do crescimento (GH) que pode promover a absorção do cálcio, ativando a 1-alfa-hidroxilase renal e elevando a concentração sérica da 1,25(OH)2D3 (Fleet, 2006). Trata-se de um mecanismo importante durante a fase de crescimento, na qual o ganho de massa óssea é bastante rápido (estirão pubertário). Durante a gestação e lactação, a demanda fisiológica aumenta de 200 a 300 mg de cálcio por dia (Cukier; Cukier, 2020).

## Quadro 52 – Fatores que interferem na biodisponibilidade de cálcio

| Biodisponibilidade de cálcio | |
|---|---|
| **Fatores que podem interferir negativamente: redução de sua biodisponibilidade** | pH alcalino intestinal |
| | Fatores antinutricionais: oxalatos, fitatos e taninos |
| | Deficiência de vitamina D |
| | Dieta hiperproteica |
| | Cafeína e álcool |
| | Sódio |
| | Dieta com carga ácida positiva |
| | Fármacos inibidores da bomba de prótons |
| | Fibras solúveis e insolúveis |
| **Fatores que podem interferir positivamente: aumentam sua biodisponibilidade** | Estado de saúde |
| | Lactose |
| | Proteínas do leite |
| | HCl e pH ácido |
| | Hormônio do crescimento (GH – de forma indireta) |
| | Amido resistente |
| | Oligossacarídeos não digeríveis |

**Fonte:** Elaboração da autora.

## 6.1.15 Magnésio

O magnésio é um mineral que é absorvido no intestino delgado (íleo e o jejuno distal) e no cólon, sendo que este último ocorre na presença de doenças que afetam a função absortiva do intestino delgado, a absorção ocorre em maiores proporções quando ingerido em baixas quantidades, mecanismo de proteção para minimizar o risco de intoxicação por ingestão excessiva. Portanto, doses excessivas não fornecem benefícios adicionais. O balanço é mantido pela regulação da excreção urinária. A biodisponibilidade é de 65 a 70% quando ingerido 7 a 36 mg de magnésio e de 11 a 14% quando ingerido de 960 a 1.000 mg (Jr; Rogeri; Pereira-Lancha; 2018; Marreiro et al., 2019; Cozzolino, 2020; Cukier; Cukier, 2020).

A respeito da biodisponibilidade, ela é reduzida no aspecto absorção devido ao consumo de dietas hipoproteicas e hiperlipídicas (aumento dos ácidos graxos no intestino), grandes quantidades de fibra alimentar e o consumo excessivo de álcool, quadros de diarreia, ingestão elevada de vitamina D, zinco (superior a 100 mg) e lactose podem induzir maior necessidade de magnésio. Os fatores antinutricionais (fitatos e oxalatos), que reduzem significativamente a absorção intestinal de magnésio. A ingestão concomitante de magnésio e de fosfato reduz a absorção de ambos os minerais, decorrente da formação de um composto insolúvel, o fosfato de magnésio (Jr; Rogeri; Pereira-Lancha; 2018; Marreiro et al., 2019; Cozzolino, 2020; Cukier; Cukier, 2020).

Um fator que poderá influenciar o balanço de magnésio é a carga ácida da dieta. Uma dieta com elevada carga ácida poderá aumentar a excreção urinária de magnésio (assim como ocorre com o cálcio), e originar um balanço negativo desses cátions. Sua deficiência pode ser dada pelo uso de diuréticos tiazídicos, inibidores do receptor do fator de crescimento epidérmico, cisplatina, carboplatina, inibidores da bomba de prótons e determinados fármacos antimicrobianos, como aminoglicosídeos, pentamidina e anfotericina B, assim como a cafeína pode aumentar a excreção urinária de magnésio (Jr; Rogeri; Pereira-Lancha; 2018; Marreiro *et al.*, 2019; Cozzolino, 2020; Cukier; Cukier, 2020).

**Quadro 53** – Fatores que interferem na biodisponibilidade de magnésio

| Biodisponibilidade de magnésio | |
|---|---|
| **Fatores que podem interferir negativamente: redução de sua biodisponibilidade** | Dietas hipoproteicas (diminui absorção) e hiperlipídicas (inibe absorção) |
| | Grandes quantidades de fibra alimentar |
| | Consumo excessivo de álcool |
| | Quadros de diarreia |
| | Ingestão elevada de vitamina D |
| | Zinco |
| | Fosfato |
| | Lactose |
| | Fatores antinutricionais (fitatos e oxalatos) |
| | Carga ácida da dieta |
| | Medicamentos (diuréticos, inibidores da bomba de prótons, antimicrobianos) |
| | Cafeína |
| **Fatores que podem interferir positivamente: aumentam sua biodisponibilidade** | Dietas hiperglicídicas |

Fonte: Elaboração da autora.

## 6.1.16 Sódio e potássio

Esses minerais são pouco estudados no quesito biodisponibilidade. Dos estudos disponíveis, temos informações referentes apenas aos fármacos e não sobre alimentos (Harvey *et al.*, 1989; Macdonald; Struthers, 2004; Cozzolino, 2020).

## 6.1.17 Fósforo

O fósforo é um micromineral presente nos alimentos de duas formas: naturalmente encontrado (orgânico) que é menos absorvido e menos biodisponível e o intencionalmente adicionado (inorgânico), proveniente dos aditivos alimentares e que pode variar de 90 a 100% de biodisponibilidade (Cozzolino, 2020).

O fósforo orgânico proveniente de alimentos de origem animal apresenta maior biodisponibilidade (40 a 60%) quando comparado ao vegetal, possivelmente pela interação do fósforo com outros elementos no trato gastrointestinal (TGI), o fósforo sob a forma de fitatos encontra-se indisponível para a absorção em alimentos de origem vegetal, mas as bifidobactérias no TGI de indivíduos suplementados com probióticos pode promover uma melhora da biodisponibilidade do fósforo orgânico por produzirem fitase (enzima) (Cozzolino, 2020).

Existem fatores que ainda estão sendo estudados e que podem prejudicar a absorção do fósforo, sendo eles: o estado nutricional relativo à vitamina D, estado fisiológico e de saúde (por exemplo, a hiperfosfatemia, osteodistrofia, calcificação vascular. Nesse aspecto, existem algumas evidências relativas ao equilíbrio da relação Ca:P principalmente para os grupos vulneráveis de deficiência, como as crianças (raquitismo) (Cozzolino, 2020).

### 6.1.18 Ferro

O ferro dietético pode ser encontrado em diferentes formas, mas é tipicamente classificado como Fe heme, Fe2+ (ferroso) e Fe3+ (férrico). O ferro heme é mais facilmente absorvido, cerca de 25% do ferro em dietas contendo esses alimentos é incorporado aos estoques, o ferro não heme apresenta baixa biodisponibilidade. Os estoques de ferro (ferritina e hemossiderina) são encontrados principalmente no fígado (Jr; Rogeri; Pereira-Lancha; 2018; Mazzucchetti; Cardoso, 2019; De Carli; Colli, 2019; Cozzolino, 2020; Cukier; Cukier, 2020).

A biodisponibilidade do ferro é influenciada pela dieta, sendo os componentes de destaque: fatores antinutricionais (fitatos e taninos), polifenóis (chá e café – maiores inibidores da absorção) e fibra alimentar que podem formar complexos insolúveis com Fe não heme e o alto teor de cálcio, pois o mineral disputa pelo mesmo receptor do ferro. Por outro lado, substâncias que podem aumentar a absorção do ferro não heme são: as carnes que promovem a liberação de cisteína e de peptídeos com cisteína durante o processo de digestão, formando quelatos peptídeo-Fe de fácil absorção e os ácidos orgânicos, como o cítrico, o málico, o tartárico, o láctico e ácido ascórbico (Jr; Rogeri; Pereira-Lancha; 2018; Mazzucchetti; Cardoso, 2019; De Carli; Colli, 2019; Cozzolino, 2020; Cukier; Cukier, 2020).

Principalmente, os alimentos fontes (especialmente, as frutas cítricas) de ácido ascórbico (pode até triplicar a absorção) – converte o Fe férrico em ferroso e, em pH gástrico, forma um quelato com cloreto férrico capaz de favorecer a absorção do ferro e associado a enzimas proteolíticas no estômago e no intestino delgado, auxilia o processo de liberação do Fe heme nos enterócitos. Dessa forma, indivíduos com acloridria podem desenvolver anemia por deficiência em Fe em razão da menor capacidade de absorver o Fe não heme dos alimentos (Jr; Rogeri; Pereira-Lancha; 2018; Mazzucchetti; Cardoso, 2019; De Carli; Colli, 2019; Cozzolino, 2020; Cukier; Cukier, 2020).

A cocção sob pressão e o aquecimento de alimento no microondas favorecem a biodisponibilidade de Fe do trigo e arroz, com um aumento de 7 e 12%, respectivamente. Além disso, a germinação pode reduzir a concentração de ácido fítico, e a fermentação favorece a formação de ácidos orgânicos, formando ligantes solúveis com os minerais, tornando-os mais biodisponíveis (Jr; Rogeri; Pereira-Lancha, 2018; Mazzucchetti; Cardoso, 2019; De Carli; Colli, 2019; Cozzolino, 2020; Cukier; Cukier, 2020).

As carnes vermelhas são as melhores fontes, sendo que a carne bovina tem 50% do seu teor de Fe na forma heme, cuja biodisponibilidade varia de 15 a 35%. No leite materno, o ferro (na forma de lactoferrina) tem alta biodisponibilidade (50%). Em relação aos sais de ferro, o sulfato ferroso apresenta maior biodisponibilidade e menor custo, mas é instável. Outros compostos de Fe insolúveis são mais estáveis, mas a absorção é baixa, particularmente se ingeridos com alimentos (Mazzucchetti; Cardoso, 2019; Cozzolino, 2020).

De modo geral, 5 a 10% do Fe alimentar é absorvido por indivíduos com estado nutricional adequado em relação a esse mineral. Entretanto, a absorção é maior na deficiência, tendo sido verificada absorção de cerca de 30% nessa condição. As dietas vegetarianas apresentam baixa biodisponibilidade de Fe, porque, embora ricas em Fe não heme, contêm altas concentrações de fitato e quantidade adequada de ácido ascórbico ingerido é fundamental para minimizar estes efeitos. A necessidade para os vegetarianos é 1,8 vez maior, devendo haver um incremento de 80% das recomendações nesses casos (Jr; Rogeri; Pereira-Lancha; 2018; Mazzucchetti; Cardoso, 2019; De Carli; Colli, 2019; Cozzolino, 2020; Cukier; Cukier, 2020).

As estratégias indicadas pela OMS (2001) para aumentar reservas de ferro e prevenir a anemia ferropriva são:

- Aumentar o consumo de Fe heme;
- Aumentar o consumo de vitamina C e outros estimuladores da absorção de Fe nas refeições;

- Separar o consumo dos inibidores da absorção de Fe (chá, café, alguns cereais, leite e derivados) em 1 a 2 h após as principais refeições ricas em Fe (almoço e jantar);
- Consumir leite e derivados entre as refeições principais (desjejum e lanche da tarde).

**Quadro 54** – Fatores que interferem na biodisponibilidade de ferro

| Biodisponibilidade de ferro | |
|---|---|
| **Fatores que podem interferir negativamente: redução de sua biodisponibilidade** | Fatores antinutricionais (fitatos e taninos) |
| | Polifenóis (chá e café) |
| | Fibra alimentar |
| | Alto teor de cálcio |
| | Acloridria |
| **Fatores que podem interferir positivamente: aumentam sua biodisponibilidade** | Carnes |
| | Ácidos orgânicos, como o cítrico, o málico, o tartárico, o láctico e ácido ascórbico |
| | pH gástrico (ácido) |

**Fonte:** Elaboração da autora.

### 6.1.19 Cobre

Estima-se que absorção de cobre dietético seja em torno de 15-97%. O consumo elevado de frutose pode reduzir significativamente as concentrações corporais de cobre, ampliando uma deficiência se houver, assim como sais de cobre adicionados em alimentos, técnicas de processamento e fortificação de alimentos. A biodisponibilidade de cobre é afetada por grandes quantidades de ferro, cálcio, zinco e fósforo (competem pelo mesmo transportador, a albumina), além de molibdênio, ácido ascórbico e carboidratos, que em alta ou baixa quantidade na dieta também pode afetar o metabolismo desses minerais. A ingestão de cobre quelato deve ser correlacionada com a ingestão de zinco quelato em uma proporção de 1 para 15, ou seja, 1 mg de cobre para 15 mg de zinco, 2 mg de cobre para 30 mg de zinco e assim por diante (Mazzuchetti; Cardoso, 2019; Cozzolino, 2020; Cukier; Cukier, 2020).

A biodisponibilidade é reduzida na dieta quando está presente na forma de óxido de cobre (CuO), mas muito aumentada quando está na forma de sais de cobre como o cloreto (CuCl2 e carbonato (CuCO3), sulfato (CuSO4), acetato [Cu(CH3 COO)2]). Contudo, em uma dieta contendo cobre junto de fontes de vitamina C e a frutose promove a redução dele para seu estado cuproso, o que o torna menos absorvível. O processamento dos alimentos também pode afetar a biodisponibilidade de cobre, principalmente os que incluem tratamentos químicos de oxidação e redução, ou até mesmo em preparações domésticas. O pH é outro fator importante, pelo fato de que em meio ácido há aumento na absorção de cobre e em meio básico há redução (Mazzuchetti; Cardoso, 2019; Cozzolino, 2020; Cukier; Cukier, 2020).

Proteínas (100 a 150 g/dia), aminoácidos, citrato e fosfatos aumentam sua biodisponibilidade. Entre os sais de cobre adicionados em alimentos, o acetato, o cloreto, o sulfato e o carbonato são considerados de alta biodisponibilidade (Mazzuchetti; Cardoso, 2019; Cozzolino, 2020; Cukier; Cukier, 2020).

A regulação do cobre é complexa, quando consumido em baixas quantidades na dieta, é absorvido por um mecanismo de transporte saturável e em altas quantidades a absorção ocorre por transporte passivo. Em curtos períodos com dietas de baixas concentrações de cobre, há maior eficiência da absorção, mas na presença de altas concentrações há uma redução da absorção. Por outro lado, a absorção também é regulada pela necessidade do indivíduo, de modo que quando há baixos níveis circulantes a absorção se torna aumentada (Mazzuchetti; Cardoso, 2019; Cozzolino, 2020; Cukier; Cukier, 2020).

**Quadro 55** – Fatores que interferem na biodisponibilidade de cobre

| | Biodisponibilidade de cobre |
|---|---|
| **Fatores que podem interferir negativamente: redução de sua biodisponibilidade** | Ferro |
| | Alto teor de zinco |
| | Cálcio |
| | Fósforo |
| | Molibdênio |
| | Ácido ascórbico (vitamina C) |
| | Carboidratos |
| | Frutose |
| **Fatores que podem interferir positivamente: aumentam sua biodisponibilidade** | Proteínas (100 a 150 g/dia) |
| | Aminoácidos |
| | Citrato |
| | Fosfatos |

Fonte: Elaboração da autora.

## 6.1.20 Zinco

O zinco é um mineral necessário via alimentação, ele é absorvido no sistema gastrointestinal, principalmente no intestino delgado, por meio da via paracelular ou mediante um mecanismo de transporte ativo, principal forma de absorção mediada por transportadores específicos de zinco e transportadores de metais divalentes (DMT). A sua absorção dependerá de quantidade ingerida e de suas taxas de bioconversão, bioeficácia e bioeficiência, que são influenciadas por fatores intrínsecos e extrínsecos (presença de inibidores e promotores de absorção) (Jr; Rogeri; Pereira-Lancha; 2018; Marreiro *et al.*, 2019; Cozzolino, 2020; Cukier; Cukier, 2020).

As necessidades dietéticas de zinco podem ser afetadas por variações na biodisponibilidade de zinco, que ocorrem principalmente no intestino. Entre os inibidores da absorção estão fatores antinutricionais (taninos e fitatos que formam complexos insolúveis no lúmen intestinal, diminuindo sua digestibilidade e absorção), fibras alimentares (que geralmente estão presentes associadas ao fitato nos alimentos), fosfatos (fosfoproteínas do leite de vaca e ovo), polifenóis (taninos), ferro, cobre, cálcio e selênio (interação competitiva pelo mesmo sítio de absorção) (Jr; Rogeri; Pereira-Lancha; 2018; Marreiro *et al.*, 2019; Cozzolino, 2020; Cukier; Cukier, 2020).

Com relação ao ferro, é importante ressaltar que estudos realizados em animais e humanos mostram que a interação entre zinco e ferro pode ocorrer tanto pelo excesso de ferro interferindo na biodisponibilidade de zinco, quanto pelo excesso de zinco interferindo na biodisponibilidade de ferro, sendo que o ferro ferroso aparenta ter um maior impacto na absorção de zinco quando comparado ao ferro férrico (Cozzolino, 2020; Cukier; Cukier, 2020).

Já abordamos na seção "Vitamina A", mas relembrando, o zinco é essencial para a síntese da proteína ligadora de retinol (RBP), responsável pela mobilização e transporte da vitamina A do fígado para a circulação e também pode influenciar a conversão do β-caroteno em vitamina A por meio da retinol redutase, enzima dependente de zinco, portanto o β-caroteno aumenta a biodisponibilidade do zinco, pois facilita a absorção intestinal e forma um complexo, mantendo-o solúvel no lúmen intestinal e prevenindo os efeitos inibitórios dos fitatos (Cozzolino, 2020).

Em dietas habituais sua biodisponibilidade é de 10 a 50% (mas pode chegar a uma absorção de 80% em uma dieta rica em carne), conforme a relação molar entre fitato e zinco na dieta (divisão do total de fitato em mmol pelo total de zinco da dieta em mmol), sendo esta estimativa crucial no planejamento dietético, tendo em vista que o fitato é o principal fator que diminui a biodisponibilidade do zinco.

Vale ressaltar que o ácido fítico (hexafosfato de mioinositol) é um componente que se liga a metais di e trivalentes para formar o fitato (Jr; Rogeri; Pereira-Lancha; Marreiro *et al.*, 2019; Cozzolino, 2020).

Estima-se que exista uma elevada absorção de zinco quando esta relação é menor que 5:1. No entanto, valores superiores a 15:1 já mostram uma redução de cerca de 70% na absorção. Caso ocorra elevada razão ferro/zinco, típica da suplementação de ferro, a biodisponibilidade do zinco também é reduzida significativamente. Para avaliação dessa relação, utilizam-se as referências do IOM e do International Zinc Nutrition Consultative Group (IZiNCG) (Jr; Rogeri; Pereira-Lancha; 2018; Marreiro *et al.*, 2019; Cozzolino, 2020).

**Tabela 24** – Biodisponibilidade do zinco, segundo IOM e IZiNCG

| Biodisponibilidade | IOM (2006) | IZiNCG (2004) |
|---|---|---|
| Alta | Dietas com base em cereais refinados, pobres em fibras e ácido fítico, com quantidade adequada de proteína animal<br><br>Razão molar fitato/zinco < 5 | Dietas com base em cereais refinados<br><br>Razão molar fitato/zinco ≤ 18 |
| Média | Dietas mistas que contêm proteína animal e dietas vegetarianas não baseadas em cereais integrais<br><br>Razão molar fitato/zinco 5 a 15 | O IZiNCG não considera dietas com média biodisponibilidade de zinco |

| | Dietas baseadas em cereais integrais (mais de 50% da energia proveniente de cereais integrais) e baixa ingestão de proteína animal. Alta ingestão de cálcio inorgânico (mais de 1 g/dia) | Dietas baseadas em cereais integrais (mais de 50% da energia proveniente de cereais integrais ou legumes) e baixa ingestão de proteína animal |
|---|---|---|
| Baixa | Razão molar fitato/zinco > 15 | Razão molar fitato/zinco > 18 |

Fonte: IOM, 2006; International Zinc Nutrition Consultative Group, 2004.

Aqui, cabe um destaque ao cálcio, pois consegue formar complexos insolúveis com ele mesmo e o ácido fítico ou o zinco. Portanto, devido a esta relação, foi proposto que a relação molar fitato/zinco deveria ser multiplicada pela concentração de cálcio dietético para melhor estimar a biodisponibilidade de zinco e uma relação molar de cálcio/fitato/zinco maior que 200 nmol/1.000 kcal em dietas vegetarianas e de países em desenvolvimento pode ser prejudicial em virtude da baixa ingestão de zinco e a presença de altos teores de fitato na dieta, no entanto, a interação entre zinco e cálcio ainda não é bem esclarecida (Cozzolino, 2020).

Em termos de melhor biodisponibilidade, temos a associação com a o aminoácido metionina, que forma a zinco monometionina, com ação antioxidante comparada às vitaminas C, E e ao betacaroteno. Outros são as proteínas (leite humano) e aminoácidos (histidina, glutationa, cisteína e metionina) e ácidos orgânicos (ácido picolínico presente no leite humano e na bile). A disponibilidade do zinco em carnes, fígado, ovos e crustáceos é maior, pois esses alimentos contêm aminoácidos e não têm substâncias inibidoras, como é o caso dos cereais integrais que contêm fitatos (Jr; Rogeri; Pereira-Lancha; 2018; Marreiro et al., 2019; Cozzolino, 2020; Cukier; Cukier, 2020).

O zinco excretado nas fezes é da ingestão alimentar, já excreção pela urina não é significativa, contudo, as perdas urinárias podem acontecer quando há aumento da diurese, como no caso do diabetes mellitus descompensado ou em queimadura, trauma ou cirurgia (Jr; Rogeri; Pereira-Lancha; 2018; Marreiro *et al.*, 2019; Cozzolino, 2020; Cukier; Cukier, 2020).

**Quadro 56** – Fatores que interferem na biodisponibilidade de zinco

| | Biodisponibilidade de zinco | |
|---|---|---|
| Fatores que podem interferir negativamente: redução de sua biodisponibilidade | Fatores antinutricionais (fitatos e taninos) | |
| | Fibras alimentares | |
| | Fosfatos | |
| | Ferro | |
| | Cobre | |
| | Cálcio | |
| | Selênio | |
| Fatores que podem interferir positivamente: aumentam sua biodisponibilidade | Proteína animal | |
| | Ácidos orgânicos | |
| | β-caroteno | |

Fonte: Elaboração da autora.

## 6.1.21 Selênio

O selênio, a partir da ingestão alimentar, tem cerca de 50 a 100% de biodisponibilidade independentemente do estado nutricional do indivíduo, sendo maior aos compostos orgânicos (selenometionina – 85 e 100% em cereais, trigo e vegetais, e selenocisteína – de 19 a 50% em peixes, 10 a 15% para laticínios e carnes e 7% para leites bovinos) e menor aos inorgânicos (selenito e selenato), em que absorção é cerca de 50%. Ainda assim, todas as formas são altamente biodisponíveis. Para utilização e excreção de selênio da dieta é necessária a redução das suas diferentes formas para o seleneto de hidrogênio (H2 Se) (Cardoso, 2019; Asakura; Tomita, 2019; Cozzolino, 2020; Cukier; Cukier, 2020).

A absorção é reduzida em decorrência das proteínas totais da dieta, bem como de gordura e a presença de metais pesados. Fe+3 precipita o selênio, o que impede a absorção pelos enterócitos, assim como o enxofre, que diminui a absorção de selênio pela competitividade estérica em uma concentração superior a 2,4 g/kg. O mercúrio, por exemplo, pode formar complexos insolúveis, reduzindo a sua absorção (20 a 50%). Indivíduos acometidos por doenças do trato gastrointestinal também podem apresentar uma biodisponibilidade deste micronutriente prejudicada (Cardoso, 2019; Cozzolino, 2020; Cukier; Cukier, 2020).

Em relação à castanha-do-Brasil, é a melhor fonte alimentar de selênio, por ser um alimento que apresenta altas concentrações a depender da região em que é cultivada, como já vimos anteriormente, e por apresentar cerca de 96% do selênio na forma orgânica de selenometionina, o que a torna uma fonte alimentar de alta biodisponibilidade para o organismo humano (Cardoso, 2019; Cozzolino, 2020; Cukier; Cukier, 2020).

As carnes também são consideradas boas fontes alimentares e com alta biodisponibilidade, sendo as formas químicas selenometionina e selenocisteína presentes em maior quantidade. No caso dos produtos lácteos, o selênio presente é bem absorvido pelo organismo (~80%) logo, tais alimentos podem ser considerados fontes biodisponíveis do mineral. Entre os peixes, o atum é o mais rico, mas sua absorção poderá ser prejudicada (menor que 10%) pela alta concentração de mercúrio, podendo formar complexo (Cardoso, 2019; Asakura; Tomita, 2019; Cozzolino, 2020; Cukier; Cukier, 2020).

Nos produtos lácteos, o selênio é bem absorvido e mais biodisponível e os alimentos de origem vegetal (frutas e hortaliças) são fontes alimentares pobres, a exceção de vegetais que são "acumuladores", como brócolis e a cebola. Os compostos inorgânicos estão presentes em pequenas quantidades nos alimentos e são encontrados, principalmente, em suplementos alimentares (Cardoso, 2019; Cozzolino, 2020; Cukier; Cukier, 2020).

**Quadro 57** – Fatores que interferem na biodisponibilidade de selênio

| Biodisponibilidade de selênio | |
|---|---|
| Fatores que podem interferir negativamente: redução de sua biodisponibilidade | Proteínas |
| | Gordura |
| | Metais pesados |
| | Ferro |
| | Enxofre |

Fonte: Elaboração da autora.

### 6.1.22 Manganês

O manganês é um mineral que apresenta um pequeno percentual de absorção, variando entre 2 e 5%. Alguns estudos indicam que esse mineral é absorvido por um mecanismo de transporte ativo, mas a difusão passiva também tem sido sugerida. A eficiência do processo absortivo diminui com o aumento da ingestão de manganês e aumenta com a baixa ingestão, sendo inversamente proporcionais. Nas células, o manganês é encontrado predominantemente na mitocôndria; assim, órgãos ricos em mitocôndrias, como fígado, rins e pâncreas, contêm quantidades relativamente altas; no plasma, extremamente baixas (Cozzolino, 2020; Cukier; Cukier, 2020).

Os fatores que afetam a biodisponibilidade de manganês são: o alto teor de manganês, a fonte de carboidrato, a presença de fitato, de proteína animal na dieta e de outros minerais da dieta (cálcio, cobalto e ferro), mas principalmente o ferro, uma vez que têm o mesmo estado de valência em condições fisiológicas (+2 e +3) e dividem a mesma proteína de transporte, a DMT1: transportador divalente de metais – 1 (Cozzolino, 2020; Cukier; Cukier, 2020).

Fibras (carboximetilcelulose) e o fitato podem diminuir a biodisponibilidade de manganês, particularmente na dieta de vegetarianos devido a suas maiores concentrações. A absorção pode ser melhorada pela quelação com histidina ou com citrato e pelo álcool. Homens apresentam menor absorção de manganês em relação às mulheres, possivelmente em decorrência do estado nutricional do ferro e da maior concentração de ferritina sérica (Cozzolino, 2020; Cukier; Cukier, 2020).

Quanto à excreção, a maior parte ocorre na bile e no suco pancreático, com pouca ou nenhuma excreção pela urina. Quando a excreção da bile é baixa, como em neonatos ou em pessoas com doença no fígado, o manganês pode tornar-se tóxico por causa do aumento de sua concentração (Cozzolino, 2020; Cukier; Cukier, 2020).

**Quadro 58** – Fatores que interferem na biodisponibilidade de manganês

| Biodisponibilidade de manganês | |
|---|---|
| Fatores que podem interferir negativamente: redução de sua biodisponibilidade | Carboidrato |
| | Fitato |
| | Proteína animal |
| | Minerais (cálcio, cobalto e ferro) |
| | Fibras alimentares insolúveis |
| Fatores que podem interferir positivamente: aumentam sua biodisponibilidade | Quelação com histidina ou com citrato |
| | Álcool |

Fonte: Elaboração da autora.

## 6.1.23 Iodo

O processo de absorção do iodo ocorre de forma rápida e é quase em sua totalidade, sendo mais de 90% e antes de ser absorvido, o iodo é convertido a íon iodeto. 70 a 80% encontram-se acumulados nas estruturas da glândula tireoide. Os íons iodeto são 100% biodisponíveis e absorvidos praticamente por completo no intestino delgado (Jr; Rogeri; Pereira-Lancha; 2018; Asakura; Tomita, 2019; Cozzolino, 2020).

Na circulação sanguínea, o iodo circula nesta forma de iodeto e é captado pela tireoide por mecanismo de transporte dependente de energia, com auxílio de simportador sódio-iodo (NIS), um cotransportador de sódio e iodeto. Este transportador é estimulado pelo hormônio tireoestimulante (TSH), secretado pela tireoide. Uma vez dentro das células foliculares da tireoide, o iodo participa da síntese dos hormônios 3,5,3'-L-tri-iodotironina (T3) e tiroxina (T4), únicos hormônios biologicamente ativos que contêm iodo em sua estrutura. O T3 é o hormônio biologicamente ativo, formado a partir da liberação de um iodo do T4, processo catalisado pelas enzimas dependentes de selênio, chamadas deiodinases. Dessa forma, a deficiência de selênio impede a conversão de T4 a T3 (Jr; Rogeri; Pereira-Lancha; 2018; Asakura; Tomita, 2019; Cozzolino, 2020).

Em termos de biodisponibilidade, o iodo não é afetado por nutrientes, mas por alimentos, aqueles que apresentam substâncias bociogênicas (reduzem a utilização do iodo pela tireoide), especialmente os vegetais do gênero das crucíferas, que são ricos em compostos sulfurados (glucosinolatos). Deve-se ter atenção, pois esses fatores antinutricionais acentuam os efeitos da deficiência de iodo (bócio). O fator mais conhecido é o tioglicosídeo linamarina – presente na mandioca –, que pode ser destruído pelo cozimento prolongado. Outros alimentos são o repolho, couve-de-bruxelas, pêssego, couve-flor, soja e milho. O processamento dos alimentos afeta consideravelmente a sua disponibilidade, uma vez que a fervura reduz em quase 50%, enquanto a fritura a reduz em 20% (Jr; Rogeri; Pereira-Lancha; 2018; Asakura; Tomita, 2019; Cozzolino, 2020).

Em relação à sua excreção, 90% do iodo ocorre pela urina, ainda que parte relevante também seja eliminada pela transpiração. A excreção urinária de iodo é um bom indicador do *status* de iodo no organismo (Jr; Rogeri; Pereira-Lancha; 2018; Asakura; Tomita, 2019; Cozzolino, 2020).

### 6.1.24 Cromo

O cromo é um elemento-traço que apresenta uma biodisponibilidade extremamente baixa, de 0,5 a 2% com percentual de absorção inversamente proporcional à quantidade consumida. Um estudo demonstrou que o consumo de 10 μg de cromo por dia, indicou 2% de absorção e de 40 μg/dia, a absorção foi de 0,5%. A absorção do $Cr^{3+}$ ocorre a partir da mucosa do intestino por difusão passiva e a do $Cr^{6+}$ acontece via pulmões (inalação) (Jr; Rogeri; Pereira-Lancha; Cozzolino, 2020; Cukier; Cukier, 2020).

O cromo é principalmente armazenado em ossos, fígado, baço, músculos e tecido adiposo, totalizando um "pool corporal" ao redor de 0,4 a 6 mg e o que não absorvido é excretado nas fezes, enquanto o cromo absorvido é prioritariamente eliminado na urina (80%). Condições, como diabetes descompensado, e que causam aumento da diurese, a eliminação do cromo também aumenta (Jr; Rogeri; Pereira-Lancha; Cozzolino, 2020; Cukier; Cukier, 2020).

O conteúdo de $Cr^{3+}$ nos alimentos é variável, uma vez que depende do solo de cultivo, sendo que os argilosos têm mais do mineral. Açúcares e grãos tendem a perder $Cr^{3+}$ quando são refinados, e alimentos mais ácidos absorvem $Cr^{6+}$ durante o preparo, especialmente quando em aço inoxidável (Jr; Rogeri; Pereira-Lancha; Cozzolino, 2020; Cukier; Cukier, 2020).

Os principais fatores que podem diminuir sua absorção são fator antinutricional (fitato), zinco, ferro e vanádio. As dietas ricas em açúcares simples (35% do total de calorias) aumentam a sua excreção na urina e situações de estresse metabólico, exercício físico extenuante, gestação e lactação também podem aumentar a perda, levando à deficiência, principalmente se a ingestão de cromo já for baixa (Jr; Rogeri; Pereira-Lancha; Cozzolino, 2020; Cukier; Cukier, 2020).

Por outro lado, aminoácidos (como a histidina, que quela o $Cr^{3+}$ intestino delgado), fator antinutricional (oxalato), quando ingerido com vitamina C (favorece seu transporte e absorção) e amido podem aumentar a biodisponibilidade do cromo. Ainda, o consumo adequado de niacina torna a absorção do cromo mais eficiente (Jr; Rogeri; Pereira-Lancha; 2018; Cozzolino, 2020; Cukier; Cukier, 2020).

**Quadro 59** – Fatores que interferem na biodisponibilidade de cromo

| Biodisponibilidade de cromo | |
|---|---|
| **Fatores que podem interferir negativamente: redução de sua biodisponibilidade** | Diabetes descompensado |
| | Açúcares e grãos refinados |
| | Fitato |
| | Zinco |
| | Ferro |
| | Vanádio |
| | Dietas ricas em açúcares simples |
| | Estresse metabólico, exercício físico extenuante, gestação e lactação (quando a ingestão é baixa) |
| | Fibras solúveis e insolúveis |

| Fatores que podem interferir positivamente: aumentam sua biodisponibilidade | Oxalato |
|---|---|
| | Ácido ascórbico (vitamina C) |
| | Amido |
| | Niacina |
| | Cereais integrais |

Fonte: Elaboração da autora.

## 6.2 Fatores antinutricionais

Já vimos um pouco sobre os fatores antinutricionais quando falamos da biodisponibilidade e de sua influência, sendo que em muitas das vezes a relação é negativa para vários micronutrientes. Mas o que são esses fatores?

Os fatores antinutricionais (FANs) são compostos do metabolismo secundário das plantas, presentes em alimentos de origem vegetal, que quando consumidos, podem reduzir seu valor nutritivo, pois interferem na digestibilidade, absorção ou utilização de nutrientes, reduzindo a sua biodisponibilidade, sendo eles: ácido cianídrico, ácido fítico, ácido oxálico, proteínas inibidoras de protease, taninos, nitritos, nitratos, entre outros (Philippi; Aquino, 2015; Higashijima *et al.*, 2020).

Quando ingeridos em grandes quantidades, podem provocar reações tóxicas ou diminuir a biodisponibilidade de nutrientes, além de poder causar irritações e lesões na mucosa gastrointestinal. Em pequenas concentrações, podem ser benéficos para a saúde como antioxidantes, protetores do sistema circulatório, redutores da pressão sanguínea, reguladores da glicemia e da colesterolemia, anticancerígenos, antimicrobianos, melhoradores da resposta imune, entre outros (Higashijima *et al.*, 2020). O **Quadro 60** abaixo indica os principais FANs presentes nos alimentos de origem vegetal e seus respectivos efeitos no organismo.

## Quadro 60 – Fatores antinutricionais, alimentos em que estão presentes e seus efeitos

| Fator antinutricional | Alimentos | Efeitos |
|---|---|---|
| Ácido cianídrico | Mandioca; folha da mandioca; tremoço; sorgo, linho, trevo-branco, bambu, seringueira, sementes de ameixa e damasco; linhaça, grãos jovens de sorgo e sementes de pera, maçã, pêssego e cereja. | Substância tóxica. O consumo dessa substância em concentração entre 0,5 e 3,5 mg de HCN por kg de peso corpóreo pode levar o indivíduo à morte em poucos minutos. |
| Ácido fítico | Feijão; lentilha e ervilha; proteína texturizada de soja, sementes, nozes e cereais integrais; quinoa, centeio e trigo; farelo integral de arroz; milho, farelo de aveia, arroz, sorgo, grão-de-bico, soja, sementes de gergelim, grão de amaranto, trigo sarraceno e amendoim. | Pode funcionar como substância quelante de cálcio, ferro, magnésio, zinco, cobre e potássio, comprometendo a biodisponibilidade. |
| Ácido oxálico | Espinafre, ruibarbo, beterraba e acelga; carambola, folha de beterraba, nozes, cacau, feijão, batata-doce e tomate; broto de bambu; oleaginosas, chá-preto, amendoim, soja, concentrados de farelo e cereais; amêndoas, avelãs e pistache; trigo-mourisco, azedinha, amaranto e quinoa. | Substância tóxica. O consumo de 1.500 mg é letal. Tem influência na absorção de cálcio, magnésio, sódio, potássio; desempenha papel-chave na hiperoxalúria, com formação de cálculos de oxalato de cálcio nos rins. |

| Fator antinutricional | Alimentos | Efeitos |
|---|---|---|
| Inibidores de protease | Ervilha, feijão, amendoim, arroz, soja, milho, batata, e feijão guandu. | Inibem as enzimas que digerem proteínas: atividades da tripsina, quimotripsina e carboxipeptidase. |
| Nitrato/Nitrito | Quinoa e repolho; folhas de brócolis, couve e couve-flor; lichia; espinafre, alface, rabanete e beterraba; produtos cárneos, peixes e aves processados e defumados. | Interfere no metabolismo da vitamina A e nas funções da glândula tireoide. É uma substância que apresenta elevado potencial carcinogênico, teratogênico e mutagênico. O seu consumo excessivo (nitrato) pode causar cianose e neoplasia a partir da formação de compostos N-nitrosos. |
| Saponinas | Aveia, quinoa, pimentas, berinjela, semente de tomate, aspargos, inhame, feno-grego e *ginseng*. | Tem a capacidade de formação de complexos com ferro e zinco, reduzindo a sua absorção. Influenciam absorção de carboidratos, lipídios e proteínas e inibem a atividade de enzimas digestivas. |

| Fator antinutricional | Alimentos | Efeitos |
|---|---|---|
| Taninos | Vinhos tintos, chás, frutas verdes, feijão, uva, maçã, cacau, chocolate e quinoa; caqui, banana, ervilha e amaranto. | Tem a capacidade de redução da digestibilidade de proteínas e carboidratos, diminuir a atividade de enzimas digestivas, além de causar danos à mucosa do sistema digestório ou exercer efeitos tóxicos sistêmicos. Limitam a biodisponibilidade de ferro e zinco. |

Fonte: Adaptado de Higashijima *et al.*, 2020

Sabendo de seus efeitos, como podemos fazer para minimizá-los ou evitá-los?

Durante o processamento desses alimentos, seja doméstico (por exemplo, micro-ondas, cocção, remolho, germinação) ou industrial (extrusão, descorticamento de grãos, o uso de atmosfera controlada, o tratamento enzimático, aquecimento por infravermelho e campos elétricos), a maioria dos compostos antinutricionais sofre alterações químicas que reduzem a sua influência no valor nutricional das preparações, portanto são aplicados para reduzir ou eliminar os FANs (Philippi; Aquino, 2015; Higashijima *et al.*, 2020).

Especificamente falando sobre o fitato, nas leguminosas e cereais integrais, a chave aqui é a imersão em água, ou o processo de remolho (à temperatura ambiente) durante 8 a 12 horas antes do cozimento, que faz com que o ácido fítico, substância hidrossolúvel, seja removido para a água. Outro procedimento com cereais e leguminosas é a germinação, pois o fitato é degradado pela fitase endógena. O processo de fermentação natural do pão com o uso de fermento biológico também reduz o nível de ácido fítico do alimento (Higashijima *et al.*, 2020).

Quanto ao oxalato, uma medida efetiva é a cocção e o branqueamento. Para pacientes com nefrolitíase (formação de cálculos renais), aconselha-se a restrição alimentar de oxalato, evitando os alimentos com teores mais altos como: espinafre, ruibarbo, beterraba (raiz tuberosa e folha), cacau, oleaginosas, chá-preto (não verde ou à base de plantas), feijão, amendoim, soja, concentrados de farelo e cereais, levando-se em consideração que o oxalato de cálcio é pouco solúvel na urina. Esses mesmos indivíduos podem ter um aporte maior de cálcio na dieta, pois o mineral irá se ligar ao oxalato no trato digestório, impedindo que ele seja absorvido (cerca de 150 mg de cálcio adicionais em cada refeição) (Higashijima *et al.*, 2020).

## 6.3 Suplementação nutricional

A Resolução do Conselho Federal de Nutricionistas CFN nº 656/2020, alterada pela Resolução CFN nº 731, de 21 de agosto de 2022, em seus artigos primeiro e terceiro, respectivamente, indicam que: na prescrição dietética de suplementos alimentares (Conselho Federal de Nutricionistas, 2022):

**Art. 1º)** § 1º A prescrição dietética de suplementos alimentares pelo nutricionista inclui nutrientes (vitaminas, minerais, lipídios, ácidos graxos, carboidratos, fibras alimentares, proteínas, aminoácidos e precursores e metabólitos de aminoácidos, isolados ou associados entre si), substâncias bioativas, enzimas, prebióticos, probióticos, produtos apícolas, como mel, própolis, geleia real e pólen, novos alimentos e novos ingredientes e outros autorizados pela Anvisa para comercialização, isolados ou combinados, bem como medicamentos isentos de prescrição à base de vitaminas e/ou minerais e/ou aminoácidos e/ou proteínas isolados ou associados entre si. (nova redação dada pela Resolução CFN nº 731/2022)

§ 2º O nutricionista poderá prescrever produtos acabados/ industrializados ou seus equivalentes manipulados e outros produtos não acabados passíveis de manipulação, isentos de prescrição médica e contemplados nesta Resolução.

§ 3º Entende-se como suplemento alimentar o produto para administração exclusiva pelas vias oral e enteral, incluídas mucosa, sublingual e sondas enterais e excluída a via anorretal, apresentado em formas farmacêuticas, destinado a suplementar a alimentação de indivíduos.

**Art. 3º)** Na prescrição dietética de suplementos alimentares, o nutricionista deve:

I. considerar o indivíduo na sua integralidade, respeitando suas condições clínicas, biopsicossociais, socioeconômicas, culturais e religiosas;

II. realizar triagem e avaliação nutricional sistematizadas, envolvendo critérios objetivos e/ou subjetivos que permitam a identificação de deficiência ou de riscos nutricionais;

III. considerar diagnósticos, laudos e pareceres dos demais membros da equipe multidisciplinar, definindo com estes, sempre que pertinente, a conduta a ser instituída;

IV. considerar que a prescrição dietética de suplementos alimentares não pode ser realizada de forma isolada, devendo fazer parte da adequação do consumo alimentar e ser avaliada sistematicamente;

V. considerar os nutrientes e não nutrientes que possam contribuir para a redução do risco e para o tratamento de doenças relacionadas à nutrição;

VI. considerar as possíveis interações entre nutrientes, não nutrientes, fármacos e plantas medicinais, bem como reações adversas potenciais, toxicidade e contraindicações;

VII. respeitar os limites de UL e, em casos não contemplados, considerar critérios de eficácia e segurança com alto grau de evidências científicas;

VIII. respeitar as listas de constituintes autorizados para uso em suplementos alimentares, prevista nos anexos I e II da IN Anvisa n° 28/2018 e suas atualizações, e os insumos autorizados pela Anvisa, para comercialização, disponíveis nas farmácias de manipulação;

IX. na prescrição de enzimas, indicar a atividade enzimática em Unidades (U)i, e na de probiótico, em Unidades Formadoras de Colônias (UFC);

X. considerar a biodisponibilidade e segurança na prescrição de substâncias que podem ser encontradas em diferentes formas químicas;

XI. registrar em receituário: nome do paciente/cliente/usuário; via, composição e posologia dos suplementos alimentares; data de prescrição; assinatura, carimbo do profissional com nome e número de seu registro no Conselho e respectiva jurisdição, telefone e endereço completo ou outro meio de contato profissional; e

XII. registrar, em prontuário dos clientes/pacientes/usuários, via de administração, composição, posologia e justificativa de uso dos suplementos alimentares prescritos, mantendo-o arquivado pelo tempo determinado em normativa.

Portanto, para identificar a necessidade de suplementação deve-se analisar de forma combinada o consumo alimentar, biodisponibilidade dos nutrientes, os exames bioquímicos laboratoriais e sinais e sintomas característicos (Conselho Federal de Nutricionistas, 2022).

**Para concluir e refletir...**

1. Um estudo avaliou a biodisponibilidade de ferro em diferentes tipos de alimentos. Os resultados mostraram que a absorção de ferro era maior quando o ferro estava presente em alimentos de origem animal comparados aos de origem animal. Qual é a explicação para este achado?
2. Uma criança está consumindo uma dieta rica em fitatos. Como os fitatos podem afetar a biodisponibilidade de minerais na dieta?
3. Um indivíduo está tomando um suplemento de cálcio para prevenir a osteoporose. Que alimentos ele deve evitar para aumentar a biodisponibilidade do cálcio?
4. O consumo de alimentos ricos em gorduras pode melhorar a absorção de vitaminas lipossolúveis?
5. Ácido ascórbico é o nome dado a qual nutriente?
6. Qual é a principal forma de selênio na dieta?
7. Uma mulher grávida leu na *internet* sobre os benefícios da suplementação com ácido fólico. Quais alimentos ela deve incluir em sua dieta para aumentar a biodisponibilidade do ácido fólico e quais são estes benefícios?

## Referências bibliográficas

- ALMEIDA, L. C. et al. Vitaminas do Complexo B. *In*: *Nutrição e Dietética*. São Paulo: Grupo GEN, 2019. E-book. ISBN 9788527735599. Disponível em: <https://integrada.minhabiblioteca.com.br/#/books/9788527735599/>. Acesso em: 08 jan. 2024.

- BRAGA, J. A. P.; AMANCIO, O. M. S. *Deficiências nutricionais*: manual para diagnóstico e condutas. (Série Sban). São Paulo: Editora Manole, 2022. E-book. ISBN 9786555768060. Disponível em: https://integrada.minhabiblioteca.com.br/#/books/9786555768060/. Acesso em: 12 set. 2023.
- ANUNCIAÇÃO, P. C.; CARDOSO, L. M.; SANT'ANA, H. M. P. Vitamina E. *In*: ROSSI, L.; POLTRONIERI, F. (org.). *Tratado de Nutrição e Dietoterapia*. Rio de Janeiro: Guanabara Koogan, 2019. p. 186-191.
- ASAKURA, L. *et al.* Vitaminas Lipossolúveis A, E, e K. In: Nutrição e Dietética. São Paulo: Grupo GEN, 2019. E-book. ISBN 9788527735599. Disponível em: <https://integrada.minhabiblioteca.com.br/#/books/9788527735599/>. Acesso em: 08 jan. 2024.
- ASAKURA, L; TOMITA, L. Y. Elementos-traço. In: Nutrição e Dietética. São Paulo: Grupo GEN, 2019. E-book. ISBN 9788527735599. Disponível em: <https://integrada.minhabiblioteca.com.br/#/books/9788527735599/>. Acesso em: 08 jan. 2024.
- CARDOSO, B. R. Selênio. In: ROSSI, L.; POLTRONIERI, F. (org.). Tratado de Nutrição e Dietoterapia. Rio de Janeiro: Guanabara Koogan, 2019. p. 133-137.
- CARDOSO, M. A. Nutrição e Dietética. São Paulo: Grupo GEN, 2019. E-book. ISBN 9788527735599. Disponível em: <https://integrada.minhabiblioteca.com.br/#/books/9788527735599/>. Acesso em: 08 jan. 2024.
- CONSELHO FEDERAL DE NUTRICIONISTAS. RESOLUÇÃO CFN Nº 731, de 21 de agosto de 2022 que altera as Resoluções CFN nº 656, de 15 de junho de 2020, que dispõe sobre a prescrição dietética, pelo nutricionista, de suplementos alimentares, e nº 680, de 19 de janeiro de 2021, que regulamenta a prática da fitoterapia pelo nutricionista. DOU: Brasília, 21 de agosto de 2022.
- COZZOLINO, S. M. F. Biodisponibilidade de nutrientes. 6ª ed. São Paulo: Editora Manole, 2020. E-book. ISBN 9786555761115.

- Disponível em: <https://integrada.minhabiblioteca.com.br/#/books/9786555761115/>. Acesso em: 17 jan. 2024.
- CUKIER, C.; CUKIER, V. Macro e micronutrientes em nutrição clínica. São Paulo: Editora Manole, 2020. E-book. ISBN 9786555760149.
- DE CARLI, E.; COLLI, C. Ferro. In: ROSSI, L.; POLTRONIERI, F. (org.). Tratado de Nutrição e Dietoterapia. Rio de Janeiro: Guanabara Koogan, 2019. p. 111-122. Disponível em: <https://integrada.minhabiblioteca.com.br/#/books/9786555760149/>. Acesso em: 17 jan. 2024.
- DORES, S. M. C. Vitamina K. In: ROSSI, L.; POLTRONIERI, F. (org.). Tratado de Nutrição e Dietoterapia. Rio de Janeiro: Guanabara Koogan, 2019. p. 191-203.
- FLEET, J. C. Molecular Regulation of Calcium Metabolism. *In*: Weaver CM, Heaney RP, editors. *Calcium in Human Health*. Totowa, Human Press Inc, 2006. p. 163-90.
- HARVEY, J. A. *et al*. Bioavailability of citrate from two different preparations of potassium citrate. The Journal of Clinical Pharmacology. v. 29, p. 338-341, 1989.
- HIGASHIJIMA, N. S. *et al*. Fatores antinutricionais na alimentação humana. Segurança Alimentar e Nutricional, v. 27, p. e020013-e020013, 2020.
- International Zinc Nutrition Consultative Group (IZiNCG); Brown KH, Rivera JA, Bhutta Z, Gibson RS, King JC, Lönnerdal B, Ruel MT, Sandtröm B, Wasantwisut E, Hotz C. International Zinc Nutrition Consultative Group (IZiNCG) technical document #1. *Assessment of the risk of zinc deficiency in populations and options for its control*. Food Nutr Bull. 2004
- JR., A. H. L.; ROGERI, P. S.; PEREIRA-LANCHA, L O. Suplementação Nutricional no Esporte, 2ª edição. Barueri: Grupo GEN, 2018. E-book. ISBN 9788527734585. Disponível em: <https://

- integrada.minhabiblioteca.com.br/#/books/9788527734585/>. Acesso em: 16 out. 2023.
- MACDONALD, J. E.; STRUTHERS, A. D. What is the optimal serum potassium level in cardiovascular patients? JACC. v. 43, n. 2, p. 155-161, 2004.
- MARREIRO, D. N.; MORAIS, J. B. S.; BESERRA, J. B. et al. Zinco. In: ROSSI, L.; POLTRONIERI, F. (org.). Tratado de Nutrição e Dietoterapia. Rio de Janeiro: Guanabara Koogan, 2019. p. 142-147.
- MARREIRO, D. N.; OLIVEIRA, A. R. S.; MORAIS, J. B. S. et al. Magnésio. In: ROSSI, L.; POLTRONIERI, F. (org.). Tratado de Nutrição e Dietoterapia. Rio de Janeiro: Guanabara Koogan, 2019. p. 130-133.
- MAZZUCHETTI, L; CARDOSO, M. A. Ferro, zinco e cobre. *In*: Nutrição e Dietética. São Paulo: Grupo GEN, 2019. E-book. ISBN 9788527735599. Disponível em: <https://integrada.minhabiblioteca.com.br/#/books/9788527735599/>. Acesso em: 08 jan. 2024.
- PASSOS, A. F. F.; MORAIS, C. C.; COMINETTI, C. Cálcio. *In*: ROSSI, L.; POLTRONIERI, F. (org.). *Tratado de Nutrição e Dietoterapia. Rio de Janeiro: Guanabara Koogan, 2019. p. 122-129.*
- *PHILIPPI, S. T.; AQUINO, R. C. Dietética*: Princípios para o Planejamento de uma Alimentação Saudável. São Paulo: Editora Manole, 2015. E-book. ISBN 9788520448670. Disponível em: https://integrada.minhabiblioteca.com.br/#/books/9788520448670/. Acesso em: 12 jan. 2024.
- SOUZA, W. N.; PENTEADO, M. V. C. Vitaminas hidrossolúveis. *In*: ROSSI, L.; POLTRONIERI, F. (org.). *Tratado de Nutrição e Dietoterapia. Rio de Janeiro: Guanabara Koogan, 2019. p. 155-169.*
- WORLD HEALTH ORGANIZATION. WHO. *Iron deficiency anaemia*. Assessment, prevention and control. Geneva: World Health Organization; 2001.

# CAPÍTULO 7

**Principais tópicos do capítulo**

- A água é um composto molecular formado por dois átomos de hidrogênio e um de oxigênio (H2O) mais abundante no nosso organismo, representando cerca de 60% do peso corporal do indivíduo adulto saudável;
- Em termos de recomendação, para adultos, as mulheres têm menores necessidades de ingestão hídrica que homens, devido a menor massa corporal e menor proporção de água corporal;
- A fibra alimentar ou dietética, é um componente resistente à ação das enzimas digestivas humanas e constituída de polímeros de carboidratos, classificadas em: solúveis ou insolúveis;
- Exemplos de fibras solúveis: β-glicanos, gomas, dextrinas do trigo, psyllium, pectina e inulina; exemplos de fibra insolúveis: celulose, lignina, algumas pectinas, algumas hemiceluloses e amido resistente;
- O consumo adequado de fibras, tal como disposto por entidades nacionais e internacionais reduz o risco de desenvolvimento de algumas doenças crônicas como: doença arterial coronariana (DAC), acidente vascular cerebral (AVC), hipertensão arterial sistêmica (HAS), diabetes mellitus (DM) e algumas desordens gastrointestinais, melhora do sistema imunológico, além de auxiliar na redução do peso corporal, devido ao seu papel na saciedade.

# 7. Necessidade de fibras e água

## 7.1 Água

A água é um composto molecular formado por dois átomos de hidrogênio e um de oxigênio ($H_2O$). No nosso organismo, cerca de 60% do peso corporal do indivíduo adulto saudável é constituído de água, mas pode variar de 45 a 75%, sendo menor em indivíduos obesos, por exemplo. Ela tem diversas funções, tais como transporte de nutrientes e oxigênio para as células, remoção de toxinas do corpo, regulação da temperatura corporal, lubrificação das articulações e digestão dos alimentos (Pereira *et al.*, 2017).

A ingestão de água é proveniente, em sua maioria, do consumo de líquidos. Mas é importante destacar que existem alimentos que também contêm água em sua composição, especialmente as frutas, verduras e legumes, a exemplo de: pepino (96%), abobrinha (95%), repolho (93%), melancia (92%), pêssego (89%) e framboesas (87%) (TBCA, 2024). A água proveniente de fluidos e alimentos é absorvida no intestino. A absorção de sal e água no jejuno está ligada à absorção dos carboidratos; no intestino grosso, depende da quantidade de fibras solúveis da dieta. Assim, a absorção da água está fortemente relacionada com a ingestão alimentar. A excreção da água acontece por meio da urina, fezes, suor e respiração (Pereira *et al.*, 2017).

Dada a sua importância e essencialidade à vida, precisamos e conseguimos identificar os sinais de desidratação, sendo o primeiro deles, a sede. A sede é um mecanismo de proteção para grandes déficits de água, que ocorre quando há uma elevação de 2 a 3% da osmolaridade ou redução de mais de 10% da volemia plasmática (Pereira *et al.*, 2017).

Em termos de recomendação, para adultos, as mulheres têm menores necessidades de ingestão hídrica que homens, devido a menor massa corporal e menor proporção de água corporal e, apesar das poucas informações disponíveis, é provável que as necessidades para mulheres sejam menores, em torno de 0,5 L, com relação aos homens, como indica a recomendação da European Food Safety Authority (EFSA, 2017) que recomenda 2,5 L/dia para homens e 2,0 L/dia para mulheres (**Quadro 61**). Lembrando que, em situações específicas, como prática de atividade física vigorosa, ambientes e dias muito quentes essa recomendação pode aumentar até 6 L/dia, além do estado de saúde, por exemplo, como uma doença ou condição que cause diarreia, exigindo necessidade aumentada de hidratação (Pereira *et al.*, 2017; EFSA, 2017).

Existe outra recomendação chamada de "bolso", pois consiste em uma fórmula matemática de multiplicação, sendo que para um adulto em condições normais, recomenda-se de 35 a 40 ml/kg, bastando multiplicar seu peso por 35 ou 40. Por exemplo, um adulto com 63 kg precisaria consumir entre 2,2 L e 2,5 L de água por dia (Brasil, 2021).

Outra recomendação é a do IOM, que propôs o valor da ingestão adequada (AI) para água total, com o objetivo de prevenir os efeitos deletérios da desidratação, tendo em vista que os valores de recomendação (EAR e RDA) não puderam ser estimados devido à falta de evidência. O volume total ingerido é obtido pela ingestão de água (81%) mais aquela contida nos alimentos (19%). O limite superior (UL) também não foi determinado, uma vez que o indivíduo saudável consegue excretar o excesso de água e manter a homeostasia interna (IOM, 2005).

## Quadro 61 – Valores diários de referência do IOM (AI), EFSA para água total

| | EAR (L/dia) | AI (ml/dia) | EFSA 2017 (ml/dia) |
|---|---|---|---|
| **Bebês** | | | |
| 00-06 meses | ND | 700 | 680 |
| 07-12 meses | ND | 800 | 800-1.000 |
| **Crianças** | | | |
| 01-02 anos | ND | 1.300 | 1.100-1.200 |
| 02-03 anos | ND | 1.300 | 1.300 |
| 04-08 anos | ND | 1.700 | 1.600 |
| **Homens** | | | |
| 09-13 anos | ND | 2.400 | 2.100 |
| 14-18 anos | ND | 3.300 | 2.500 |
| 19 anos ou mais | ND | 3.700 | 2.500 |
| **Mulheres** | | | |
| 09-13 anos | ND | 2.100 | 1.900 |
| 14-18 anos | ND | 2.300 | 2.000 |
| 19 anos ou mais | ND | 2.700 | 2.000 |
| **Gestantes** | | | |
| Menos de 18 anos | ND | 3.000 | 2.300 |
| 19-50 anos | ND | 3.000 | 2.300 |
| **Lactantes** | | | |
| Menos de 18 anos | ND | 3.800 | 2.700 |
| 19-50 anos | ND | 3.800 | 2.700 |

ND: não definido.

Fonte: IOM, 2005; EFSA, 2017

Para crianças, além da recomendação do IOM, temos a regra de Holiday-Segar (1957), conforme a seguir:

**Oferta hídrica na faixa etária pediátrica (regra de Holiday-Segar)**
Até 10 kg = 100 ml/kg/dia
10 - 20 kg = 1.000 ml + 50 ml/kg/dia acima de 10 kg
>20 kg = 1.500 ml + 20 ml/kg/dia acima de 20 kg

Mas e qual referência usar? Na prática clínica, utilizar a recomendação de forma individualizada, considerando as particularidades do indivíduo. Lembrando que a EFSA possui recomendações baseadas na população europeia, o IOM, na população dos Estados Unidos e Canadá e é para água total (ingestão de água + água contida nos alimentos). Já a recomendação de bolso, leva em consideração o peso e somente o consumo de água. Também é importante que o próprio indivíduo faça esse monitoramento, considerando o primeiro sinal de desidratação que é a sede e a análise de coloração de sua urina, avaliada pela escala de Armstrong *et al.* (1994). Essa escala adota oito cores diferentes de urina, variando entre amarelo muito claro (cor nível 1) e verde acastanhado (cor nível 8), para definição do índice de coloração urinária:

1) **Amarelo muito claro:** estado de hidratação;
2) **Amarelo-claro:** estado de hidratação;
3) **Amarelo-palha:** coloração considerada normal, mas que serve como primeiro indício de que já é necessário aumentar a ingestão água;
4) **Âmbar ou mel:** sinal de desidratação;
5) **Laranja-claro:** desidratação, que pode estar ligada à falta de água ou pigmentos de alguma comida ingerida;
6) **Laranja-escuro:** desidratação e que também pode indicar excesso de proteína ou um problema renal;
7) **Acastanhada:** desidratação severa ou alterações no fígado;
8) **Verde-acastanhado:** desidratação severa, alimento ingerido, medicação ou uma infecção bacteriana.

## 7.2 Fibras

As fibras são muito estudadas e já se têm evidências de que o consumo adequado, que atinge as recomendações preconizadas, reduz o risco de desenvolvimento de algumas doenças crônicas como: doença arterial coronariana (DAC), acidente vascular cerebral (AVC), hipertensão arterial sistêmica (HAS), diabetes mellitus (DM) e algumas desordens gastrointestinais, melhora do sistema imunológico, além de auxiliar na redução do peso corporal, devido ao seu papel na saciedade (Bernaud e Rodrigues, 2013).

A fibra alimentar ou dietética, é um componente resistente à ação das enzimas digestivas humanas e constituída de polímeros de carboidratos. Os componentes da fibra alimentar dividem-se em: polissacarídeos não amido, oligossacarídeos, carboidratos análogos (amido resistente e maltodextrinas resistentes), lignina, compostos associados à fibra alimentar (compostos fenólicos, proteína de parede celular, oxalatos, fitatos, ceras, cutina e suberina) e fibras de origem animal (quitina, quitosana, colágeno e condroitina) (Bernaud e Rodrigues, 2013) (**Quadro 62**).

Outra classificação utilizada é em: fibras solúveis ou insolúveis. As solúveis são viscosas ou facilmente fermentáveis no cólon, como a pectina que formam gel em contato com a água, condição que influencia a consistência do quimo, prolonga a digestão e absorção dos nutrientes, reduz o apetite, a absorção de colesterol e glicose. Já as fibras insolúveis, como o farelo de trigo, têm ação no aumento de volume do bolo fecal, tempo de trânsito intestinal e exercem efeito laxativo. Exemplos de solúveis: β-glicanos, gomas, dextrinas do trigo, *psyllium*, pectina e inulina; exemplos de insolúveis: celulose, lignina, algumas pectinas, algumas hemiceluloses e amido resistente (Bernaud e Rodrigues, 2013; Meira *et al.*, 2021).

## Quadro 62 – Tipos de fibra alimentar, grupos, componentes e principais fontes

| Tipo | Grupo | Componentes | Fontes alimentares |
|---|---|---|---|
| Polissacarídeos não amido | Celulose | Celulose (25% da fibra de grãos e frutas e 30% em vegetais e oleaginosas) | Vegetais (parede celular das plantas), farelos |
| | Hemicelulose | Arabinogalactanos, β-glucanos, arabinoxilanos, glicuronoxilanos, xiloglucanos, galactomananos | Aveia, cevada, vagem, abobrinha, maçã com casca, abacaxi, grãos integrais e oleaginosas |
| | Gomas e mucilagens | Galactomananos, goma guar, locusta, *karaya* e tragacanto, alginatos, ágar, carragenanas e *psyllium* | Extratos de sementes: alfarroba, semente de locusta; exsudatos de plantas, algas, *psyllium* |
| | Pectinas | Pectina | Frutas, hortaliças, batatas, açúcar de beterraba |
| Oligossacarídeos | Frutanos | Inulina e frutoligossacarídeos (FOS) | Chicória, cebola, *yacón*, alho, banana, tupinambo |

| Tipo | Grupo | Componentes | Fontes alimentares |
|---|---|---|---|
| Carboidratos análogos | Amido resistente e maltodextrina resistentes | Amido + produtos da degradação de amido não absorvidos no intestino humano saudável | Leguminosas, sementes, batata crua e cozida, banana verde, grãos integrais, polidextrose |
| Lignina | Lignina | Ligada à hemicelulose na parede celular. Única fibra estrutural não polissacarídeo – polímero de fenilpropano | Camada externa de grãos de cereais e aipo |
| Substâncias associadas aos polissacarídeos não amido | Compostos fenólicos, proteína de parede celular, oxalatos, fitatos, ceras, cutina, suberina | Componentes associados à fibra alimentar, que confere ação antioxidante a esta fração | Cereais integrais, frutas, hortaliças |
| Fibras de origem não vegetal | Quitina, quitosana, colágeno e condroitina | Fungos, leveduras e invertebrados | Cogumelos, leveduras, casca de camarão, frutos do mar, invertebrados |

**Fonte:** Extraído de Bernaud e Rodrigues, 2013

As recomendações atuais de ingestão de fibra alimentar na dieta são do IOM, OMS e Sociedade Brasileira de Cardiologia (SBC). A do IOM (2005) varia de acordo com a idade, o sexo e o consumo energético e estabelece o valor de referência AI, sendo que recomendação adequada em torno de 14 g de fibra para cada 1.000 kcal ingeridas para reduzir o risco de doenças crônicas. As recomendações para homens adultos são de 30-38 g de fibras totais/dia e 21-25 g de fibras totais/dia para mulheres adultas (**Quadro 63**).

**Quadro 63** – Valores diários de referência do IOM (AI), EFSA para água total

|  | EAR (g/dia) | AI (ml/dia) | UL (g/dia) |
|---|---|---|---|
| **Bebês** | | | |
| 00-06 meses | ND | ND | ND |
| 07-12 meses | ND | ND | ND |
| **Crianças** | | | |
| 01-03 anos | ND | 19 | ND |
| 04-08 anos | ND | 25 | ND |
| **Homens** | | | |
| 09-13 anos | ND | 31 | ND |
| 14-50 anos | ND | 38 | ND |
| 51 anos ou mais | ND | 30 | ND |
| **Mulheres** | | | |
| 09-13 anos | ND | 26 | ND |
| 14-50 anos | ND | 25 | ND |
| 51 anos ou mais | ND | 21 | ND |
| **Gestantes** | | | |
| Menos de 18 anos | ND | 28 | ND |
| 19-50 anos | ND | 28 | ND |

|  | EAR (g/dia) | AI (ml/dia) | UL (g/dia) |
|---|---|---|---|
| Lactantes | | | |
| Menos de 18 anos | ND | 29 | ND |
| 19-50 anos | ND | 29 | ND |

ND: não definido.

Fonte: IOM, 2005

Em 2019, a SBC na Diretriz de Prevenção Cardiovascular da Sociedade Brasileira de Cardiologia estabeleceu a recomendação de consumo de 25 g, sendo 6 g de fibra solúvel (Précoma et al., 2019). Em 2023, a OMS lançou uma diretriz ("Carbohydrate Intake for Adults and Children: WHO Guideline") que indica que: entre 2 e 5 anos, o consumo frutas, verduras e legumes deve ser pelo menos 250 g/dia; entre 6 e 9 anos: pelo menos 350 g/dia e a partir de 10 anos, deve-se consumir pelo menos 400 gramas de frutas e vegetais. Quanto às fibras, consumo mínimo de 25 gramas de fibras diariamente para indivíduos com 10 anos ou mais. Para crianças, a recomendação da OMS varia conforme a faixa etária: entre 2 e 5 anos: ao menos 15 g/dia e entre 6 e 9 anos: ao menos 21 g/dia (OMS, 2023).

As fibras, por apresentarem efeitos benéficos à saúde, além de suas funções nutricionais básicas são consideradas com propriedades funcionais. Na rotulagem de produtos alimentícios, podem existir alegações dessas propriedades, conforme padrão estabelecido pela Anvisa, regida pelas Resoluções da Diretoria Colegiada (RDC) de números 18 e 19, de 30 de abril de 1999 (Brasil, 1999a; Brasil, 1999b).

A RDC nº 54, de 12 de novembro de 2012, também estabelece declaração da informação nutricional complementar (declarações de propriedades nutricionais) em relação a fibras alimentares, no mínimo de 3 g de fibra por 100 g ou 100 ml em pratos preparados e mínimo de 2,5 g de fibra por porção para ser declarado como alimento "fonte de fibras". Para ser declarado como "alto teor de fibras", no mínimo de 6 g de fibra por 100 g ou 100 ml em pratos preparados e mínimo de 5 g de fibra por porção (Brasil, 2012).

**Para concluir e refletir...**

1. Explique a importância da água para o corpo humano.
2. Cite três fatores que afetam a necessidade de água de um indivíduo.
3. Qual é a recomendação média de ingestão diária de água para adultos?
4. Uma pessoa com constipação crônica está buscando alternativas para melhorar o funcionamento intestinal. Como um nutricionista pode ajudar nesse caso?
5. Uma gestante está com dificuldade para evacuar. Quais alimentos ricos em fibras ela pode incluir na sua dieta para aliviar a constipação?

## Referências bibliográficas

- ARMSTRONG, L. *et al. Urinary indices of hydration status*. International Journal of Sport Nutrition. v. 4, n. 3, p. 265-279, 1994.
- BERNAUD, F. S. R.; RODRIGUES, T. C. *Fibra alimentar*: ingestão adequada e efeitos sobre a saúde do metabolismo. Arquivos Brasileiros de Endocrinologia & Metabologia, v. 57, p. 397-405, 2013.
- BRASIL. Ministério da Saúde. *Água. 2021*. Disponível em: <https://www.gov.br/saude/pt-br/assuntos/saude-dea-a-z/a/agua>. Acesso em: 24 nov. 2023.
- BRASIL. Ministério da Saúde. Agência Nacional de Vigilância Sanitária (Anvisa). *Resolução nº 19, de 30 de abril de 1999*, que aprova o Regulamento Técnico de Procedimentos para Registro de Alimento com Alegação de Propriedades Funcionais e ou de Saúde em sua Rotulagem. DOU: Brasília, 1999a.

- BRASIL. Ministério da Saúde. Agência Nacional de Vigilância Sanitária (Anvisa). *Resolução nº 18, de 30 de abril de 1999. Aprova o Regulamento Técnico que estabelece as Diretrizes Básicas para Análise e Comprovação de Propriedades Funcionais e ou de Saúde Alegadas em Rotulagem de Alimentos.* DOU: Brasília, 1999b.
- BRASIL. Ministério da Saúde. Agência Nacional de Vigilância Sanitária (Anvisa). *Resolução nº 54, de 12 de novembro de 2012 que dispõe sobre o Regulamento Técnico sobre Informação Nutricional Complementar.* DOU: Brasília, 12 de novembro de 2012.
- EUROPEAN FOOD SAFETY AUTHORITY (EFSA). *Dietary Reference Values for nutrients. Summary Report.* EFSA supporting publication 2017. 98 p.
- INSTITUTE OF MEDICINE (IOM). *Dietary Reference Intakes for Water, Potassium, Sodium, Chloride, and Sulfate.* Washington, DC: National Academies Press, 2004. pp. 73-185.
- HOLLIDAY, M. A.; SEGAR, W. E. *The maintenance need for water in parenteral fluid therapy.* Pediatrics. v. 19, p. 823-832, 1957.
- INSTITUTE OF MEDICINE (IOM). *Dietary Reference Intakes: Energy, Carbohydrate, Fiber, Fat, Fatty Acids, Cholesterol, Protein, and Amino Acids.* Washington, D.C., National Academies Press; 2005.
- MEIRA, R. C. F. et al. *Contribuição dos diferentes alimentos segundo a classificação Nova para a ingestão de fibras alimentares em adolescentes.* Ciência & Saúde Coletiva, v. 26, p. 3147-3160, 2021.
- PEREIRA, F. W. L. *Água.* 2. ed. São Paulo: ILSI Brasil - International Life Sciences Institute, 2017. (Série de publicações ILSI Brasil: funções plenamente reconhecidas de nutrientes; v. 5).
- PRÉCOMA, D. B. et al. Atualização da diretriz de prevenção cardiovascular da Sociedade Brasileira de Cardiologia-2019. Arquivos Brasileiros de Cardiologia, v. 113, p. 787-891, 2019.
- TBCA. *Tabela Brasileira de Composição de Alimentos (TBCA).* Universidade de São Paulo (USP). Food Research Center (FoRC).

Versão 7.2. São Paulo, 2023. Disponível em: <http://www.fcf.usp.br/tbca>. Acesso em: 12 de out. 2023.

- WORLD HEALTH ORGANIZATION (WHO). Carbohydrate intake for adults and children: WHO guideline summary. *In: Carbohydrate intake for adults and children*: WHO guideline summary. 2023.

# CAPÍTULO 8

**Principais tópicos do capítulo**

- A teoria da programação fetal nos diz que que eventos ocorridos durante a gestação, incluídos aspectos ligados à alimentação materna, afetam o desenvolvimento fetal e, consequentemente, geram impactos para toda vida dos recém-nascidos;
- Após o nascimento, é recomendado o aleitamento materno exclusivo até os 6 primeiros meses do bebê, por ser um alimento nutricionalmente completo, necessitando de complementação alimentar apenas a partir dos 6 meses de vida;
- A alimentação complementar deve considerar o desenvolvimento motor da criança;
- O pré-escolar (2 aos 6 anos), reduz a velocidade de crescimento estatural e o ganho de peso em relação aos dois primeiros anos de vida, portanto há decréscimo das necessidades nutricionais e, consequentemente, do apetite da criança;
- O escolar (7 aos 10 anos) tem ganho de peso proporcionalmente maior ao crescimento estatura;
- A adolescência é uma fase de vulnerabilidade nutricional, devido as constantes mudanças sociais, fisiológicas e emocionais;
- Adultos (20 a 59 anos) têm risco aumentado de DCNTs;
- Idosos (acima de 60 anos) apresentam mudanças fisiológicas atreladas à alteração na percepção de paladar, olfato e visão, afetando diretamente as escolhas alimentares.

## 8. Nutrição e dietética no ciclo vital

### 8.1 A gestação

A alimentação e nutrição são essenciais para a gestação, uma vez que a mãe e o feto passam por uma fase de rápida transformação, incluindo mudanças fisiológicas, anatômicas e metabólicas. Portanto, é imprescindível atenção à dieta e situações de risco a deficiências nutricionais e, quando constatadas, corrigi-las será primordial para a saúde materna e do bebê em sua saúde, desenvolvimento e crescimento, tendo em vista que o organismo materno é a única fonte de nutrientes para o feto, por meio da ingestão alimentar ou de suas reservas (El Beitune *et al.*, 2020).

É neste sentido que entra a Teoria da Programação Fetal, também conhecida como Hipótese de Barker que ficou mais conhecida a partir de 2013, com a morte do epidemiologista David James Purslove Barker. Ela nos diz que os eventos ocorridos durante a gestação afetam o desenvolvimento fetal e, consequentemente, geram impactos para toda vida dos recém-nascidos. Os fatores adversos que podem atuar tanto no momento preconcepção, quanto no desenvolvimento embrionário, fetal e pós-natal, aumentam a suscetibilidade para doenças na fase adulta (Barker, 1990; Barker, 1992).

O epidemiologista, em seus estudos, descobriu que filhos de mães que sofreram restrições alimentares, por exemplo, poderiam apresentar crescimento inadequado e maior probabilidade de desenvolver determinadas doenças no futuro como distúrbios metabólicos e obesidade, além de doenças cardiovasculares, diabetes mellitus, hipertensão arterial, insuficiência renal, doenças psiquiátricas e câncer (Barker, 1990; Barker, 1992).

Diante da importância da alimentação no período gestacional, o Ministério da Saúde apresentou dez passos para uma alimentação saudável para gestantes (Brasil, 2012):

1. Faça pelo menos três refeições (café da manhã, almoço e jantar) e dois lanches saudáveis por dia, evitando ficar mais de 3 horas sem comer. Entre uma refeição e outra, beba água, pelo menos 2 litros (6 a 8 copos) por dia;
2. Inclua diariamente nas refeições seis porções do grupo de cereais (arroz, milho, pães e alimentos feitos com farinhas de trigo e milho), tubérculos (por exemplo, batatas) e raízes (mandioca/macaxeira/aipim). Dê preferência aos alimentos em sua forma mais natural, pois, além de serem fontes de carboidratos, são boas fontes de fibras, vitaminas e minerais;
3. Procure consumir diariamente pelo menos três porções de legumes e verduras como parte das refeições, e três porções ou mais de frutas na sobremesa e nos lanches;
4. Coma feijão com arroz todos os dias, ou pelo menos cinco vezes por semana. Esse prato típico brasileiro, combinação completa de proteínas, é excelente para a saúde;
5. Consuma diariamente três porções de leite e derivados e uma porção de carnes, aves, peixes ou ovos. Antes do preparo, retire a gordura aparente das carnes e a pele das aves, para tornar esses alimentos mais saudáveis;
6. Diminua o consumo de gorduras. Consuma, no máximo, uma porção diária de óleos vegetais, azeite, manteiga ou margarina. Fique atenta ao rótulo dos alimentos e prefira alimentos que não contenham gorduras trans;
7. Evite refrigerantes e sucos industrializados, biscoitos recheados e outras guloseimas no seu dia a dia;
8. Diminua a quantidade de sal na comida e retire o saleiro da mesa. Evite consumir alimentos industrializados que contenham muito sal (sódio), como hambúrguer, charque, salsicha, linguiça, presunto, salgadinhos, conservas de vegetais, sopas prontas, molhos e temperos prontos;

9. Para evitar anemia, consuma diariamente alimentos fontes de ferro, como: carnes, vísceras, feijão, lentilha, grão-de-bico, soja, folhas verde-escuras, grãos integrais, castanhas e outros. Além desses alimentos, consuma aqueles que são fontes de vitamina C (acerola, laranja, caju e limão, entre outros). Procure orientação de um profissional de saúde para complementar sua ingestão de ferro;
10. Mantenha seu ganho de peso gestacional dentro de limites saudáveis. Pratique, seguindo orientação de um profissional de saúde, alguma atividade física e evite bebidas alcoólicas e fumo.

Portanto, o aconselhamento dietético antes mesmo da gestação pode reduzir o nascimento pré-termo em mulheres inicialmente desnutridas, promover baixo índice glicêmico e pode melhorar o índice glicêmico materno, com vistas a aumentar a ingestão de fibras e proteínas e reduzir o risco de peso materno gestacional excedente às recomendações. Outro ponto importante é o consumo de peixe, que mais de uma vez por semana tem mostrado associação com risco reduzido de nascimento pré-termo em gestações com feto único e de duas a três porções por semana, cerca de 220 a 340 g/semana, de peixes e frutos do mar com baixo teor de mercúrio (salmão, atum, tilápia, bacalhau, linguado, incluindo crustáceos como camarão, mexilhões, entre outros) é a recomendação durante a gestação para completar as necessidades de ácidos graxos ômega-3 (El Beitune *et al.*, 2020).

Em termos de recomendação de macronutrientes na gestação, temos:

**Quadro 64** – Recomendações de macronutrientes na gestação

| Nutriente | % | g |
|---|---|---|
| Carboidratos | 45% a 65% do VET | 175 g/dia |
| Proteínas | 10% a 35% | 1,1 g/kg/dia, com um aporte adicional de 25 g/dia a partir do segundo trimestre |
| Lipídios | 20% a 35%, com a priorização de ácidos graxos poli-insaturados de cadeia longa é benéfica para o neurodesenvolvimento fetal | Realizar o cálculo proporcional, após a oferta de carboidratos e proteínas |

Fonte: El Beitune et al., 2020

Com relação à recomendação de micronutrientes, estão dispostos no **Quadro 65**. É importante destacar que a gestação há um risco maior de desenvolver anemia ferropriva; tendo como causas não somente a falta de ingestão de ferro, mas necessidades aumentadas, além de exacerbação de perdas sanguíneas por hipermenorreia, desordens gastrointestinais e curto intervalo interpartal. Outras anemias incluem anemias macrocíticas, destacando-se aquelas por deficiência de folato (anemia megaloblástica) e de vitamina B12 (anemia perniciosa) (El Beitune *et al.*, 2020).

**Quadro 65** – Recomendações diárias de vitaminas e minerais no período gravídico puerperal

| | Gestantes | Lactantes |
|---|---|---|
| Vitaminas lipossolúveis | | |
| Vitamina A | 770 µg | 1.300 µg |
| Vitamina D | 5 µg | 5 µg |
| Vitamina E | 15 mg | 19 mg |
| Vitamina K | 90 µg | 90 µg |

| Vitaminas hidrossolúveis | | |
|---|---|---|
| Tiamina | 1,4 mg | 1,4 mg |
| Riboflavina | 1,4 mg | 1,6 mg |
| Niacina | 18 mg | 17 mg |
| Vitamina B6 | 1,9 mg | 2 mg |
| Folato | 600 µg | 500 µg |
| Vitamina B12 | 2,6 µg | 2,8 µg |
| Vitamina C | 85 mg | 120 mg |
| Minerais | | |
| Cálcio | 1.000 mg | 1.000 mg |
| Fósforo | 700 mg | 700 mg |
| Ferro | 27 mg | 9 mg |
| Zinco | 11 mg | 12 mg |
| Iodo | 220 µg | 290 µg |
| Selênio | 60 µg | 70 µg |

Fonte: Adaptado de El Beitune *et al.*, 2020

As recomendações de suplementação de vitaminas e minerais incluem (El Beitune *et al.*, 2020):

1. A suplementação de ácido fólico 400 mcg/dia a 1 mg/dia na periconcepção e durante as doze primeiras semanas de gestação (4.000 mcg/ dia para mulheres diabéticas, com histórico pessoal ou familiar de crianças com defeito do tubo neural), é altamente recomendada para prevenir defeitos do tubo neural;
2. Para gestantes em uso de fenitoína, fenobarbital e outros antagonistas dos folatos, deve-se considerar a suplementação de folato 4.000 mcg/dia durante toda a gestação;
3. A suplementação de ferro elementar (30 mg/dia para mulheres não anemiadas, 60 mg/dia para mulheres com anemia)

associa-se com risco reduzido de crianças com baixo peso ao nascimento e anemia materna;
4. A suplementação de polivitamínicos pode reduzir a mortalidade infantil e melhorar o prognóstico infantil em mulheres subnutridas ou com anemia, mas pode não melhorar o prognóstico gestacional em mulheres sem risco nutricional;
5. A suplementação de cálcio ≥ 1 g/dia durante a gestação em mulheres com baixo consumo de laticínios e seus derivados reduz o risco de doença pré-eclâmpsia e de morbidade grave;
6. Considerar suplementação de ômega-3 de 1.000 mg ao dia no terceiro trimestre para gestantes com escasso consumo de peixes;
7. Considerar suplementação de vitamina D 600 UI ao dia para gestantes sob risco de deficiência de vitamina D.

Então, nos 1.000 dias, período que compreende uma janela de oportunidades (270 dias de gestação, 365 dias do primeiro ano mais 356 dias do segundo ano) para evitar diversas doenças na fase adulta, como devemos atuar? Garantindo o aporte adequado de nutrientes – controle de ganho de peso, exames, análise de sinais e sintomas, elaboração plano alimentar, suplementação e educação alimentar e nutricional; controle de contaminantes ambientais – metais tóxicos, aditivos alimentares (evitando alimentos ultraprocessados), cosméticos e produtos de higiene pessoal, produtos e limpeza, plásticos, utensílios domésticos e técnica de cocção de alimentos (optar por utensílios de cerâmica ou vidro); manejo da microbiota intestinal; modulação do sistema imune e controle do estresse (Moreno-Villares *et al.*, 2019).

Para o controle de ganho de peso em gestação única, é necessário (OMS, 2000; Kac *et al.*, 2021; Ministério da Saúde, 2023):

- Calcular o índice de massa corporal (IMC) pré-gestacional;

$$\frac{\text{Peso pré-gestacional}(kg)}{\text{Altura}(m) \times \text{Altura}(m)}$$

- Classificar o IMC pré-gestacional de acordo com a tabela abaixo e selecione o gráfico de acompanhamento do ganho de peso adequado (**Figuras 13-16**);

**Quadro 66** – Classificação do IMC

| IMC (kg/m²) | Classificação do IMC pré-gestacional |
|---|---|
| < 18,5 | Baixo peso |
| ≥ 18,5 e < 25 | Eutrofia |
| ≥ 25 e < 30 | Sobrepeso |
| ≥ 30 | Obesidade |

- Realizar a pesagem com o mínimo de roupa possível, descalça, em pé, no centro da balança, com os pés juntos e os braços ao longo do corpo;
- Calcular o ganho de peso até a data da consulta de pré-natal:

*Ganho de peso = Peso medido na consulta - Peso pré-gestacional*

- Marcar o ganho de peso de acordo com a semana gestacional no gráfico de acompanhamento selecionado e verificar se o ganho está acima, abaixo ou dentro da faixa recomendada (faixa mais escura do gráfico selecionado, **Figuras 13-16**).

**Figura 13** – Ganho de peso recomendado na gestação para gestantes com baixo peso

Baixo peso (IMC < 18,5 kg/m²)

GANHO DE PESO RECOMENDADO ATÉ 40 SEMANAS DE GESTAÇÃO: 9,7 - 12,2 kg

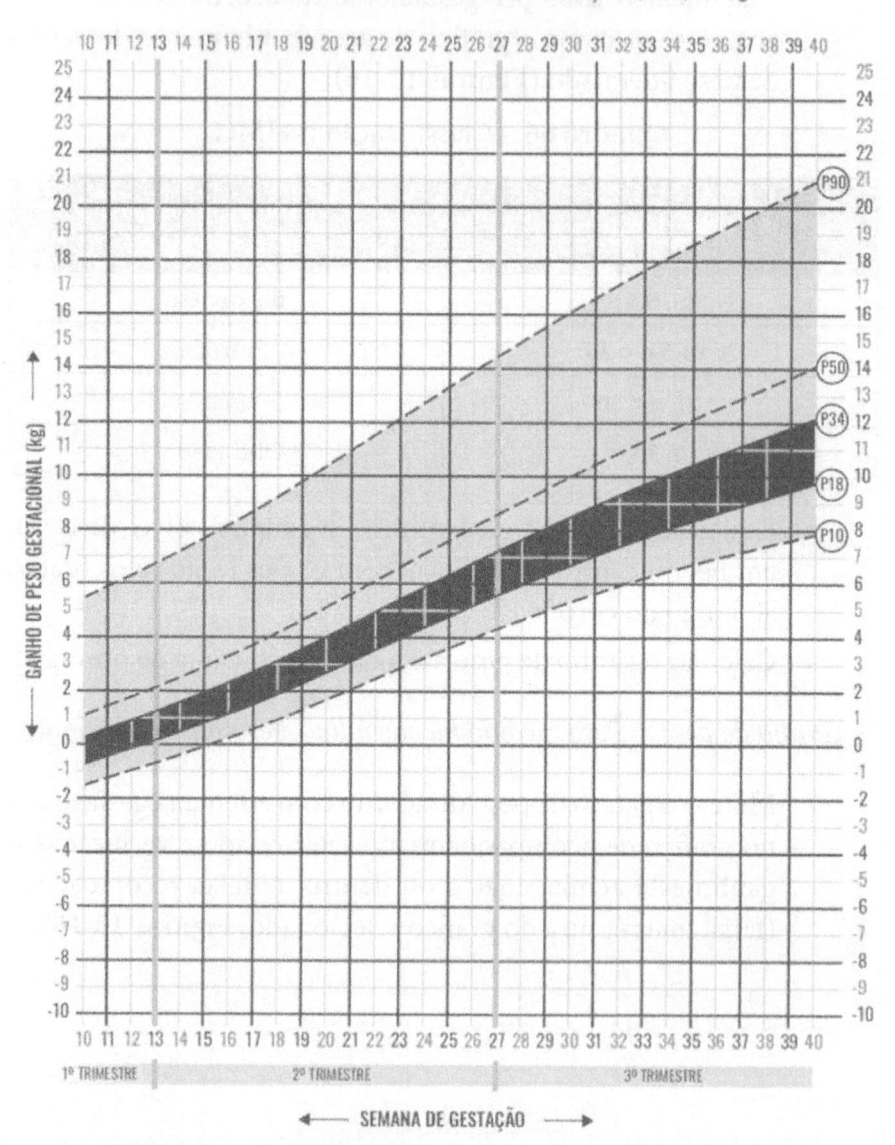

Fonte: Gilberto Kac e Thais RB Carrilho; *et al.* (Am J Clin Nutr 2021;113:1351-1360).

**Fonte:** Kac; Carrilho; *et al.*, 2021

**Figura 14** – Ganho de peso recomendado na gestação para gestantes eutróficas

Eutrofia (IMC ≥ 18,5 kg/m² e < 25,0 kg/m²)

GANHO DE PESO RECOMENDADO ATÉ 40 SEMANAS DE GESTAÇÃO: 8 - 12 kg

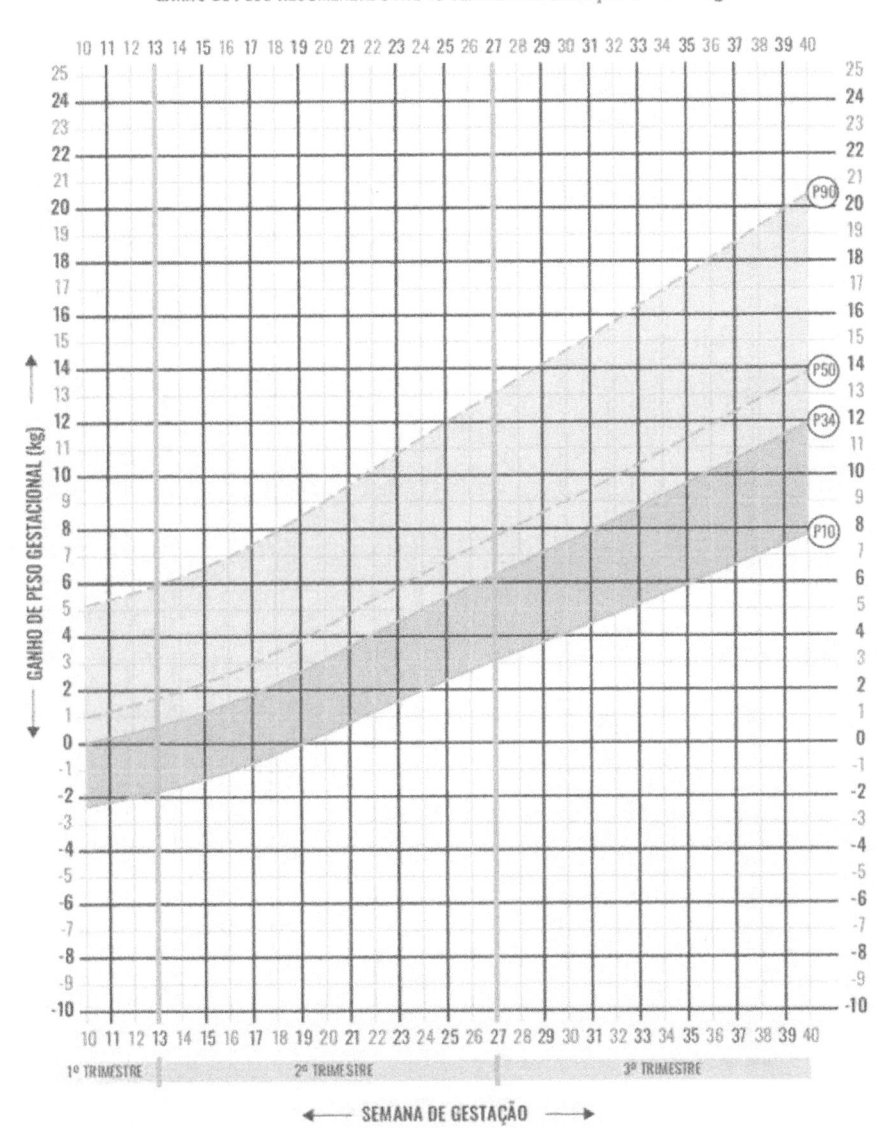

Fonte: Gilberto Kac e Thais RB Carrilho; *et al*. (Am J Clin Nutr 2021;113:1351-1360).

**Fonte:** Kac; Carrilho; *et al.*, 2021

**Figura 15** – Ganho de peso recomendado na gestação para gestantes com sobrepeso

Sobrepeso (IMC ≥ 25,0 kg/m² e < 30,0 kg/m²)

GANHO DE PESO RECOMENDADO ATÉ 40 SEMANAS DE GESTAÇÃO: 7 - 9    kg

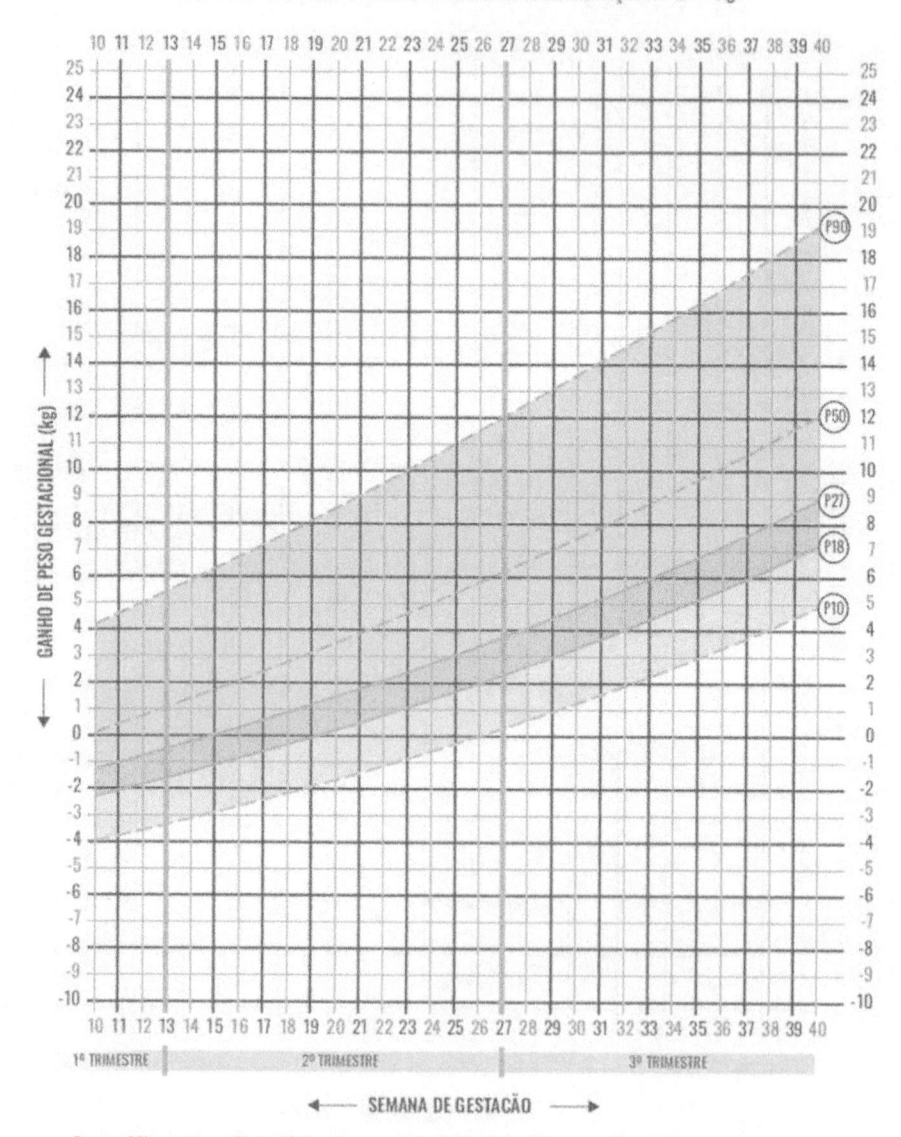

Fonte: Gilberto Kac e Thais RB Carrilho; et al. (Am J Clin Nutr 2021;113:1351-1360).

**Fonte:** Kac; Carrilho; et al., 2021

**Figura 16** – Ganho de peso recomendado na gestação para gestantes com obesidade

Obesidade (IMC ≥ 30 kg/m²)

GANHO DE PESO RECOMENDADO ATÉ 40 SEMANAS DE GESTAÇÃO: 5 - 7,2 kg

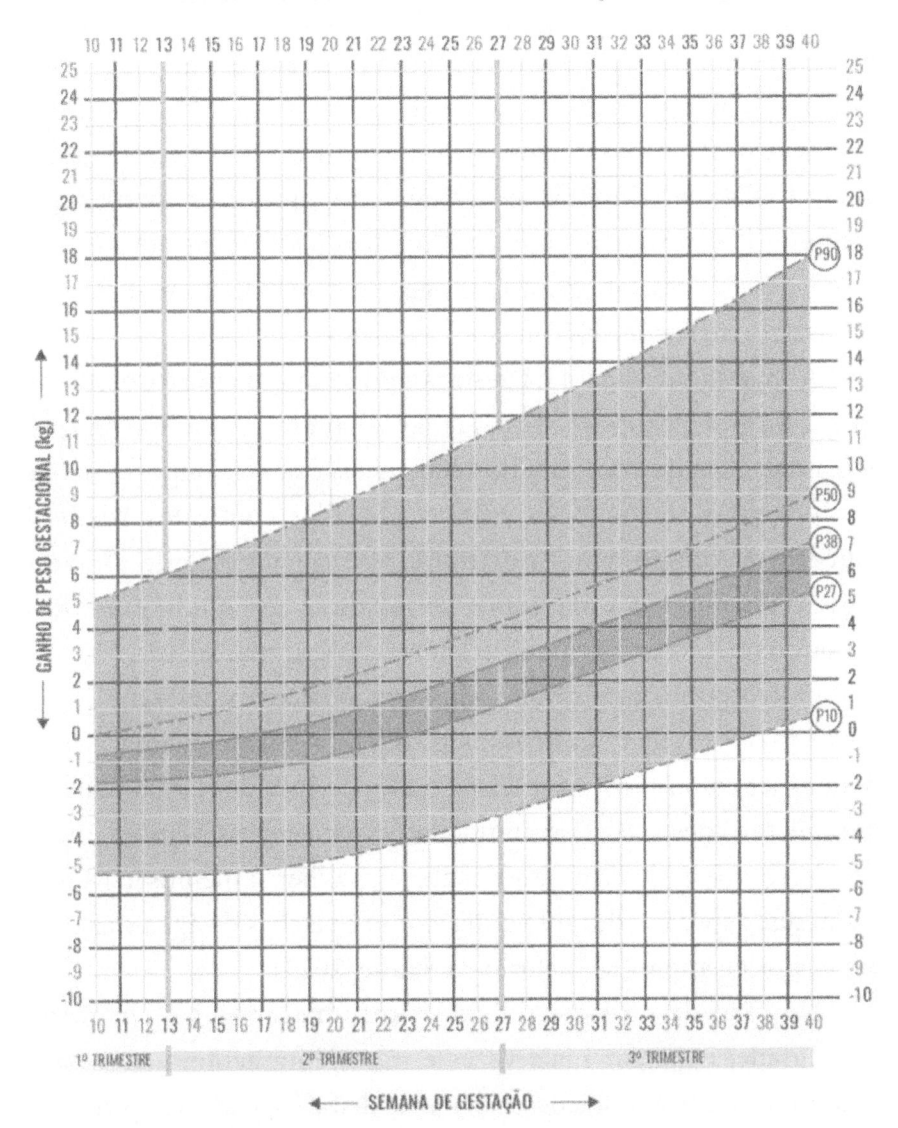

Fonte: Gilberto Kac e Thais RB Carrilho; *et al.* (Am J Clin Nutr 2021;113:1351–1360).

**Fonte:** Kac; Carrilho; *et al.*, 2021

O aconselhamento nutricional para gestante, por sua vez, deve ser direcionado ao consumo variado de alimentos para obter o valor energético e os nutrientes necessários, bem como para atingir a meta ideal de ganho de peso; realizar o consumo e a higienização prévia adequada de frutas e vegetais *in natura*, carnes magras (frango, peixes selecionados e produtos com reduzido percentual de gordura) evitando aquelas cruas ou malpassadas (em virtude de verminoses e parasitoses), utilizar óleos, gorduras, sal e açúcar em pequenas quantidades ao temperar, cozinhar alimentos, criar preparações culinárias, evitar o consumo de alimentos ultraprocessados e evitar bebidas alcoólicas, tabagismo e drogas ilícitas (El Beitune *et al.*, 2020; Ministério da Saúde, 2023).

A ingestão de álcool na gestação pode causar aborto, óbito fetal (perda da gravidez após as vinte semanas), prematuridade, baixo peso ao nascer, além de uma série de deficiências físicas, comportamentais e intelectuais ao longo da vida, conhecidas como desordens do espectro alcoólico fetal, o etanol tem a capacidade de atravessa bidireccionalmente a placenta e se misturar ao líquido amniótico, expondo o feto a estes efeitos deletérios (Mesquita, 2010).

Outro ponto importante são situações como enjoos e êmese, pirose (azia) e refluxo gastroesofágico (sensação de queimação) que podem ser comuns nos primeiros meses de gravidez e a constipação durante toda gestação. A recomendação para enjoos e êmese é evitar ficar longos períodos sem se alimentar e escolher alimentos mais secos assim que acordar e durante o dia, como bolachas de água e sal, pão, arroz, por exemplo (Ministério da Saúde, 2023).

No caso da pirose e refluxo comer mais vezes e em menor quantidade; mastigar mais vezes e mais lentamente; evitar beber líquidos durante as refeições; e evitar se deitar logo após as principais refeições; evitar alimentos estimulantes, como cafeína, chocolate, gorduras e frituras em excesso, e evitar tomar líquidos com as refeições. Outro ponto importante, é a constipação, comum na gestação, portanto o consumo de alimentos ricos em fibras é essencial (Gandolfo; Bonato; Maximino, 2023; Ministério da Saúde, 2023).

Ainda, devemos ter atenção especial a síndrome de PICA ou picamalácia, que Segundo a Associação Americana de Psiquiatria (DSM-IV) é definida como a ingestão persistente de substâncias não nutritivas por período de pelo menos um mês, incluindo: pagofagia (ingestão excessiva de gelo), geofagia (ingestão de terra/barro), amilofagia (ingestão de goma, principalmente de lavanderia), consumo de miscelâneas (combinações atípicas) e de frutas verdes (Ayeta *et al.*, 2015).

Outras substâncias não alimentares também são referidas, como palitos de fósforo queimados, cabelo, pedra e cascalho, carvão, fuligem, cinzas, comprimidos de antiácidos, leite de magnésia, borra de café, bolinhas de naftalina, pedaços de câmara de ar, plástico, tinta, sabonete, giz, toalha de papel e, até mesmo, sujeira. Apresenta etiologia complexa e ainda não bem definida na literatura. (Ayeta *et al.*, 2015)

E o que devemos fazer? observar possíveis carências de nutrientes (possível causa), conscientização sobre as consequências do consumo das diversas substâncias e encaminhamento ao psicólogo(a) (Ayeta *et al.*, 2015).

## 8.2 Infância

### 8.2.1 Do nascimento aos dois anos

Durante o período de amamentação, a gestante pode apresentar aumento do apetite, sede e aparecer algumas mudanças nas preferências alimentares. Portanto, há a necessidade de ingestão de água superior ao habitual para produzir o leite na quantidade de que o bebê necessita, além disso, a alimentação deve ser saudável e variada (Gandolfo; Bonato; Maximino, 2023).

Algumas dicas para a gestante incluem (Gandolfo; Bonato; Maximino, 2023):

- Manter o aleitamento materno exclusivo até os 6 primeiros meses do bebê;
- A descida do leite é estimulada pela sucção frequente do bebê e ordenha;
- Ao retornar ao trabalho, conhecer as facilidades para a retirada e o armazenamento do leite no local de trabalho (privacidade, freezer, horários);
- Praticar a ordenha e congelar o leite para usar no futuro;
- Iniciar o estoque de leite quinze dias antes do retorno ao trabalho;
- O leite cru pode ser conservado em geladeira por 12 horas ou no freezer ou congelador por quinze dias.

**Figura 17** – Composição do colostro e do leite materno de transição e maduro

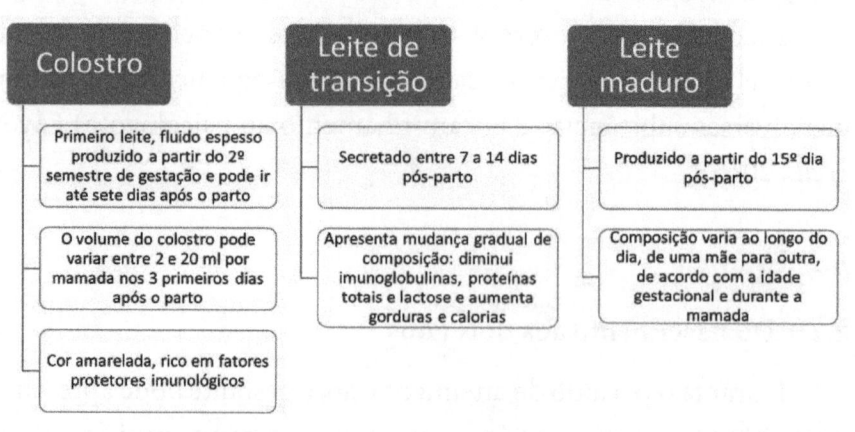

**Colostro**
- Primeiro leite, fluido espesso produzido a partir do 2º semestre de gestação e pode ir até sete dias após o parto
- O volume do colostro pode variar entre 2 e 20 ml por mamada nos 3 primeiros dias após o parto
- Cor amarelada, rico em fatores protetores imunológicos

**Leite de transição**
- Secretado entre 7 a 14 dias pós-parto
- Apresenta mudança gradual de composição: diminui imunoglobulinas, proteínas totais e lactose e aumenta gorduras e calorias

**Leite maduro**
- Produzido a partir do 15º dia pós-parto
- Composição varia ao longo do dia, de uma mãe para outra, de acordo com a idade gestacional e durante a mamada

Fonte: Elaboração da autora.

A introdução alimentar, inicia-se aos 6 meses da criança, pois até então, a recomendação é de aleitamento materno exclusivo por diversas entidades nacionais e internacionais, uma vez que se apresenta como um alimento nutricionalmente completo e não há necessidade adicional de alimentos ou líquidos. Até os 3 meses de vida, o ganho de peso é cerca de 30 g/dia, de 3 a 6 meses é de 20 g/dia e de 6 a 12 meses é de 10 g/dia. Com relação ao comprimento, até 6 meses cerca de 2,5 cm/mês, de 6 a 12 meses de 1,5 cm/mês e de 12 a 24 meses passa a ser 10 cm/ano (Ministério da Saúde, 2019).

Em termos de recomendações gerais, orienta-se por meio do "Guia Alimentar" para menores de 2 anos os seguintes doze passos (Ministério da Saúde, 2019):

1. Amamentar até 2 anos ou mais, oferecendo somente o leite materno até 6 meses;
2. Oferecer alimentos *in natura* ou minimamente processados, além do leite materno, a partir dos 6 meses;
3. Oferecer água própria para o consumo à criança em vez de sucos, refrigerantes e outras bebidas açucaradas;
4. Oferecer a comida amassada quando a criança começar a comer outros alimentos além do leite materno;
5. Não oferecer açúcar nem preparações ou produtos que contenham açúcar à criança até 2 anos;
6. Não oferecer alimentos ultraprocessados para a criança;
7. Cozinhar a mesma comida para a criança e para a família;
8. Zelar para que a hora da alimentação da criança seja um momento de experiências positivas, aprendizado e afeto junto da família;
9. Prestar atenção aos sinais de fome e saciedade da criança e conversar com ela durante a refeição;
10. Cuidar da higiene em todas as etapas da alimentação da criança e da família;
11. Oferecer à criança alimentação adequada e saudável também fora de casa;
12. Proteger a criança da publicidade de alimentos.

A recomendação da não oferta de açúcares branco, mascavo, cristal, demerara, açúcar de coco, xarope de milho, mel, melado ou rapadura durante os dois primeiros anos de vida da criança está relacionada com a preferência inata por doces e prejuízos na aceitação dos alimentos na introdução alimentar. Também não devem ser oferecidas preparações caseiras que tenham açúcar como ingrediente, como bolos, biscoitos, doces e geleias. O açúcar também está presente em grande parte dos alimentos ultraprocessados (refrigerantes, achocolatados, farinhas instantâneas com açúcar, bolos prontos, biscoitos, pães do tipo "bisnaguinha", iogurtes, sucos de caixinha, entre outros) que também devem ser evitados (Ministério da Saúde, 2019).

Outro ponto importante nessa idade é evitar o consumo de cafeína, pois ele e substâncias equivalentes presentes no café, mate, chá-preto, guaraná natural e refrigerantes, mesmo em pequenas quantidades é um poderoso estimulante, podendo deixar a criança muito agitada, além disso, compromete a absorção de importantes nutrientes como ferro, zinco e cálcio (Sociedade Brasileira de Pediatria, 2018).

Especificamente sobre o mel, você já deve ter ouvido falar que ele não é recomendado para menores de 2 anos, e por quê? Apesar de ser um produto natural, além do mel conter os mesmos componentes do açúcar, há risco de contaminação por uma bactéria associada ao botulismo e, como a criança nessa idade é menos resistente a essa bactéria, pode desenvolver essa grave doença, que causa sintomas gastrintestinais e neurológicos (Ministério da Saúde, 2019).

O início da alimentação complementar, se dá a partir dos 6 meses de vida, estando relacionado à postura da criança, uma vez que ela se senta com pouco ou nenhum apoio, diminui o movimento de empurrar com a língua os alimentos para fora da boca, consegue mastigar e surgem os primeiros dentes e da necessidade de complementação dos nutrientes (Ministério da Saúde, 2019). São visíveis os seguintes sinais de fome: choro e inclinação a frente quando a colher está próxima, segura a mão da pessoa que está oferecendo a comida e abre a boca. Por outro lado, observam-se os seguintes sinais de saciedade: virar a cabeça ou o corpo, perde interesse na alimentação, empurra a mão da pessoa que está oferecendo a comida, fecha a boca, parece angustiada ou chora (Ministério da Saúde, 2019).

Como alimentação deve ser ofertada nesse início? As recomendações são (Sociedade Brasileira de Pediatria, 2018; Ministério da Saúde, 2019):

- Colocar no prato pequenas quantidades dos alimentos;
- Começar com cerca de 1 colher de sobremesa de um alimento de cada grupo;
- Os alimentos devem ficar separados e bem amassados com garfo, e não devem ser liquidificados nem peneirados. As carnes devem ser bem cozidas e oferecidas em pedaços pequenos (picados ou desfiados). Alimentos crus, como frutas e alguns legumes, podem ser raspados ou amassados;
- Caso haja recusa de algum alimento, será necessário esperar alguns dias e voltar a oferecê-lo com alimentos de que ela já gosta. Após várias tentativas, mudar a forma de preparo (de 8 a 15 ofertas para observar aceitação);
- Nos casos em que a comida estiver um pouco seca, adicionar um pouco do caldo do cozimento dos legumes, dos feijões ou das carnes, pois as preparações úmidas são mais facilmente aceitas, já que a mastigação ainda está sendo desenvolvida;
- O leite materno pode ser oferecido sempre que a criança quiser.

**Quadro 67** – Estrutura e planejamento das refeições aos 6 meses

| Aos 6 meses de idade |
| --- |
| **Café da manhã:** leite materno |
| **Lanche da manhã:** fruta e leite materno |
| **Almoço:**<br>- 1 alimento do grupo dos cereais ou raízes e tubérculos;<br>- 1 alimento do grupo dos feijões;<br>- 1 ou mais alimentos do grupo dos legumes e verduras;<br>- 1 alimento do grupo das carnes e ovos.<br>Junto à refeição, pode ser dado um pedaço pequeno de fruta.<br>Quantidade aproximada – de 2 a 3 colheres de sopa no total. Essa quantidade serve apenas para a família ter alguma referência e não deve ser seguida de forma rígida, uma vez que as características individuais da criança devem ser respeitadas. |
| **Lanche da tarde:** fruta e leite materno |
| **Jantar:** leite materno |
| **Antes de dormir:** leite materno |

**Fonte:** Ministério da Saúde, 2019

Entre 7 e 8 meses de idade, a criança já se senta sem apoio, consegue pegar os alimentos e levá-los à boca, e surgem novos dentes São visíveis os seguintes sinais de fome: inclinação para a colher ou alimento, pega ou aponta para a comida. Por outro lado, observam-se os seguintes sinais de saciedade: comer mais devagar, fechar a boca ou empurrar o alimento, além disso, a criança fica com a comida parada na boca sem engolir. Os alimentos devem ser ofertados menos amassados do que aos 6 meses ou bem picados, de acordo com a aceitação da criança. O leite materno pode ser oferecido sempre que a criança quiser (Ministério da Saúde, 2019).

**Quadro 68** – Estrutura e planejamento das refeições
entre 7 e 8 meses

| Entre 7 e 8 meses de idade |
|---|
| **Café da manhã:** leite materno |
| **Lanche da manhã e lanche da tarde:** fruta e leite materno |
| **Almoço e jantar:**<br>- 1 alimento do grupo dos cereais ou raízes e tubérculos;<br>- 1 alimento do grupo dos feijões;<br>- 1 ou mais alimentos do grupo dos legumes e verduras;<br>- 1 alimento do grupo das carnes e ovos.<br>Junto à refeição, pode ser dado um pedaço pequeno de fruta.<br>Quantidade aproximada – de 3 a 4 colheres de sopa no total. Essa quantidade serve apenas para a família ter alguma referência e não deve ser seguida de forma rígida, uma vez que as características individuais da criança devem ser respeitadas. |
| **Antes de dormir:** leite materno |

Fonte: Ministério da Saúde, 2019

Entre 9 e 11 meses, a criança já tem uma evolução no desenvolvimento e passa a engatinhar ou andar com apoio, já faz movimentos de pinça com a mão para segurar pequenos objetos. Aqui, também consegue comer de certa forma independente, mas ainda com apoio e supervisão, consegue dar dentadas e mastigar alimentos mais duros. São visíveis os seguintes sinais de fome: apontar ou pegar alimentos e ficar excitada quando vê o alimento. Por outro lado, observam-se os seguintes sinais de saciedade: consumo da refeição de forma mais lenta, fechar a boca ou empurrar o alimento, além de ficar com a comida parada na boca sem engolir. A criança já pode receber alimentos picados na mesma consistência dos alimentos da família, as carnes podem ser desfiadas e o leite materno pode ser oferecido sempre que a criança quiser (Ministério da Saúde, 2019).

**Quadro 69** – Estrutura e planejamento das refeições entre 9 e 11 meses

| Entre 9 e 11 meses de idade |
|---|
| **Café da manhã:** leite materno |
| **Lanche da manhã e lanche da tarde:** fruta e leite materno |
| **Almoço e jantar:**<br>- 1 alimento do grupo dos cereais ou raízes e tubérculos;<br>- 1 alimento do grupo dos feijões;<br>- 1 ou mais alimentos do grupo dos legumes e verduras;<br>- 1 alimento do grupo das carnes e ovos.<br>Junto à refeição, pode ser dado um pedaço pequeno de fruta.<br>Quantidade aproximada – de 4 a 5 colheres de sopa no total. Essa quantidade serve apenas para a família ter alguma referência e não deve ser seguida de forma rígida, uma vez que as características individuais da criança devem ser respeitadas. |
| **Antes de dormir:** leite materno |

**Fonte:** Ministério da Saúde, 2019

Já entre 1 e 2 anos, a criança consegue andar com algum ou nenhum auxílio, come com colher e segura o alimento e copos com as mãos, além, de apresentar maior habilidade para mastigar, pois os dentes molares começam a aparecer. São visíveis os seguintes sinais de fome: combinar palavras e gestos para expressar vontade por alimentos específicos, levar a pessoa que cuida ao local onde os alimentos estão e apontar para eles. Por outro lado, observam-se os seguintes sinais de saciedade: balançar a cabeça, dizer que não quer, sair da mesa, brincar com o alimento e jogá-lo para longe. Os alimentos devem ser ofertados em pedaços maiores e na mesma consistência da comida da família. O leite materno pode ser oferecido sempre que a criança quiser (Ministério da Saúde, 2019).

**Quadro 70** – Estrutura e planejamento das refeições entre 1 e 2 anos

| Entre 1 e 2 anos |
| --- |
| **Café da manhã:** Fruta e leite materno ou Cereal (pães caseiros ou processados, aveia, cuscuz de milho) e leite materno ou - Raízes e tubérculos (aipim/macaxeira, batata-doce, inhame) e leite materno. |
| **Lanche da manhã:** fruta e leite materno |
| **Almoço e jantar:**<br>- 1 alimento do grupo dos cereais ou raízes e tubérculos;<br>- 1 alimento do grupo dos feijões;<br>- 1 ou mais alimentos do grupo dos legumes e verduras;<br>- 1 alimento do grupo das carnes e ovos.<br>Junto à refeição, pode ser dado um pedaço pequeno de fruta.<br>Quantidade aproximada – de 5 a 6 colheres de sopa no total. Essa quantidade serve apenas para a família ter alguma referência e não deve ser seguida de forma rígida, uma vez que as características individuais da criança devem ser respeitadas. |
| **Lanche da tarde:** leite materno e fruta ou Leite materno e cereal (pães caseiros, pães processados, aveia, cuscuz de milho) ou raízes e tubérculos (aipim/macaxeira, batata-doce, inhame) |
| **Antes de dormir:** leite materno |

**Fonte:** Ministério da Saúde, 2019

As consistências são distintas em cada um desses períodos citados, para ilustração, observe na figura a evolução de consistências (Ministério da Saúde, 2019).

**Figura 18** – Evolução da consistência das preparações: almoço e jantar

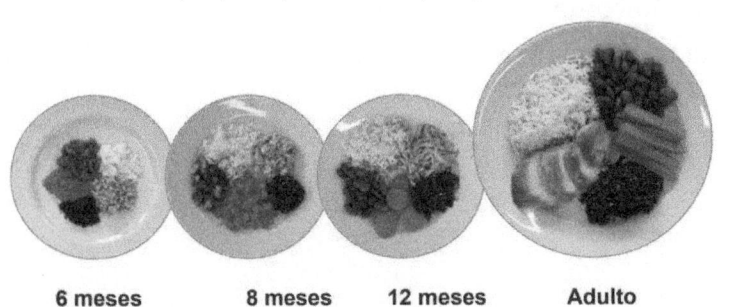

**Fonte:** Ministério da Saúde, 2019

Em casos específicos, em que haja impossibilidade do aleitamento materno, deve-se evitar o uso de leite de vaca e utilizar uma fórmula infantil que satisfaça as necessidades do lactente, conforme recomendado por sociedades científicas nacionais e internacionais e estabelecido a título de comparação no **Quadro 71**. Antes do sexto mês, usar as fórmulas infantis de partida para lactentes e, após essa idade, fórmulas de seguimento para lactentes (Sociedade Brasileira de Pediatria, 2018).

**Quadro 71** – Comparação entre o leite materno e o leite de vaca quanto às calorias e macronutrientes

| Nutriente | Colostro (3-5 dias) | | Leite maduro (26-29 dias) | | Leite de vaca |
|---|---|---|---|---|---|
| | A termo | Pré-termo | A termo | Pré-termo | |
| Calorias (kcal/dL) | 48 | 58 | 62 | 70 | 69 |
| Lipídios (g/dL) | 1,8 | 3,0 | 3,0 | 4,1 | 3,7 |
| Proteínas (g/dl) | 1,9 | 2,1 | 1,3 | 1,4 | 3,3 |
| Lactose (g/dL) | 5,1 | 5,0 | 6,5 | 6,0 | 4,8 |

Fonte: Sociedade Brasileira de Pediatria, 2018

E você já deve estar se perguntando, mas e com relação à alimentação complementar, nos casos de uso de fórmulas infantis? O **Quadro 72** retrata as recomendações de refeições (Ministério da Saúde, 2019).

**Quadro 72** – Alimentação complementar de crianças de 6 meses a 2 anos em uso de fórmulas infantis

| Refeição | Aos 6 meses | Entre 7 e 8 meses | Entre 9 e 11 meses | Entre 1 e 2 anos |
|---|---|---|---|---|
| Café da manhã | Fórmula infantil | Fórmula infantil | Leite de vaca integral | Leite de vaca integral e fruta OU leite de vaca integral e cereal (pães caseiros, processados, aveia, cuscuz de milho) ou raízes e tubérculos (aipim, batata-doce, inhame) |
| Lanche da manhã | Fruta | | | |
| Almoço | - 1 alimento do grupo dos cereais ou raízes e tubérculos;<br>- 1 alimento do grupo dos feijões;<br>- 1 ou mais alimentos do grupo dos legumes e verduras;<br>- 1 alimento do grupo das carnes e ovos.<br>Se a criança aceitar, pode ser oferecido um pedaço pequeno de fruta. | | | |
| Quantidade aproximada | De 2 a 3 colheres de sopa no tota | De 3 a 4 colheres de sopa no total | De 4 a 5 colheres de sopa no total | De 5 a 6 colheres de sopa no total |
| Lanche da tarde | Fórmula infantil e fruta | Fórmula infantil e fruta | Leite de vaca integral e fruta | Igual ao café da manhã |
| Jantar | Fórmula infantil | Igual ao almoço | Igual ao almoço | Igual ao almoço |
| Ceia | Fórmula infantil | Fórmula infantil | Leite de vaca integral | Leite de vaca integral |

Fonte: Ministério da Saúde, 2019

## 8.2.2 Pré-escolar (dos 2 aos 6 anos)

Dos 2 aos 6 anos, fase chamada de pré-escolar, a velocidade de crescimento estatural e o ganho de peso são menores do que nos dois primeiros anos de vida (cerca de 2 a 3 kg/ano e 5 a 7 cm/ano), portanto há decréscimo das necessidades nutricionais e, consequentemente, do apetite da criança, podendo ser motivo de grande preocupação de pais e cuidadores (Sociedade Brasileira de Pediatria, 2018).

Nesse período, também é comum a ocorrência da chamada neofobia alimentar, caracterizada pela relutância em consumir ou a falta de vontade de experimentar alimentos desconhecidos. Esse comportamento aversivo ocasiona monotonia alimentar, que pode resultar em deficiências nutricionais, em um período extremamente relevante na formação dos hábitos alimentares e exige muita paciência dos pais e/ou cuidadores, pois não se deve forçar ou obrigar a criança comer (Torres; Gomes; Mattos, 2020).

Adicionalmente, podem existir mais duas condições nessa faixa etária: dificuldades alimentares e *picky/fussy eating*. Na dificuldade alimentar, as crianças apresentam tendência em ingerir pequenas refeições e de forma lenta, além de comportamento inadequado no momento das refeições, como recusa alimentar, brincadeiras com a comida e desinteresse para com a comida (Sociedade Brasileira de Pediatria, 2018).

Já *picky/fussy eating* refere-se à criança que rejeita uma grande variedade de alimentos, com uma dieta caracterizada por uma variedade muito pequena e, consequentemente, pode haver várias deficiências nutricionais, especialmente de vitamina E, vitamina C, folato e fibras, provavelmente em decorrência do baixo consumo de frutas e vegetais, principais grupos alimentares foco de restrição (Sociedade Brasileira de Pediatria, 2018).

Para melhorar essa questão, estratégias podem ser usadas, tais como envolver a criança nas tarefas de realização da alimentação: participar da escolha do alimento, da sua compra e da preparação dos alimentos. Como é uma "fase do lúdico", utilizar os sentidos na experiência com novos alimentos, provar diferentes alimentos mesmo que em pequena quantidade, variar as preparações, fazer refeições diferentes (como um piquenique dentro ou fora de casa) contribuem na redução da neofobia alimentar, comum esta faixa etária (Sociedade Brasileira de Pediatria, 2018).

Nesta fase há maior chance de deficiência de macro e micronutrientes com sequelas importantes, principalmente no aporte de massa óssea (crescimento estrutural adequado e formação da reserva de cálcio corporal) e de ferro. A deficiência de ferro implica atrasos cognitivos, infecções, déficit de crescimento entre outras manifestações. Vários trabalhos têm mostrado deficiência de micronutrientes (ferro, vitamina A, zinco e de cálcio) em pré-escolares devido à alimentação incorreta (Sociedade Brasileira de Pediatria, 2018).

Para evitar uma alimentação inadequada, as refeições e lanches devem ser servidos em horários fixos diariamente, com intervalos suficientes para que a criança sinta fome na próxima refeição, composto por cinco ou seis refeições e nelas, incluir alimentos de todos os grupos alimentares. O tamanho das porções dos alimentos nos pratos deve estar de acordo com o grau de aceitação da criança e não na quantidade ofertada ao adulto (Sociedade Brasileira de Pediatria, 2018).

Falando em recomendações de macronutrientes, temos **(Quadros 73 e 74)**:

**Quadro 73** – Recomendações de macronutrientes para pré-escolares

| Nutrientes | 1 a 3 anos | 4 a 18 anos |
|---|---|---|
| Carboidratos | 45% a 65% do VET | 45% a 65% do VET |
| Proteínas | 5 a 20% | 10–30% |
| Lipídios | 30–40%* | 25 a 30%** |

Fonte: IOM, 2002

Adicionalmente, temos (Sociedade Brasileira de Pediatria, 2018):

- Ácidos graxos W-6 (linoleico): *1–3 anos: 5–10% do valor energético total; **4–18 anos: 5-10% do valor energético total;
- Ácidos graxos W-3 (linolênico): *1–3 anos: 0,6 a 1,2% do valor energético total (até 10% desse valor pode ser consumido como EPA e DHA); **4-18 anos: 0,6 a 1,2% do valor energético total (até 10% desse valor pode ser consumido como EPA e DHA);
- Açúcar de adição: desde 2015 a OMS recomenda o limite máximo para açúcares livres de 10% do valor energético total, e idealmente 5%;
- Fibras: [idade + 5 (g)], no máximo 25 g/dia.

**Quadro 74** – Percentual de gordura ingerida: recomendação para crianças maiores de 2 anos

| Dieta acima de 2 anos | Quantidade % VET |
|---|---|
| VET gordura | 30 a 40 |
| Gordura saturada | ≤ 10 (C12, C14, C16) |
| PUFA | 5 a 15 |
| n-6 | 4 a 13 |
| n-3 | 1 a 2 |
| n-6: n-3 | 5:1 a 10:1 |
| Monoinsaturado | SEM restrição lim. máx. VET |
| Colesterol | 300 mg/dia |
| Vitaminas antioxidantes | Consumo desejável |

VET: Valor energético total n-3: ômega-3; PUFA: Ácidos graxos poli-insaturados n-6: ômega-6.

Fonte: Uauy e Castillo, 2003

Adicionalmente, temos:

- Ácidos graxos W-6 (linoleico): 1–3 anos: 5–10% do valor energético total; 4–18 anos: 5–10% do valor energético total;
- Ácidos graxos W-3 (linolênico): 1–3 anos: 0,6 a 1,2% do valor energético total (até 10% desse valor pode ser consumido como EPA e DHA); 4–18 anos: 0,6 a 1,2% do valor energético total (até 10% desse valor pode ser consumido como EPA e DHA);
- Açúcar de adição: desde 2015 a OMS recomenda o limite máximo para açúcares livres de 10% do valor energético total, e idealmente 5%.

### 8.2.3 Pré-escolar (dos 7 aos 10 anos)

Durante a fase escolar, período que compreende dos 7 aos 10 anos, o ganho de peso é proporcionalmente maior ao crescimento estatura, é caracterizado por intensa atividade física, ritmo de crescimento constante, com ganho mais acentuado de peso próximo ao estirão da adolescência (Sociedade Brasileira de Pediatria, 2018).

Por isso, a recomendação quanto à alimentação é de priorizar o consumo de carboidratos complexos em detrimento dos simples (simples inferior a 25% do VET, enquanto o total de 50% a 55% do VET), consumo diário e variado de frutas, verduras e legumes (> 5 porções/dia), consumo restrito de gorduras saturadas (30% do valor energético total): <2% de trans (para profilaxia de aterosclerose na vida adulta), 10% de monoinsaturadas, <300 mg de colesterol e 10% de poli-insaturadas (n-6:n-3; 5 a 10:1), ingestão de sal (< 5 g/dia) para prevenção de hipertensão arterial, consumo de cerca de 600 ml de leite/dia e/ou derivados para formação adequada da massa óssea e prevenção da osteoporose na vida adulta, exposição solar para síntese de vitamina D (Sociedade Brasileira de Pediatria, 2018).

É importante destacar que o consumo de refrigerantes, sucos artificiais e bebidas à base de soja nos horários das refeições e dos lanches pode comprometer a ingestão de cálcio, tendo em vista que seu consumo regular pode contribuir para aumento da excreção urinária de cálcio (substâncias fosfatadas, como os refrigerantes de cola), elevando suas necessidades e contribuindo para comprometimento da massa óssea (Sociedade Brasileira de Pediatria, 2018).

## 8.3 Adolescência

A adolescência é uma fase que compreende os 10 anos até os 19 anos. Em termos conceituais, trata-se de um fenômeno biopsicossocial que, embora se inicie durante a puberdade, pode manter-se por mais tempo, envolvendo a maturação do indivíduo em termos de comportamento psicológico e social. A puberdade é um fenômeno biológico caracterizado pelas transformações físicas e fisiológicas que ocorrem entre 9 e 15 anos, com desenvolvimento dos caracteres sexuais secundários e estabelecimento da capacidade reprodutora (Eisenstein *et al.*, 2000).

Especialmente no aspecto nutricional, considera-se a adolescência uma fase de alta vulnerabilidade devido ao estilo de vida e ao alto consumo de energia e gordura, na forma de lanches. Ainda, há que se considerar questões que têm influência direta sobre o equilíbrio nutritivo (Sociedade Brasileira de Pediatria, 2018):

- Início da transformação pubertária;
- Aceleração do crescimento longitudinal;
- Aumento da massa corporal;
- Modificação da composição corporal;
- Variações individuais quanto à atividade física.

Portanto, o requerimento de nutrientes será distinto nessa fase. Por exemplo, com o rápido crescimento da durante o estirão pubertário, há maior necessidade de proteínas. As vitaminas hidrossolúveis, como tiamina, niacina e riboflavina, são importantes para o metabolismo energético. A oferta de minerais é imprescindível para o correto funcionamento de sistemas enzimáticos e expansão dos tecidos metabolicamente ativos (Sociedade Brasileira de Pediatria, 2018).

A aquisição de massa óssea é gradual durante a infância e acelerada durante a adolescência (quase 50% da massa óssea, pois o acúmulo de cálcio é triplicado) até a maturação sexual. Quase 50% da massa óssea são obtidos nessa fase, pois o acúmulo de cálcio é triplicado. O consumo de cálcio deve ser apropriado (cerca de 600 mL/dia) para permitir a formação adequada da massa óssea e a prevenção da osteoporose na vida adulta, ainda que se observem questões associadas ao baixo consumo de cálcio, como a omissão do café da manhã (geralmente, as principais fontes de cálcio estarão aí) e o almoço e o jantar são substituídos por lanches ou refeições rápidas (*junk food* e *fast food*) (Sociedade Brasileira de Pediatria, 2018).

Na adolescência também há um aumento das necessidades de ferro devido à expansão do volume plasmático para disposição de maior massa eritrocitária e de maior quantidade de mioglobina, importante no desenvolvimento da massa muscular. O zinco, também é essencial, por estar relacionado à regeneração óssea e muscular, ao desenvolvimento ponderal e à maturação sexual. Há relatos de atraso de crescimento e hipogonadismo em adolescentes do sexo masculino com deficiência de zinco (Sociedade Brasileira de Pediatria, 2018).

Com relação a maturação sexual, existem os Critérios ou Escala de Tanner (1962) desenvolvidos para avaliação clínica e/ou autoavaliação, sendo que o nutricionista não faz esta avaliação física, mas é importante conhecer, pois está diretamente relacionada ao crescimento **(Quadro 75)**. Nesta escala, temos 5 fases de desenvolvimento, que variam do Estágio 1 (infantil) ao 5 (adulto), considerando-se o desenvolvimento mamário (M) e dos pelos pubianos (P) para o sexo feminino, e o desenvolvimento da genitália externa (G) e dos pelos pubianos (P) para o sexo masculino. Cabe destacar que o início da puberdade em meninas (broto mamário) ocorre entre 8 e 13 anos e nos meninos de 9 a 14 anos (aumento do volume dos testículos). Durante o estirão, nos deparamos com o pico de velocidade de crescimento, sendo que aos 12 anos para as meninas (ganham, em média, 8 a 9 cm/ano) e aos 14 anos para os meninos (ganham, em média, 10 cm/ano) (Tanner, 1962).

**Quadro 75** – Estadiamento maturacional de Tanner

| Desenvolvimento mamário e pelos pubianos – sexo feminino |
|---|
| **Estágio M1** – mama infantil, com elevação somente da papila;<br>**Estágio M2** – broto mamário, saliência pela elevação da aréola e da papila. O diâmetro da aréola aumenta, e há modificação na sua textura. Há pequeno desenvolvimento glandular subareolar;<br>**Estágio M3** – maior aumento da mama e da aréola, sem separação dos seus contornos. O tecido mamário extrapola os limites da aréola;<br>**Estágio M4** – maior crescimento da mama e da aréola, sendo que esta forma uma segunda saliência acima do contorno da mama (duplo contorno);<br>**Estágio M5** – mama de aspecto adulto, em que o contorno areolar novamente é incorporado ao contorno da mama. |
| **Estágio P1** – ausência de pelos pubianos. Pode haver uma leve penugem, semelhante à observada na parede abdominal;<br>**Estágio P2** – aparecimento de pelos longos e finos, levemente pigmentados, lisos ou pouco encaracolados, ao longo dos grandes lábios;<br>**Estágio P3** – maior quantidade de pelos, mais grossos, escuros e encaracolados, espalhando-se esparsamente na região pubiana;<br>**Estágio P4** – pelos do tipo adulto, cobrindo mais densamente a região pubiana, mas sem atingir a face interna das coxas;<br>**Estágio P5** – pilosidade pubiana igual à do adulto, em quantidade e distribuição, invadindo a face interna da coxa. |

| Desenvolvimento genital e de pelos pubianos – sexo masculino |
|---|
| **Estágio G1** – testículos, escroto e pênis de tamanho e proporções infantis;<br>**Estágio G2** – aumento inicial do volume testicular (3-4 ml). Pele do escroto muda de textura e torna-se avermelhada. Aumento do pênis pequeno ou ausente;<br>**Estágio G3** – crescimento do pênis em comprimento. Maior aumento dos testículos e do escroto;<br>**Estágio G4** – aumento do pênis, principalmente em diâmetro e desenvolvimento da glande. Maior crescimento de testículos e escroto, cuja pele torna-se mais enrugada e pigmentada;<br>**Estágio G5** – desenvolvimento completo da genitália, que assume características adultas. |
| **Estágio P1** – ausência de pelos pubianos. Pode haver uma leve penugem, semelhante à observada na parede abdominal;<br>**Estágio P2** – aparecimento de pelos longos e finos, levemente pigmentados, lisos ou pouco encaracolados na base do pênis;<br>**Estágio P3** – maior quantidade de pelos, agora mais grossos, escuros e encaracolados, espalhando-se esparsamente na região pubiana;<br>**Estágio P4** – pelos do tipo adulto, cobrindo mais densamente a região pubiana, mas sem atingir a face interna das coxas;<br>**Estágio P5** – pilosidade pubiana igual à do adulto, em quantidade e distribuição, invadindo a face interna da coxa. |

Fonte: Adaptado de Tanner, 1962

Para intervenção nutricional adequada, é necessário reconhecer as mudanças comportamentais, sociais e fisiológicas e trazer flexibilidade, para evitar a risco imediato ou de longo prazo de desenvolvimento de DCNTs (Sociedade Brasileira de Pediatria, 2018). Outro aspecto a se considerar na adolescência são transtornos alimentares, doenças psiquiátricas caracterizadas por alterações no comportamento alimentar, podendo apresentar preocupação excessiva com o corpo, distorção da percepção da autoimagem corporal, busca pela magreza, excesso de exercícios físicos, vômitos autoinduzidos, compulsão ou restrição alimentar, perda ou controle de peso e a adoção de dietas (Gandolfo; Bonato; Maximino, 2023).

Entre os transtornos alimentares mais comuns temos: anorexia nervosa (mudanças extremas nos hábitos alimentares associados a uma preocupação excessiva com o peso e a forma física), bulimia nervosa (compulsão periódica, seguida de arrependimento associada a métodos purgativos – vômitos, uso de laxantes e não purgativos – exercícios físicos, jejum), vigorexia (excesso de exercícios físicos e distorção da imagem corporal), ortorexia nervosa (preocupação excessiva com uma alimentação saudável) e o Transtorno de Compulsão Alimentar Periódica (TCAP) (consumo de grandes quantidades de alimentos por um período, geralmente 2 horas, associado à sentimentos negativos) (Gonçalves *et al.*, 2013; Alvarenga; Dunker; Philippi, 2020; Barbosa *et al.*, 2023).

## 8.4 Fase adulta

A fase adulta, o estágio mais longo do ciclo da vida, começa quando o adolescente conclui seu crescimento físico, dos 20 aos 59 anos (Serpa, 2018). Na fase adulta, também podemos nos deparar com muitos indivíduos com DCNTs, especialmente as doenças cardiovasculares devido a maior prevalência e mortalidade não só no Brasil, mas no mundo todo. Nesse aspecto, as recomendações nutricionais e alimentares têm sido debatidas e aprofundadas, considerando a qualidade das diferentes fontes de nutrientes, focadas na promoção da saúde (Scagliusi; Lourenço; Carriero, 2019).

Para as mulheres, a primeira metade da idade adulta, entre 20 e 35, o uso de contraceptivos orais pode aumentar as concentrações sanguíneas de colesterol total, da sua fração LDL (lipoproteínas de baixa densidade) e de triacilgliceróis, assim como diminuir a fração HDL-colesterol (lipoproteínas de alta densidade). Também pode ocorrer diminuição das concentrações séricas de ácido fólico e das vitaminas B6, B12 e C; além disso, fluxo menstrual mais intenso, pode necessitar de maior ingestão de ferro e vitamina C. Portanto, é necessário fazer o acompanhamento de exames bioquímicos e fornecer aconselhamento alimentar e nutricional, e suplementar, quando necessário (Scagliusi; Lourenço; Carriero, 2019).

Na menopausa (término do período fértil da mulher), a ausência de menstruação incorre na redução da necessidade de ferro. A fase de climatério, que envolve, a pré-menopausa (início após os 40 anos), pode promover alterações metabólicas, como o ganho de peso, gordura abdominal e o aumento das concentrações de colesterol total e LDL, além da diminuição da fração HDL. Também há diminuição da massa óssea, pois a reduzida concentração de estrogênio limita a capacidade do organismo em remodelar o tecido ósseo. Na perimenopausa, pode haver ondas de calor, fadiga, sudorese noturna, perda de libido, dor nas mamas, irritabilidade, entre outros. A recomendação nutricional para este período pode se concentrar no consumo suficiente de cálcio, magnésio e vitaminas D (exposição solar) e K (Scagliusi; Lourenço; Carriero, 2019).

Entre os homens, verifica-se decréscimo das concentrações sanguíneas de testosterona em 1,6% ao ano e de testosterona biodisponível em 2 a 3% ao ano, de 40 a 70 anos. Alguns estudos encontram associações inversas entre as concentrações de testosterona e o peso corporal e as concentrações sanguíneas de colesterol, triacilgliceróis e glicose. O envelhecimento masculino é conhecido como andropausa, hipogonadismo masculino tardio ou deficiência androgênica do envelhecimento (Scagliusi; Lourenço; Carriero, 2019).

Em ambos os sexos, são verificados ganho de peso, com mudanças na composição corporal, de modo a favorecer o ganho de massa gorda, a perda de massa magra e diminuição das necessidades energéticas. É importante, portanto, avaliar e acompanhar medidas antropométricas e de composição corporal de adultos, por meio do indicador rápido: índice de massa corpórea (IMC), calculado pela fórmula: peso (kg)/altura$^2$ (m), mas há que se considerar suas desvantagens em não avaliar composição e distribuição corporal (**Quadro 76**) (Scagliusi; Lourenço; Carriero, 2019).

Pode-se avaliar a composição corporal tanto por medidas pontuais, como as medidas individuais das dobras cutâneas, circunferência muscular do braço e a área muscular do braço, quanto pelos percentuais de massa gorda e de massa magra no corpo, que na prática clínica, costumam ser estimados a partir de equações preditivas ou por exames, como a bioimpedância elétrica que falamos no **Capítulo 3.5** (Scagliusi; Lourenço; Carriero, 2019).

Para adultos, a EER visa ao cálculo de uma ingestão energética capaz de manter um bom estado nutricional, sem déficit ou excesso de peso, conforme já destacamos também no **Capítulo 3.5**. Com relação aos macronutrientes, considerar AMDR ou a recomendação da OMS, sendo AMDR: carboidratos devem ser a fonte principal, de 45% a 65% do total de energia, os lipídios, constituindo de 20% a 35% e as proteínas devem compor de 10% a 35% do total de energia ingerida por um indivíduo em um dia (Institute of Medicine, 2005).

Com relação aos micronutrientes, devem-se usar para o planejamento dietético de adultos os valores de ingestão dietética recomendada (RDA, do inglês *"recommended dietary allowance"*) ou, na ausência destes, os valores de ingestão adequada (AI, do inglês *"adequate intake"*), sempre respeitando o limite máximo (UL). A população adulta está contemplada em três faixas etárias de recomendações: 19 a 30 anos; 31 a 50 anos; e 51 a 70 anos.

## Quadro 76 – Classificação do estado nutricional de adultos por IMC

| IMC (kg/m²) | Classificação e risco de complicações associadas à obesidade |
|---|---|
| < 18,5 | Baixo peso e baixo risco |
| 18,5 a 24,9 | Normalidade ou eutrofia e médio/normal risco |
| 25,0 a 29,9 | Sobrepeso e risco aumentado |
| 30,0 a 34,9 | Obesidade grau I e risco moderadamente aumentado |
| 35,0 a 39,9 | Obesidade grau II e risco gravemente aumentado |
| ≥ 40 | Obesidade classe III e risco muito gravemente aumentado |

Fonte: Adaptado de OMS, 1995

O "Guia Alimentar para a População Brasileira" inclui os 10 passos para uma alimentação saudável e adequada que são aplicadas não somente na fase adulta, mas a partir dos 2 anos que devem ser aplicados no planejamento dietético (Brasil, 2014):

1. Fazer de alimentos *in natura* ou minimamente processados a base da alimentação;
2. Utilizar óleos, gorduras, sal e açúcar em pequenas quantidades ao temperar e cozinhar alimentos e criar preparações culinárias;
3. Limitar o consumo de alimentos processados;
4. Evitar o consumo de alimentos ultraprocessados;
5. Comer com regularidade e atenção, em ambientes apropriados e, sempre que possível, com companhia;
6. Fazer compras em locais que ofertem variedades de alimentos *in natura* ou minimamente processados;
7. Desenvolver, exercitar e partilhar habilidades culinárias;
8. Planejar o uso do tempo para dar à alimentação o espaço que ela merece;

9. Dar preferência, quando fora de casa, a locais que servem refeições feitas na hora;
10. Ser crítico quanto a informações, orientações e mensagens sobre alimentação veiculadas em propagandas comerciais.

De forma complementar, o Ministério da Saúde, vem lançando documentos de apoio ao "Guia Alimentar para a População Brasileira", relacionados aos alimentos regionais e sazonais, estímulo ao consumo de frutas, verduras e legumes e mitos mais comuns que cercam a alimentação, além de protocolos específicos para aplicação na APS das equipes que atuam no Sistema Único de Saúde (Brasil, 2015; Brasil, 2016a; Brasil, 2016b; Brasil, 2021).

As dietas vegetarias, podem ocorrer em todas as fases da vida, sendo mais comuns na fase adulta, é importante conhecer e diferenciá-las para conduta ser assertiva (Serpa, 2018; Philippi; Pimentel; Martins, 2022):

- **Pescovegetarianos ou pescetarianos:** consomem peixe, mas excluem aves e carne vermelha da sua dieta;
- **Semivegetarianos ou flexitarianos:** transição entre as dietas baseadas em carnes e as dietas vegetarianas, com redução intencional ou voluntária na quantidade de carne consumida;
- **Ovolactovegetariano:** consome ovos, leite e laticínios na alimentação;
- **Lactovegetariano:** não consome ovos, mas consome de leite e laticínios;
- **Ovovegetariano:** não consome laticínios, mas consome ovos;
- **"Vegano":** não é apenas relacionado à alimentação; na verdade, compreende um estilo de vida em que o indivíduo não utiliza qualquer alimento derivado de animal na sua alimentação, nem produtos ou roupas contendo estes alimentos. O termo correto para designar a restrição completa de alimentos de origem animal é **"vegetariano estrito"**, e podemos dizer que

todo vegano é vegetariano estrito, mas nem todo vegetariano estrito é vegano.

Em termos de recomendação para as dietas vegetarianas, devem ser para energia total, assim como para macronutrientes da mesma maneira preconizada aos onívoros (Martins; Pimentel; Polo, 2022). Quanto aos micronutrientes, vegetarianos estritos podem obter sua vitamina B12 por meio do uso regular de alimentos fortificados com vitamina B12 (bebidas vegetais alternativas ao leite de vaca, cereais matinais, iogurtes à base de vegetais, análogos vegetarianos de carne, levedura nutricional), mas não são indicados para recuperar indivíduos com deficiência dessa vitamina, que nesses casos devem ser suplementados (Martins; Craig; Slywitch, 2022).

Para garantir a manutenção da saúde óssea, recomenda-se que atendam às recomendações diárias de ingestão (RDA), por meio do consumo de vegetais com baixas quantidades de fatores antinutricionais. Devido à biodisponibilidade do ferro ser maior em carnes do que em alimentos derivados de plantas, estima-se que a necessidade diária do mineral seja 1,8 vez maior para vegetarianos do que para pessoas que ingerem carnes. Para vitamina A, nos casos em que a alimentação é restrita e não suficiente, a suplementação de vitamina A pode ser necessária (Duarte; Almeida; Cozzolino, 2022).

### 8.5 Velhice

O envelhecimento é o nome dados às mudanças físicas e fisiológicas relacionadas ao tempo na estrutura e na função corporal que ocorrem normalmente e progressivamente durante toda a fase adulta à medida que os humanos amadurecem e envelhecem. Segundo a Política Nacional do Idoso e o Estatuto do Idoso, indivíduos com idade igual ou superior a 60 anos são considerados idosos (Wardlaw; Smith, 2013).

Com relação à nutrição na velhice, é importante destacar que mudanças fisiológicas acontecem como a alteração na percepção de paladar, olfato e visão, afetando diretamente as escolhas alimentares. A primeira questão fisiológica é a xerostomia, processo caraterizado por uma redução na produção de saliva, ocasionado a "boca seca", que torna os indivíduos mais predispostos às infecções bucais e cáries (Pivi; França, 2016; Mussoi, 2017).

Ainda, a saúde oral pode estar prejudicada devido a questões como ausência de dentes (edentulismo – perda total ou parcial dos dentes), próteses inadequadas ou desajustadas, doenças periodontais (gengiva) e a ocorrência de xerostomia, o que interfere na mastigação e deglutição do alimento. Ao contrário do que muitos pensam, o processo de perda de dentes no envelhecimento não é uma alteração fisiológica, mas associado à má higiene oral (Pivi; França, 2016; Mussoi, 2017).

Em seguida, temos a sarcopenia, com este nome descrito na literatura pela primeira vez por Rosenberg (1989) que consiste na redução progressiva de massa muscular ocorre, sobretudo, a partir dos 40 anos, sendo estimada em cerca de 8% por década até os 70 anos, quando aumenta para 15% por década (Cruz-Jentoft *et al.*, 2010).

O consenso europeu sobre definição e diagnóstico da sarcopenia classificou a síndrome em três estágios: pré-sarcopenia (perda da massa muscular sem impacto na força ou função muscular), sarcopenia (além da redução da massa muscular, ocorre diminuição da força ou função) e sarcopenia severa (na qual se observa redução de massa, força e função muscular). Essa mudança de composição corporal é refletida na forma de interpretação do estado nutricional do idoso, que difere do adulto, pois ao longo do tempo, a massa de gordura corporal (especialmente da gordura visceral) aumenta e a muscular, reduz **(Quadro 77)** (Lipschitz, 1994; Cruz-Jentoft *et al.*, 2010).

**Quadro 77** – Classificação do estado nutricional de idosos por IMC

| IMC (kg/m$^2$) | Classificação |
|---|---|
| < 22 | Baixo peso |
| 22 a 27 | Eutrofia ou adequado |
| > 27 | Sobrepeso |

Fonte: Lipschitz, 1994

Pode haver prejuízo do funcionamento gastrointestinal com menor tempo de esvaziamento gástrico, constipação intestinal (ainda que não fisiológica), dificuldades digestivas e diminuição da secreção de ácido clorídrico (hipocloridria, que pode alterar a biodisponibilidade de ferro, pois é necessário para a solubilização dos sais de ferro e para a manutenção do ferro na forma ferrosa: Fe2+) e de pepsina e discreto aumento do pH gástrico, que torna o idoso mais vulnerável aos distúrbios nutricionais, pois afetam a ingestão alimentar, o processo digestivo e a biodisponibilidade de nutrientes (ácido fólico, vitamina B12, cálcio, ferro e betacaroteno, cuja absorção é dependente do pH) (Pivi; França, 2016; Mussoi, 2017).

No esôfago, a contração e o relaxamento dessincronizam-se, tornando a deglutição menos eficiente, sendo mais comum a disfagia na velhice, nome dado a qualquer alteração no processo da deglutição que pode envolver o comprometimento do vedamento labial, a propulsão do alimento pela ação da língua ou a anatomia do esôfago e que pode ocasionar desnutrição e desidratação por inadequação da dieta e em razão da modificação da consistência dos alimentos (Pivi; França, 2016).

Além disso, o organismo idoso está mais propenso ao desenvolvimento de intolerância à glicose e diabetes, pela redução da capacidade proliferativa das células beta pancreáticas. A diminuição do volume do fígado, a redução da capacidade regenerativa, o declínio na metabolização de drogas (muitas vezes há uso excessivo de medicamentos – polifarmácia), as alterações na expressão de várias proteínas e a diminuição das funções hepatobiliares fundamentam a maior predisposição a algumas doenças hepáticas (Pivi; França, 2016; Mussoi, 2017).

Alterações sensoriais também influenciam o consumo alimentar em idosos, como redução na sensação de olfato, paladar e diminuição da percepção visual. As causas da perda da função olfativa incluem redução da secreção de muco, afinamento do epitélio e declínio da capacidade de regeneração neuronal dos receptores olfativos. A diminuição do paladar promove declínio da sensibilidade ao salgado, amargo, doce e ácido, dificuldade em reconhecer misturas de sabores e diminuição da sensibilidade na ponta da língua. A disgeusia (distorção ou diminuição do sentido do paladar) pode ser potencializada pelo uso de medicamentos anti-hipertensivos e ansiolíticos e se associa à deficiência de zinco (Pivi; França, 2016; Mussoi, 2017).

A desidratação também é uma condição comum entre idosos, podendo promover confusões mentais, alterações na função renal, constipação intestinal e até mesmo a morte e as DCNT, como diabetes tipo 2, hipertensão arterial e dislipidemia, são frequentes entre idosos, sendo as doenças cardiovasculares uma das principais causas de morte atualmente (Pivi; França, 2016; Mussoi, 2017).

A depressão e o isolamento podem explicar sintomas de anorexia e, consequentemente, a desnutrição em alguns idosos, devido a solidão e, em muitos casos, perda do padrão de vida e pobreza. Caso a ingestão alimentar seja insuficiente, devido à falta de apetite (hiporexia), pode ser necessário suplementação de vitaminas e minerais. Cada nutriente deve ter no mínimo 25% e no máximo até 100% da ingestão diária recomendada, não podendo substituir os alimentos da dieta e nem ser um componente exclusivo da dieta (Pivi; França, 2016; Mussoi, 2017).

Com relação à necessidade energética, a taxa de metabolismo basal diminui linearmente com a idade, fato que está contemplado nas fórmulas de EER, como observamos **no Capítulo 3.5**. Em relação aos macronutrientes, as recomendações propostas pelo AMDR das DRI e pela OMS para adultos se mantêm. Com relação à proteína, devido à necessidade de promover o anabolismo e prevenir perdas progressivas da massa muscular com o tempo, pesquisadores sugerem de 1 a 1,6 g de proteína/kg de peso corporal/dia como mais adequada para idosos (Scagliusi; Lourenço; Carriero, 2019). No entanto, também há evidências de que os idosos conseguem utilizar, por refeição, 30 g de proteínas para a síntese muscular. Para as vitaminas lipossolúveis, hidrossolúveis e minerais, voltamos a destacar que se recomenda:

- Vitamina A: a partir dos 51 anos (900 μg/dia para homens e 700 μg/dia para mulheres);
- Vitamina D: de 51 a 70 anos (15 μg/dia para homens e mulheres) e > 70 anos (20 μg/dia para homens e mulheres);
- Vitamina E: após os 51 anos (15 mg/dia para homens e mulheres);
- Vitamina K: após os 51 anos (120 μg/dia para homens e 90 μg/dia para mulheres);
- Vitamina B1: após os 51 anos (1,2 mg/dia para homens e 1,1 mg para mulheres);
- Vitamina B2: após os 51 anos (1,3 mg para homens e 1,1 mg para mulheres);
- Niacina: após os 51 anos (16 mg/dia para homens e 14 mg/dia para mulheres);
- Vitamina B6: após os 51 anos (1,7 mg/dia para homens e 1,5 mg/dia para mulheres);
- Folato: após 51 anos (400 μg/dia para homens e mulheres);
- Vitamina B12: após 51 anos (2,4 μg/dia para homens e mulheres);

- Biotina: após 51 anos (30 μg/dia para homens e mulheres);
- Ácido pantotênico: após 51 anos (5 mg/dia para homens e mulheres);
- Vitamina C: após 51 anos (90 mg/dia para homens e 75 mg/dia para mulheres);
- Magnésio: após 51 anos (420 mg/dia para homens e 320 mg/dia para mulheres);
- Potássio: após 51 anos (4,7 mg/dia para homens e mulheres);
- Ferro: após 51 anos (6 mg/dia para homens e mulheres);
- Selênio: após 51 anos (45 mg/dia para homens e mulheres);
- Sódio (RDA): de 51 a 70 anos (1,3 g/dia para homens e mulheres e > 70 anos: 1,2 g/dia para homens e mulheres).

Com relação à alimentação, a Caderneta de Saúde da Pessoa Idosa, em sua edição de 2021, apresenta dez passos para a alimentação saudável (Ministério da Saúde, 2021):

**1º passo:** fazer três refeições ao dia (café da manhã, almoço e jantar) e, caso necessitar de mais, fazer outras refeições nos intervalos;

**2º passo:** dar preferência aos grãos integrais e aos alimentos em sua forma mais natural. Incluir nas principais refeições alimentos como arroz, milho, batata, mandioca/macaxeira/aipim;

**3º passo:** incluir frutas, legumes e verduras em todas as refeições ao longo do dia;

**4º passo:** comer feijão com arroz, de preferência no almoço ou jantar;

**5º passo:** lembrar-se de incluir carnes, aves, peixes ou ovos e leite e derivados em pelo menos uma refeição durante o dia. Retirar a gordura aparente das carnes e a pele das aves antes da preparação torna esses alimentos mais saudáveis;

**6º passo:** usar pouca quantidade de óleos, gorduras, açúcar e sal no preparo dos alimentos;

**7º passo:** beber água mesmo sem sentir sede, de preferência nos intervalos entre as refeições;

**8º passo:** evitar bebidas açucaradas (refrigerantes, sucos e chás industrializados), bolos e biscoitos recheados, doces e outras guloseimas como regra da alimentação;

**9º passo:** ficar atento(a) às informações nutricionais disponíveis nos rótulos dos produtos processados e ultraprocessados para favorecer a escolha de produtos alimentícios mais saudáveis;

**10º passo:** sempre que possível, comer em companhia.

Com relação a perda do paladar (disgeusia), as dicas são:

- Usar ervas, especiarias e temperos naturais para realçar o sabor e aroma dos alimentos – como hortelã, gengibre, manjericão, orégano, alecrim, salsinha, coentro, canela, açafrão e outros;
- Frutas ácidas podem auxiliar na melhora deste sintoma, além de serem fontes de vitamina C – exemplos: acerola, abacaxi, laranja, limão, kiwi, mexerica, limão, morango, goiaba;
- Utilizar ervas, frutas e especiarias para aromatizar a água e outros líquidos;
- Mastigar pequenos pedaços de gengibre no decorrer do dia também pode ajudar.

## Para concluir e refletir...

1. Quais são os principais nutrientes de atenção na gestação?
2. Qual é a importância do ferro na gestação?
3. Como a dieta da mãe pode afetar a qualidade do leite materno?
4. Qual é a idade ideal para se iniciar a alimentação complementar?
5. Quais são os alimentos que devem ser evitados na alimentação complementar?
6. Uma criança de 3 anos não gosta de comer frutas e vegetais. O que o nutricionista pode recomendar para incentivar a criança a comer esses alimentos?
7. Como as escolas podem criar um ambiente alimentar saudável para os alunos em idade escolar?
8. Um adolescente, de 15 anos, está seguindo várias contas de influenciadores no Instagram e, a partir de então, passou a restringir sua ingestão alimentar e praticar atividades físicas em excesso. Como podemos auxiliar esse adolescente?
9. Quais são algumas das principais doenças crônicas associadas à má alimentação e estilo de vida inadequado em adultos?
10. Quais são as mudanças nutricionais comuns que ocorrem no processo de envelhecimento? Como alimentação pode auxiliar na sarcopenia?

## Referências bibliográficas

- ALVARENGA, M.S.; DUNKER, K.L.L.; PHILIPPI, S.T. *Transtornos alimentares e nutrição:* da prevenção ao tratamento; 2020. Barueri: Manole.

- AYETA, A.C. et al. *Fatores nutricionais e psicológicos associados com a ocorrência de picamalácia em gestantes.* Revista Brasileira de Ginecologia e Obstetrícia, v. 37, p. 571-577, 2015.

- BARBOSA, B.S. et al. *Associação da percepção corporal e o desenvolvimento de transtornos alimentares em adolescentes.* Brazilian Journal of Health Review, v. 6, n. 5, p. 24710-24726, 2023.

- BARKER, D. J. *The effect of nutrition of the fetus and neonate on cardiovascular disease in adult life.* Proceedings of the Nutrition Society, v. 51, n. 2, p. 135-144, 1992.

- BARKER, D. J. The fetal and infant origins of adult disease. BMJ, v. 301, n. 6761, p. 1111-Nov, 1990.

- BRASIL. Ministério da Saúde. Caderneta de Saúde da Pessoa Idosa. Brasília: Ministério da Saúde; 2021.

- BRASIL. Ministério da Saúde. Secretaria de Atenção à Saúde. Departamento de Atenção Básica. *Atenção ao pré-natal de baixo risco.* Brasília: MS; 2012.

- BRASIL. Ministério da Saúde. *Desmistificando dúvidas sobre alimentação e nutrição: material de apoio para profissionais de saúde. Ministério da Saúde, Universidade Federal de Minas Gerais. Brasília: Ministério da Saúde, 2016. 164 p.: il.*

- BRASIL. Ministério da Saúde. Fascículo 1 - *Protocolos de uso do guia alimentar para a população brasileira na orientação alimentar:* bases teóricas e metodológicas e protocolo para a população adulta [recurso eletrônico]. Ministério da Saúde, Universidade de São Paulo. Brasília: Ministério da Saúde, 2021. 26 p.: il.

- BRASIL. Ministério da Saúde. Secretaria de Atenção à Saúde. Departamento de Atenção Básica. *Alimentos regionais brasileiros.*

Ministério da Saúde, Secretaria de Atenção à Saúde, Departamento de Atenção Básica. 2. ed. Brasília: Ministério da Saúde, 2015. 484 p.: il.

- BRASIL. Ministério da Saúde. Secretaria de Atenção Primaria à Saúde. Departamento de Promoção da Saúde. *Guia alimentar para crianças brasileiras menores de 2 anos*. Ministério da Saúde, Secretaria de Atenção Primaria à Saúde, Departamento de Promoção da Saúde. Brasília: Ministério da Saúde, 2019. 265 p.: Il.

- BRASIL. Ministério da Saúde. Universidade Federal de Minas Gerais. *Na cozinha com as frutas, legumes e verduras*. Ministério da Saúde, Universidade Federal de Minas Gerais. Brasília: Ministério da Saúde, 2016. 116 p.: il.

- CRUZ-JENTOFT, A. J. *et al.*; *European Working Group on Sarcopenia in Older People*. Sarcopenia: European consensus on definition and diagnosis: Report of the European Working Group on Sarcopenia in Older People. Age Ageing, v. 39, n. 4, p. 412-423, 2010.

- DUARTE, G. B. S.; ALMEIDA, I. S.; COZZOLINO, S. M. F. *Minerais e vitaminas lipossolúveis na dieta vegetariana*. In: PHILIPPI, S. T.; PIMENTEL, C. V. M. B.; MARTINS, M. C. T. *Nutrição e alimentação vegetariana*: tendência e estilo de vida. (Guias de nutrição e alimentação). São Paulo: Editora Manole, 2022. E-book. ISBN 9786555769715. Disponível em: <https://integrada.minhabiblioteca.com.br/#/books/9786555769715/>. Acesso em: 26 jan. 2024.

- EISENSTEIN, E., *et al*. *Nutrição na adolescência*. Jornal de Pediatria, v. 76, n. 3, S263-74, 2000.

- EL BEITUNE, P. *et al*. *Nutrição durante a gravidez*. Femina, v. 48, n. 4, p. 245-56, 2020.

- GANDOLFO, A.S.; BONATO, J. A. S.; MAXIMINO, P. *Nutrição materno-Infantil: perguntas e respostas sobre alimentação – da gestação à adolescência*. São Paulo: Editora Manole, 2023. E-book. ISBN 9788520462652. Disponível em: <https://integrada.

minhabiblioteca.com.br/#/books/9788520462652/>. Acesso em: 25 jan. 2024.
- GONÇALVES, J.A. et al. *Transtornos alimentares na infância e na adolescência*. Revista paulista de pediatria, v. 31, p. 96-103, 2013.
- KAC, G. et al. *Gestational weight gain charts:* results from the Brazilian Maternal and Child Nutrition Consortium. The American Journal of Clinical Nutrition, v. 113, n. 5, p. 1351–1360, 2021.
- LIPSCHITZ, D. A. *Screening for Nutritional Status in the Elderly*. Primary Care, v. 21, n. 1, p. 55-67, mar.1994.
- MESQUITA, M. A. *Efeitos do álcool no recém-nascido*. Einstein (São Paulo), v. 8, p. 368-375, 2010.
- MORENO-VILLARES, J. M. et al. *Los primeros 1000 días: una oportunidad para reducir la carga de las enfermedades no transmisibles*. Nutrición hospitalaria, v. 36, n. 1, p. 218-232, 2019.
- MUSSOI, T. D. *Nutrição – Curso Prático*. São Paulo: Grupo GEN, 2017. E-book. ISBN 9788527732093. Disponível em: <https://integrada.minhabiblioteca.com.br/#/books/9788527732093/>. Acesso em: 24 jan. 2024.
- MARTINS, M. C. T.; CRAIG, W. J.; SLYWITCH, E. *Vitamina B12 e a dieta vegetariana. In:* PHILIPPI, S. T.; PIMENTEL, C. V. M. B.; MARTINS, M. C. T. *Nutrição e alimentação vegetariana:* tendência e estilo de vida. (Guias de nutrição e alimentação). São Paulo: Editora Manole, 2022. E-book. ISBN 9786555769715. Disponível em: <https://integrada.minhabiblioteca.com.br/#/books/9786555769715/>. Acesso em: 26 jan. 2024.
- MARTINS, M. C. T.; PIMENTEL, C. V. M. B.; POLO, G. P. *Energia e macronutrientes. In:* PHILIPPI, S. T.; PIMENTEL, C. V. M. B.; MARTINS, M. C. T. *Nutrição e alimentação vegetariana:* tendência e estilo de vida. (Guias de nutrição e alimentação). São Paulo: Editora Manole, 2022. E-book. ISBN 9786555769715. Disponível em: <https://integrada.minhabiblioteca.com.br/#/books/9786555769715/>. Acesso em: 26 jan. 2024.

- MINISTÉRIO DA SAÚDE. *Caderneta da Gestante*. 8ª ed. Brasília: Ministério da Saúde; 2023.

- PHILIPPI, S.T.; PIMENTEL, C.V.M.B.; MARTINS, M. C. T. *Vegetarianismo e dietas à base de vegetais*: histórico, conceitos, efeitos sobre a saúde e tendências. *In*: PHILIPPI, S. T.; PIMENTEL, C. V. M. B.; MARTINS, M. C. T. *Nutrição e alimentação vegetariana: tendência e estilo de vida*. (Guias de nutrição e alimentação). São Paulo: Editora Manole, 2022. E-book. ISBN 9786555769715. Disponível em: <https://integrada.minhabiblioteca.com.br/#/books/9786555769715/>. Acesso em: 26 jan. 2024.

- PIVI, G. A. K.; FRANÇA, A. P. *Alterações orgânicas, fisiológicas e metabólicas do processo de envelhecimento e seus reflexos na nutrição do idoso*. *In*: SILVA, M. L. N.; MARUCCI, M. F. N.; ROEDIGER, M. A. *Tratado de Nutrição em Gerontologia*. São Paulo: Editora Manole, 2016. E-book. ISBN 9788520450222. Disponível em: <https://integrada.minhabiblioteca.com.br/#/books/9788520450222/>. Acesso em: 25 jan. 2024.

- ROSENBERG, I. H. *Summary comments*. The American Journal of Clinical Nutrition, v. 50, p. 1231-1233, 1989.

- SCAGLIUSI, F.B.; LOURENÇO, B.H.; CARRIERO, M.R. Nutrição nos Ciclos da Vida | Adultos e Idosos. *In*: CARDOSO, M.A (ORG.). *Nutrição e Dietética*. São Paulo: Grupo GEN, 2019. E-book. ISBN 9788527735599. Disponível em: <https://integrada.minhabiblioteca.com.br/#/books/9788527735599/>. Acesso em: 08 jan. 2024.

- SERPA, C. M. *Nutrição e dietoterapia do adulto e do idoso*. Londrina: Editora e Distribuidora Educacional S.A., 2018. 200 p.

- SOCIEDADE BRASILEIRA DE PEDIATRIA. *Departamento de Nutrologia Manual de Alimentação*: orientações para alimentação do lactente ao adolescente, na escola, na gestante, na prevenção de doenças e segurança alimentar. Sociedade Brasileira de Pediatria. Departamento Científico de Nutrologia. 4ª. ed. São Paulo: SBP, 2018. 172 p.

- TANNER, J. M. *Growth at adolescence*. 2. ed. Oxford: Blackwell Scientific Publications. 1962.

- TORRES, T. O.; GOMES, D. R.; MATTOS, M. P. *Fatores associados à neofobia alimentar em crianças: revisão sistemática*. Revista Paulista de Pediatria, v. 39, 2020.

- UAUY, R.; CASTILLO, C. *Lipid requirements of infants: implications for nutrient composition of fortified complementary foods*. The Journal of Nutrition, v. 133, n. 1, S.2962S-2972, 2003.

- WARDLAW, G. M.; SMITH, A. M. *Nutrição contemporânea*. Porto Alegre: Grupo A, 2013. E-book. ISBN 9788580551891. *Disponível em: <https://integrada.minhabiblioteca.com.br/#/books/9788580551891/>. Acesso em: 25 jan. 2024.*

- WORLD HEALTH ORGANIZATION. *Obesity: preventing and managing the global epidemic*. Report of a World Health Organization Consultation. Geneva: World Health Organization, 2000. 253 p. (WHO Obesity Technical Report Series, n. 894).

- WORLD HEALTH ORGANIZATION. WHO. *Expert Committee on Physical Status: the use and interpretation of anthropometry*. Report of a WHO Expert Committee. Geneva: World Health Organization; 1995.

# GABARITO: PARA CONCLUIR E REFLETIR...

Aqui estão algumas respostas para contribuir para suas reflexões sobre cada um dos capítulos.

## Capítulo 1

1. **Como podemos aplicar as leis da alimentação no dia a dia?**

   – **Lei da quantidade**: escolher porções adequadas de acordo com a fome e o nível de saciedade; além de evitar comer em excesso ou pular refeições;
   – **Lei da qualidade:** consumir todos os grupos alimentares priorizando aqueles regionais, sazonais e que sejam *in natura* e minimamente processados; limitar o consumo de alimentos processados, ultraprocessados;
   – **Lei da harmonia:** seguir o planejamento dietético, fazer as refeições em horários regulares; evitar beliscar entre as refeições;
   – **Lei da adequação:** considerar a individualidade, as necessidades e preferências alimentares, conforme as condições de saúde e estilo de vida.

2. **Quais hábitos alimentares podem prejudicar a saúde e como podemos substituí-los por alternativas mais saudáveis?**

   Comer muito rápido e com distrações, beliscar entre as refeições, consumir muitos alimentos ultraprocessados, beber líquidos junto às refeições.

3. **Quais aspectos podemos destacar, que inserem o "Guia Alimentar para a População Brasileira" (2014) como instrumento de autonomia alimentar?**

   Conseguimos observar isso por meio de seus princípios norteadores, que empoderam os indivíduos a tomar decisões alimentares conscientes e saudáveis, considerando seus contextos, individualidade e necessidades específicas.

# Capítulo 2

1. **Reflita sobre os desafios para uma alimentação saudável na sociedade moderna.**

   Temos como principais desafios na atualidade, a falta de tempo e praticidade, acesso desigual a alimentos frescos e nutritivos, influência da publicidade e *marketing* sobre os alimentos, mudanças dos hábitos alimentares e estilo de vida. Essas mudanças implicam a necessidade de um planejamento da rotina familiar em torno da alimentação, regate à prática culinária, atenção ao que se está consumindo nos meios de comunicação.

2. **Com base nos conhecimentos sobre grupos alimentares e sustentabilidade, como a alimentação contribui para preservação do planeta?**

   Como observamos no capítulo, as escolhas alimentares têm um impacto significativo no meio ambiente, influenciando o uso da terra, a água, a emissão de gases de efeito estufa e a biodiversidade. Alguns exemplos podem contribuir para uma dieta mais saudável e sustentável: redução do consumo de carne vermelha, priorizar os *in natura* e minimamente processados ajuda a usar menos água, evitar longas distâncias de transportes e menos ou nenhuma embalagem para armazenamento ("desembale menos, descasque mais"), o consumo de alimentos orgânicos, sazonais e regionais, estimulando também a economia local, evitar desperdiçar os alimentos.

3. **Pense sobre os alimentos regionais do local onde você vive. Quais são eles? Você os consome? Em quais refeições?**

   A resposta varia de acordo com o local e indivíduo.

## Capítulo 3

1. **Um estudante de nutrição deseja entender melhor os componentes do seu gasto energético total (GET). Ele tem 25 anos, pesa 70 kg, mede 1,75 m de altura e não pratica atividade física regularmente. Quais são os componentes do gasto energético total?**

   O gasto energético total (GET) é dado pela somatória da taxa de metabolismo basal (TMB), energia gasta em atividades físicas e o efeito térmico dos alimentos (antigamente chamada ação dinâmica específica) em 24 horas. O efeito térmico da atividade física é definido como o aumento do gasto energético resultante da atividade física (trabalho mecânico externo) e constitui o componente mais variável do gasto energético, consequentemente o mais sujeito a alterações. Já o efeito térmico dos alimentos (ETA) é o menor dos representantes e corresponde à energia gasta para que alimentos ou bebidas consumidas possam ser digeridos, absorvidos, transportados, transformados, assimilados e/ou armazenados (nutrientes) pelo organismo.

2. **Uma paciente de 38 anos, 60 kg, 1,65 m, pratica regularmente atividade física (3 vezes por semana). Sabendo-se disso, calcule sua necessidade energética pela fórmula de Harris e Benedict e Schofield – TMB e pela fórmula do EER – GET.**

   Equação de Harris-Benedict:
   **Mulheres:** TMB = 655 + (9,6 × peso em kg) + (1,8 × altura em cm) − (4,7 × idade em anos)
   TMB: 655 + (9,6 × 60) + (1,8 × 165) − (4,7 × 38)
   TMB: 655 + 576 + 297 − 178,6 = 1349,4 kcal/dia
   **Fórmula de Schofield:**
   TMB (MJ/dia) = 0,0364 (P) + 3,47
   TMB (MJ/dia) = 0,0364 (60) + 3,47* multiplicar o resultado por 239 =
   TMB = 1351,3 kcal/dia
   **Fórmula EER (2023 – POUCO ATIVA):**
   **Mulheres > 19 ANOS**
   EER (kcal/dia) = 575,77 − (7,01 × idade) + (6,60 × altura) + (12,14 × peso)

EER = 575,77 − (7,01 × 38) + (6,60 × 165) + (12,14 × 60)
EER = 575,77 − 266,38 + 1089 + 728,4
EER = 2126,79 kcal/dia

3. **Reflita sobre as aplicações práticas da calorimetria indireta e da bioimpedância elétrica.**

   A bioimpedância, ainda que também possa ser utilizada para estimativa do GER, é mais usada para avaliar a composição corporal, incluindo gordura corporal e massa magra em ambientes clínicos, devido à sua dependência do estado de hidratação do indivíduo, estado prandial/jejum, exercícios, uso de diuréticos, período menstrual, idade, etnia, forma do corpo ou condição saudável e nutricional. A calorimetria indireta é usada principalmente em ambientes clínicos especializados e em pesquisas científicas para avaliar o metabolismo e as necessidades energéticas, sendo considerada padrão-ouro.

4. **Qual é a diferença entre necessidade e recomendação nutricional?**

   Necessidades nutricionais representam valores fisiológicos individuais de energia, macronutrientes e micronutrientes fundamentais para satisfazer as funções fisiológicas normais e prevenir sintomas de deficiências de uma pessoa saudável, em uma fase de vida e sexo determinados. Já as recomendações nutricionais são quantidades definidas de energia, macronutrientes e micronutrientes que devem ser consumidos diariamente para satisfazer as necessidades nutricionais da maior parte dos indivíduos de uma população saudável, ou seja, aplicada a distintos grupos populacionais.

5. **Escolha seu alimento preferido e consulte a Tabela Brasileira de Composição de Alimentos (TBCA), disponível em: https://www.tbca.net.br/. Calcule o valor energético do alimento por porção (não pelos 100 g!), usando os fatores de conversão 4-4-9 (PTN, CHO e LIP, respectivamente).**

   Aqui você pode escolher o alimento de sua preferência, como exemplo temos: uma porção de 50 g de abacate, contém 2,63 g de CHO; 0,52 g de PTN e 2,79 g de LIP. Precisamos converter para kcal, sendo que

2,63 g × 4 = 10,52 kcal de CHO; 0,52 g × 4 = 2,08 kcal de PTN e 2,79 g × 9 = 25,11 kcal de LIP. Dessa forma, em 50 g de abacate temos o total de 37,71 kcal (10,52 + 2,08 + 25,11 kcal).

## Capítulo 4

1. **Uma mulher de 30 anos, passou em consulta nutricional e, durante a anamnese e no exame físico, foi observado: face redonda, perda muscular, edema e irritabilidade. Qual é o nome do estudo de sinais e sintomas e qual macronutriente, possivelmente, está em falta para esta paciente?**

   O estudo dos sinais e sintomas é chamado de semiologia nutricional. Durante a anamnese, conseguimos os relatos dos sintomas da paciente e durante o exame físico, conseguimos identificar sinais característicos. Nesse caso, a paciente, possivelmente, com os dados que temos está com uma deficiência de proteínas.

2. **Qual é a importância do consumo adequado de ômega-3 e como a proporção entre ômega-3 e ômega-6 na dieta pode influenciar a saúde?**

   O ômega-3 é um tipo de ácido graxo poli-insaturado essencial para o bom funcionamento do organismo humano. Existem três tipos principais de ômega-3: ácido alfa-linolênico (ALA), ácido eicosapentaenoico (EPA) e ácido docosahexaenoico (DHA), tendo como principais fontes alimentares, os peixes de água fria (salmão, atum, cavala), sementes de linhaça, chia e nozes. O ômega-3 tem papel fundamental na redução de inflamação, na saúde cardiovascular, cognitiva e cerebral. A proporção entre ômega-3 e ômega-6 é fundamental, uma vez que podem ter efeitos opostos, sendo o ômega-3 associado à redução do risco cardiovascular e o ômega-6 associado a fatores de risco cardiovascular.

3. **O que são proteínas de alto valor biológico (PAVB) e quais são as suas principais fontes alimentares?**

   Proteínas de alto valor biológico (PAVB) contêm todos os aminoácidos essenciais em quantidades adequadas para atender às necessidades do organismo, mas como nosso corpo não pode sintetizar, precisamos via alimentação. Contudo as suas fontes alimentares são: carne (bovina, suína, aves), peixes e frutos do mar, ovos, leite e produtos lácteos (queijo, iogurte, leite), além da soja e seus derivados.

## Capítulo 5

1. **Paciente, sexo masculino, 45 anos, trabalha em um escritório e tem uma vida predominantemente sedentária. Ele se queixa de fadiga, fraqueza muscular e dores ósseas frequentes, especialmente nas costas. Este paciente está, possivelmente, com deficiência de qual nutriente? Quais orientações você daria a ele?**

   Este paciente passa a maior parte do tempo em ambientes fechados, com baixa exposição ao sol, o que pode ser indicativo de uma deficiência de vitamina D. Como recomendações: aumentar a exposição solar diária (cerca de 10 minutos nos braços/coxas; incluir alimentos ricos em vitamina D na dieta, como salmão, sardinha, atum, ovos e cogumelos. Após confirmação com exame laboratorial, podemos indicar uma suplementação com vitamina D3.

2. **Paciente, sexo feminino, 30 anos, pesa 70 kg e mede 1,65 m. Ela pratica atividade física regularmente, mas não consome laticínios com frequência devido à intolerância à lactose. Sabendo-se disso, qual é a RDA e o UL de cálcio para esta paciente?**

   Para mulheres adultas de 19 a 50 anos, a RDA de cálcio é de 1.000 mg/dia. O UL de cálcio para mulheres adultas de 19 a 50 anos é estabelecido em 2.500 mg/dia.

3. **Paciente, sexo feminino, 55 anos, vegetariana há 10 anos. Apresenta os seguintes sinais e sintomas: fadiga, fraqueza muscular, formigamento nas mãos e pés, palidez, dificuldade de concentração. Qual nutriente, possivelmente, está com deficiência, indique a RDA.**

   Devido aos sintomas apresentados e por ser vegetariana, a paciente está com uma deficiência de vitamina B12. A RDA para esta paciente é de 2,4 mcg/dia.

4. **A Lei nº 1.944, de 14 de agosto de 1953, introduziu a fortificação de modo a reduzir a prevalência de qual doença relacionada a qual micronutriente?**

   Esta lei foi criada para realizar a fortificação do sal de cozinha com iodo a fim de reduzir a prevalência do bócio, doença relacionada à deficiência desse mineral.

## Capítulo 6

1. **Um estudo avaliou a biodisponibilidade de ferro em diferentes tipos de alimentos. Os resultados mostraram que a absorção de ferro era maior quando o ferro estava presente em alimentos de origem animal comparados aos de origem animal. Qual é a explicação para este achado?**

   A maior absorção de ferro em alimentos de origem animal pode ser explicada pela presença do ferro heme, que é mais facilmente absorvido pelo organismo do que o ferro não heme. O ferro heme está presente na hemoglobina e na mioglobina, proteínas presentes nas carnes vermelhas.

2. **Uma criança está consumindo uma dieta rica em fitatos. Como os fitatos podem afetar a biodisponibilidade de minerais na dieta?**

   Os fitatos podem se ligar a minerais como ferro, zinco e cálcio, reduzindo sua biodisponibilidade. Os métodos de cocção como o molho (12 horas) e a germinação podem reduzir o conteúdo de fitatos dos alimentos.

3. **Um indivíduo está tomando um suplemento de cálcio para prevenir a osteoporose. Que alimentos ele deve evitar para aumentar a biodisponibilidade do cálcio?**

   O cálcio tem sua biodisponibilidade afetada pela vitamina D3 com interação muito significativa, o magnésio e o fosfato (com interação pouco significativa), proteínas do leite e lactose, sódio e potássio, dietas com carga ácida positiva, fibras, além de fatores antinutricionais, como fitatos e oxalatos, álcool e cafeína e alguns fármacos, como os inibidores da bomba de prótons, estando relacionados com as seguintes questões. Portanto, devem-se evitar alimentos ricos em oxalatos que podem se ligar ao cálcio e formar cristais insolúveis; alimentos ricos em fitatos; alimentos ricos em ácido oxálico; alimentos ricos em fibras insolúveis (consumir em refeições longe de fontes de cálcio); dietas com carga ácida positiva; cafeína e excesso de sal, proteínas e bebidas alcoólicas.

4. **O consumo de alimentos ricos em gorduras pode melhorar a absorção de vitaminas lipossolúveis?**

Sim.

5. **Ácido ascórbico é o nome dado a qual nutriente?**

Vitamina C.

6. **Qual é a principal forma de selênio na dieta?**

A principal forma de selênio na dieta é a forma orgânica, em especial, a selenometionina.

7. **Uma mulher grávida viu na internet sobre os benefícios da suplementação com ácido fólico. Quais alimentos ela deve incluir em sua dieta para aumentar a biodisponibilidade do ácido fólico e quais são estes benefícios?**

São consideradas como boas fontes alimentares de ácido fólico: vísceras, leguminosas, carnes bovinas e suínas, fígado, ovos, queijo, folhas verdes escuras, espinafre, couve, aspargo, brócolis, laranja, abobora, abacate, cenoura e beterraba. Os benefícios incluem: reduzir o risco de pré-eclâmpsia e parto prematuro, a prevenção de defeitos do tubo neural, sendo que a suplementação com ácido fólico antes e durante as primeiras semanas de gravidez pode reduzir significativamente o risco de defeitos do tubo neural, como espinha bífida e anencefalia.

## Capítulo 7

1. **Explique a importância da água para o corpo humano.**

   Cerca de 60% do peso corporal do indivíduo adulto saudável é constituído de água, mas pode variar de 45 a 75%, sendo menor em indivíduos obesos, por exemplo. Ela tem diversas funções, tais como transporte de nutrientes e oxigênio para as células, remoção de toxinas do corpo, regulação da temperatura corporal, lubrificação das articulações e digestão dos alimentos.

2. **Cite três fatores que aumentam a necessidade de água de um indivíduo.**

   Clima, por exemplo, em dias quentes a necessidade de água aumenta, a prática de atividade física e o estado de saúde (por exemplo, diarreia aumenta a necessidade de água).

3. **Qual é a recomendação média de ingestão diária de água para adultos?**

   A European Food Safety Authority recomenda 2,5 L/dia para homens e 2,0 L/dia para mulheres. Existe outra recomendação chamada de "bolso", que consiste em uma fórmula matemática de multiplicação, sendo que para um adulto em condições normais, recomenda-se de 35 a 40 ml/kg, bastando multiplicar seu peso por 35 ou 40. Também, pode-se utilizar a AI do IOM.

4. **Uma pessoa com constipação crônica está buscando alternativas para melhorar o funcionamento intestinal. Como um nutricionista pode ajudar nesse caso?**

   Para recuperação da constipação será necessário aumentar a ingestão de fibras solúveis e insolúveis e aumentar o consumo de água.

5. **Uma gestante está com dificuldade para evacuar. Quais alimentos ricos em fibras ela pode incluir na sua dieta para aliviar a constipação?**

   Esta gestante pode incluir em sua alimentação os legumes e verduras, as frutas, os cereais integrais, os feijões e leguminosas e as oleaginosas.

# Capítulo 8

1. **Quais são os principais nutrientes de atenção na gestação?**

   Os principais incluem ácido fólico, ferro, cálcio, vitamina D, ômega-3, proteínas e fibras.

2. **Qual é a importância do ferro na gestação?**

   É importante destacar que a gestação há um risco maior de desenvolver anemia ferropriva; tendo como causas não somente a falta de ingestão de ferro, mas necessidades aumentadas, além de exacerbação de perdas sanguíneas por hipermenorreia, desordens gastrointestinais e curto intervalo interpartal. O ferro é necessário para a produção de glóbulos vermelhos, transporte de oxigênio, e para prevenir a anemia ferropriva tanto na mãe quanto no feto.

3. **Como a dieta da mãe pode afetar a qualidade do leite materno?**

   A dieta adequada e saudável da mãe pode influenciar positivamente na composição do leite materno, garantindo a oferta de nutrientes adequados para o bebê.

4. **Qual é a idade ideal para iniciar a alimentação complementar?**

   A partir dos 6 meses de vida.

5. **Quais os alimentos que devem ser evitados na alimentação complementar?**

   Os alimentos a serem evitados são os ultraprocessados (refrigerantes, achocolatados, farinhas instantâneas com açúcar, bolos prontos, biscoitos, pães do tipo "bisnaguinha", iogurtes, sucos de caixinha, entre outros), mel (botulismo), açúcares, leite de vaca, proteínas (ovos, peixes, frango e carne) crus ou malcozidos (por verminoses e parasitoses). Açúcares pela preferência inata por doces e prejuízos na aceitação dos alimentos na introdução alimentar. Outro ponto importante nessa idade é evitar o consumo de cafeína (café, mate, chá-preto, guaraná natural e refrigerantes), pois pode causar agitação na criança, além de comprometer a absorção de ferro, zinco e cálcio.

6. **Uma criança de 3 anos não gosta de comer frutas e vegetais. O que o nutricionista pode recomendar para incentivar a criança a comer esses alimentos?**

    O nutricionista pode indicar diferentes receitas e preparações em que as frutas e vegetais estejam presentes; deixar a criança escolher, entre algumas opções, as que quer comer; ofertar o alimento várias vezes (cerca de 15 vezes); evitar distrações; mostrar aos pais que eles são o exemplo para criança; envolver a criança na preparação das refeições, levar ao mercado; utilizar os sentidos na experiência com novos alimentos; provar diferentes alimentos mesmo que em pequena quantidade; variar as preparações; fazer refeições diferentes, como piqueniques (dentro e fora de casa).

7. **Como as escolas podem criar um ambiente alimentar saudável para os alunos em idade escolar?**

    As escolas podem criar um ambiente alimentar saudável oferecendo opções nutritivas no cardápio regular e nas cantinas e lanchonetes. Integração da educação alimentar e nutricional (EAN) nos currículos e a participação maior do nutricionista. Outro ponto importante é a limitação de acesso a alimentos ultraprocessados, especialmente as bebidas açucaradas.

8. **Um adolescente, de 15 anos, está seguindo várias contas de influenciadores no Instagram e, a partir de então, passou a restringir sua ingestão alimentar e praticar atividades físicas em excesso. Como podemos auxiliar esse adolescente?**

    O adolescente pode desenvolver um distúrbio alimentar, como anorexia ou vigorexia, sendo influenciado por padrões de corpo irrealistas e dietas restritivas promovidas nas mídias sociais. Algumas opções são fazer um jogo interativo sobre mitos e verdades sobre a alimentação, abordar que o conteúdo da mídia nem sempre é real, ajudar a adquirir conhecimentos e habilidades culinárias para escolhas alimentares saudáveis.

9. **Quais são algumas das principais doenças crônicas associadas à má alimentação e estilo de vida inadequado em adultos?**

   Diabetes *mellitus* tipo 2, doenças cardiovasculares, hipertensão arterial sistêmica, obesidade, osteoporose e alguns tipos câncer.

10. **Quais são as mudanças nutricionais comuns que ocorrem no processo de envelhecimento? Como alimentação pode auxiliar na sarcopenia?**

    Mudanças incluem diminuição do metabolismo basal, redução do apetite (hiporexia), dificuldades de mastigação e deglutição, alteração no paladar (disgeusia), menor absorção de nutrientes e maior risco de deficiências nutricionais, entre outras. Para auxiliar na redução da evolução da sarcopenia (processo fisiológico), é importante fazer refeições fracionadas, consumir alimentos ricos em proteínas (dieta hiperproteica) e, caso necessário, suplementação.

# CONSIDERAÇÕES FINAIS

Ao longo desta jornada pela ciência da nutrição e dietética, exploramos os diversos aspectos da alimentação e nutrição. Este livro buscou fornecer um guia abrangente, desde os princípios fundamentais da nutrição até a aplicação prática de conceitos nutricionais, considerando as diferentes fases da vida, além de questões sociais e culturais que moldam nossos hábitos alimentares.

É crucial reforçar que a alimentação equilibrada e saudável não se trata apenas de cálculos de necessidade energética, mas sim de uma harmonia que garanta os nutrientes de acordo com a necessidade, sendo eles macro (carboidratos, proteínas e lipídios) ou micro (vitaminas e minerais), mas aliados a uma dieta de qualidade e adequada ao momento biológico ou fase da vida.

Ao discutirmos, portanto, as diversas fases da vida, desde a gestação até a velhice, reconhecemos a necessidade de mudanças na alimentação e estilo de vida que contemplem a individualidade bioquímica, busca pela autonomia alimentar e preferências alimentares, apoiados em evidências científicas como os guias alimentares e as referências mais atualizadas, além do regate às leis da alimentação de Pedro Escudero, que, mesmo que datem de 1937, ainda permanecem atuais e são a chave para uma atuação profissional de sucesso.

Cabe ressaltar aqui que nossas escolhas alimentares não apenas afetam nossa saúde física, mas também têm um impacto profundo em nossa qualidade de vida e longevidade. Portanto, o nutricionista tem papel importante na condução de hábitos alimentares adequados e saudáveis para assim atingi-los.